Sitzungsberichte der Heidelberger Akademie der Wissenschaften
Mathematisch-naturwissenschaftliche Klasse

Die Jahrgänge bis 1921 einschließlich erschienen im Verlag von Carl Winter, Universitätsbuchhandlung in Heidelberg, die Jahrgänge 1922—1933 im Verlag Walter de Gruyter & Co. in Berlin, die Jahrgänge 1934—1944 bei der Weißschen Universitätsbuchhandlung in Heidelberg. 1945, 1946 und 1947 sind keine Sitzungsberichte erschienen.

Ab Jahrgang 1948 erscheinen die „Sitzungsberichte" im Springer-Verlag.

Inhalt des Jahrgangs 1956/57:

1. E. Rodenwaldt. Die Gesundheitsgesetzgebung der Magistrato della sanità Venedigs 1486—1550. DM 16.90.
2. H. Reznik. Untersuchungen über die physiologische Bedeutung der chymochromen Farbstoffe. DM 21.80.
3. G. Hieronymi. Über den altersbedingten Formwandel elastischer und muskulärer Arterien. (vergriffen).
4. Symposium über Probleme der Spektralphotometrie. Herausgegeben von H. Kienle. (vergriffen).

Inhalt des Jahrgangs 1958:

1. W. Rauh. Beitrag zur Kenntnis der peruanischen Kakteenvegetation. (vergriffen).
2. W. Kuhn. Erzeugung mechanischer aus chemischer Energie durch homogene sowie durch quergestreifte synthetische Fäden. (vergriffen).

Inhalt des Jahrgangs 1959:

1. W. Rauh und H. Falk. Stylites E. Amstutz, eine neue Isoëtacee aus den Hochanden Perus. 1. Teil. DM 30.40.
2. W. Rauh und H. Falk. Stylites E. Amstutz, eine neue Isoëtacee aus den Hochanden Perus. 2. Teil. DM 42.90.
3. H. A. Weidenmüller. Eine allgemeine Formulierung der Theorie der Oberflächenreaktionen mit Anwendung auf die Winkelverteilung bei Strippingreaktionen. DM 12.00.
4. M. Ehlich und M. Müller. Über die Differentialgleichungen der bimolekularen Reaktion 2. Ordnung. (vergriffen).
5. Vorträge und Diskussionen beim Kolloquium über Bildwandler und Bildspeicherröhren. Herausgegeben von H. Siedentopf. DM 21.00.
6. H. J. Mang. Zur Theorie des α-Zerfalls. DM 12.00.

Inhalt des Jahrgangs 1960/61:

1. R. Berger. Über verschiedene Differentenbegriffe. (vergriffen).
2. P. Swings. Problems of Astronomical Spectroscopy. (vergriffen).
3. H. Kopfermann. Über optisches Pumpen an Gasen. (vergriffen).
4. F. Kasch. Projektive Frobenius-Erweiterungen. DM (vergriffen).
5. J. Petzold. Theorie des Mößbauer-Effektes. DM 17.90.
6. O. Renner. William Bateson und Carl Correns. DM 12.00.
7. W. Rauh. Weitere Untersuchungen an Didiereaceen. 1. Teil. DM 56.90.

Inhalt des Jahrgangs 1962/64:

1. E. Rodenwaldt und H. Lehmann. Die antiken Emissare von Cosa-Ansedonia, ein Beitrag zur Frage der Entwässerung der Maremmen in etruskischer Zeit. DM 12.00.
2. Symposium über Automation und Digitalisierung in der Astronomischen Meßtechnik. Herausgegeben von H. Siedentopf. (vergriffen).
3. W. Jehne. Die Struktur der symplektischen Gruppe über lokalen und dedekindschen Ringen. (vergriffen).
4. W. Doerr. Gangarten der Arteriosklerose. (vergriffen).

Sitzungsberichte der Heidelberger Akademie der Wissenschaften
Mathematisch-naturwissenschaftliche Klasse
Jahrgang 1976, 2. Abhandlung

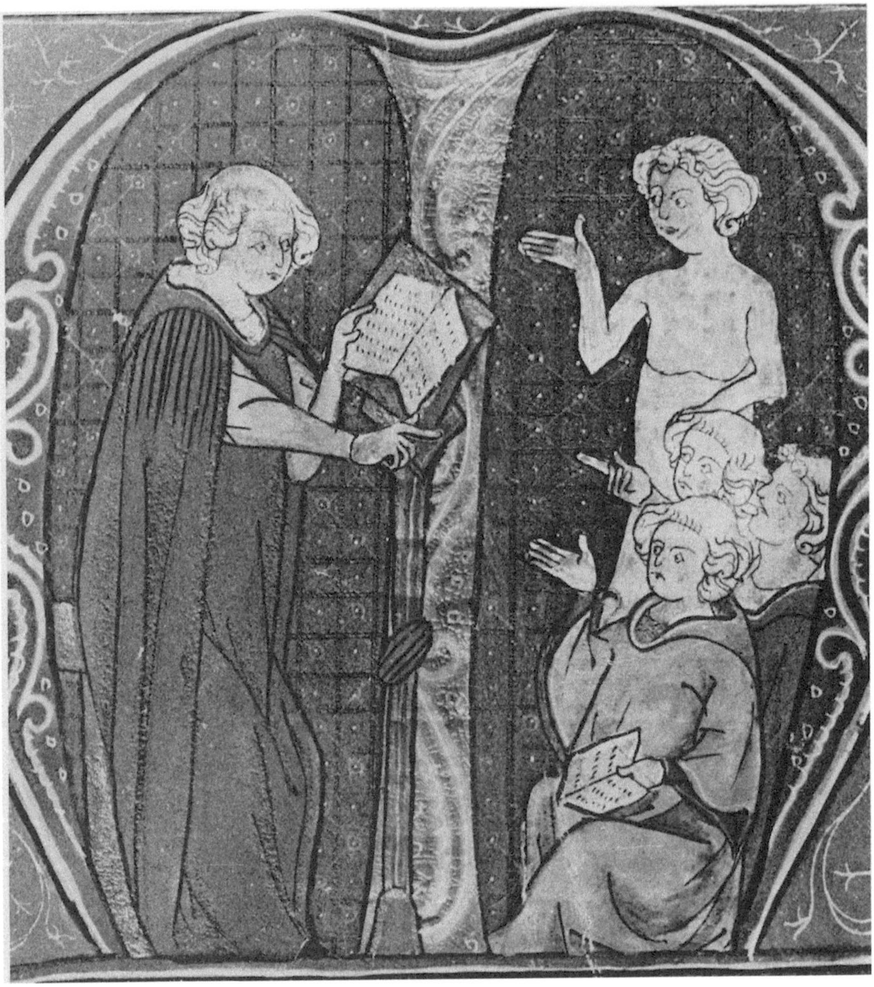

Initiale „M“ von „Medicina dividitur in duas partes, id est in theoricam et practicam“. Das Buchstabengewölbe „M“ aus der klassischen arabisch-lateinischen Einführung in die Medizin, der „Isagoge Johannitii“, vermittelt die tragenden methodischen Säulen (theorica et practica) wie auch die verbindlichen akademischen Prinzipien (magister et discipulus) der Universität.

(Aus: Cod. lat. 1003 (s. XIV) f. 3r Reims; mit freundlicher Genehmigung der Stadtbibliothek Reims)

H. Schipperges

Arabische Medizin im lateinischen Mittelalter

Mit 83 Abbildungen

(Gehalten in der Sitzung vom 5. Juli 1975)

Springer-Verlag Berlin Heidelberg GmbH

Professor Dr. Heinrich Schipperges
Institut für Geschichte der Medizin der Ruprecht-Karl-Universität
Im Neuenheimer Feld 305
6900 Heidelberg

ISBN 978-3-540-07765-7 ISBN 978-3-662-01140-9 (eBook)
DOI 10.1007/978-3-662-01140-9

Universitätsdruckerei H. Stürtz AG, Würzburg

Vorwort

Die Untersuchung geht auf einen Vortrag zurück, der am 5. Juli 1975 unter dem Titel „Zur Rezeption und Assimilation der arabischen Medizin durch das lateinische Mittelalter“ vor der Heidelberger Akademie der Wissenschaften gehalten wurde. Die Gliederung wurde thematisch ausgeweitet und mit einem umfangreichen Anmerkungsteil versehen. Beigegeben wurde das im Vortrag verwendete Bildmaterial in Auswahl sowie ein weiterweisendes Verzeichnis der wichtigsten Quellen und der Sekundärliteratur.
Im Dank verbunden bleibe ich meinen verstorbenen Bonner Lehrern Johannes Steudel und Erich Rothacker sowie meinen Lehrern in den Orientwissenschaften Otto Spies (Bonn) und Wilhelm Hoenerbach (jetzt Kiel). Zu danken habe ich aber auch meinen Schülern Eduard Seidler (jetzt Freiburg), Dieter Jetter (jetzt Köln), Hans H. Lauer (jetzt Marburg) und Wolfram Schmitt (jetzt Psychiatrische Klinik), deren Heidelberger Habilitationsschriften meine Untersuchungen bereichert, korrigiert und ergänzt haben. Der Deutschen Forschungsgemeinschaft danke ich für Unterstützung bei meinen spanischen Handschriftenstudien in den Jahren 1959, 1967 und 1971. Nicht zuletzt danke ich der Heidelberger Akademie der Wissenschaften für ihr Entgegenkommen bei der Aufnahme und Drucklegung der Arbeit.

Heidelberg, im Oktober 1975

Heinrich Schipperges

Inhaltsverzeichnis

Einführung 9

Zur Methodik der Untersuchung 11

A. Die Rezeptionsbewegung des 11. und 12. Jahrhunderts 12
1. Die Formalien der Rezeption 16
a) Das Verhältnis Magister — Discipulus 17
b) Zum Gleichgewicht von Theorica — Practica 26
c) Das Haus der Heilkunde 31
2. Die Materialien der griechisch-arabischen Medizin 33
a) Chirurgia 38
b) Materia Medica 49
c) Diaita 52
3. Die Institutionen arabistischer Heilkunde 62
a) Schulbildungen 63
b) Krankenhauswesen 69
c) Badekultur 79

B. Die Assimilationsprozesse im 12. und 13. Jahrhundert 87
1. Die Medizin im Rahmen der Artes liberales 91
a) Zum Aufbau der Wissenschaften im Artes-Schema 91
b) Der Arzt und die sieben freien Künste 93
c) Die Medizin als ,,philosophia secunda'" 96
2. Heilkunde im Konzept des ,,neuen Aristoteles". 98
a) Zur Toledaner Wissenschaftslehre 99
b) Das Programm der ,,Collectio naturalium" 101
c) Das Konzept des ,,Canon Avicennae" 104
3. Der Einbau der Medizin in die Schulbildung 105
a) Die Rolle der Isagoge Johannitii 105
b) Medizin im Program der Articella 106
c) Medizinische Prüfungsordnungen 109

C. Ansätze zu einer Integration im 13. und 14. Jahrhundert 112
1. Arabistische Schulzentren an europäischen Universitäten 112
a) Die repräsentativen Schulen des Aragismus 114
b) Die Organisation von Lehren und Schülern 118
c) Ansätze zu einer Medizinalordnung 121
2. Späte Strömungen im Aristotelismus 126
a) Aufbau einer Astrologia Medica 127
b) Alchimistische Strömungen 132
c) Die Rolle einer Magia Naturalis 136
3. Zur Wirkungsgeschichte des Arabismus 144

Kritische Diskussion und Zusammenfassung 149

Literatur 154

Zeittafel 189

Arabische Medizin im lateinischen Mittelalter

H. Schipperges

Institut für Geschichte der Medizin der Ruprecht-Karl-Universität, Heidelberg

Einführung

Der Historiker der Medizin steht immer noch verwundert vor der Frage, wie es dazu kommen konnte, daß die Heilkunst des jungen Abendlandes bei allen sozialen Bedürfnissen über ein halbes Jahrtausend hinweg dennoch nie über das Niveau einer empirischen Volksmedizin hinausgelangen konnte, daß sie dann aber — um die Mitte des 12. Jahrhunderts — innerhalb einer einzigen Generation jenen Sprung hat machen können, der sie, die Medizin, zu einer eigenen „facultas“ im „studium generale“ erhob. Die Heilkunde war damit in einer erstaunlich kurzen Zeit und scheinbar endgültig zu jener akademischen Würde gelangt, die sie erst in unseren Tagen wieder zu verlieren auf dem besten Wege ist.

Denn — und das muß ich mit diesem wissenschaftshistorischen Rahmen sogleich voraussetzen — diese unsere Universität ist keine apodiktisch gesetzte oder naturrechtlich verankerte Instanz; sie ist ein historisches Phänomen: unter ganz konkreten Bedingungen — wie ich an meinem Thema aufzeigen möchte — geworden und gewachsen, oftmals in die Krise geraten, versackt und versandet, von den Akademien unterwandert, von den Landesfürsten gehalten zur Produktion provinzieller Pfarrer, Lehrer, Richter und auch Ärzte, unter Humboldt mit einer erstaunlich tragfähigen Ideologie versehen und restauriert, abermals — unter permanenten Reformen — in eine Krise geraten und vor eine Aporie gestellt, wobei diese letzte Krise deletär sein dürfte.

Die Universität erscheint zunächst als eine mittelalterliche Bildungsinstanz, auch wenn ihre Verwurzelung weit in den hellenistischen Bereich und den Raum der Mittelmeerkulturen zurückreicht. Sie bleibt eine scholastische Organisation, auch wenn sie sich durch Renaissance und Aufklärung hindurch hat entwickeln können zu einem scheinbar omnivalenten Bildungsinstrumentarium. Die mittelalterliche Universität ist damit in der Tat ein Phänomen: „ungewöhnlich, erstaunlich und erklärungsbedürftig“. So hat sie Herbert Grundmann in seinem immer noch beachtenswerten Leipziger Akademiebericht über den „Ursprung der Universität im Mittelalter“ (1957) charakterisiert[1]. Die Universität ist ein ungewöhnliches Phäno-

[1] Herbert Grundmann: Vom Ursprung der Universitäten im Mittelalter, in: Verh. d. Sächsischen Akad. d. Wiss. Philos.-hist. Kl. 103. Berlin 1957. — Vgl. damit auch die Standardwerke zur mittelalterlichen Universität, so insbesondere Hastings Rashdall: The Universities

men, weil offensichtlich alle rechtlichen, korporativen, literarischen und pädagogischen Vorläufer nicht mit dieser Erscheinung verglichen werden können, insonderheit nicht die „Artes liberales“ und in keiner Weise die sich darauf stützenden Gepflogenheiten einer medizinischen Unterweisung. Ein erstaunliches Phänomen liegt vor, das in seinen Folgen nicht abzusehen war und bereits bei den Zeitgenossen überraschte Bewegtheit ausgelöst hatte[2]. Die Universität bleibt daher ein erklärungsbedürftiges Phänomen, und damit sind wir beim Thema!

Herbert Grundmann konnte noch die Ansicht vertreten, daß die Universitäten „ohne bewußtes Vorbild spontan aus Wissensdrang entstanden“[3] seien, um sich in zeitgemäßen Formen des Zunftwesens zu organisieren, ohne Vorbild eines antiken Modells, rein aus sich selbst konzipiert, aus dem bloßen „amor sciendi“ entsprungen. Grundmotiv sei einzig und allein „das gelehrte, wissenschaftliche Interesse“[4] gewesen!

Nun sind die vorgetragenen Argumente Grundmanns sicherlich beachtlich, aber sie scheinen mir doch zu sehr auf regionale Verhältnisse, nämlich die Oberitaliens, abgestellt, und dort wiederum auf Bologna und sein Rechtsstudium zugeschnitten, ohne Berücksichtigung etwa der Situation einer allgemeinen Naturphilosophie oder auch der Medizin, die uns hier in erster Linie zu interessieren haben.

Gleichwohl bleibt erstaunlich, daß es den Mediävisten nicht gelungen ist, diese Institution aus ihrer eigenen Tradition heraus zu erklären. Chenu spricht von der „vorbildlosen Schöpfung der neuen Gesellschaftsordnung“, Alois Dempf gar von einem „Wunder“, Kristeller von einem „Geschöpf des Mittelalters“, das rein dem ‚amor sciendi“, dem leidenschaftlichen Wissenseifer der Studenten, zu danken sei![5].

of Europe in the Middle Ages. Oxford 1936. — Heinrich Denifle: Die Entstehung der Universitäten des Mittelalters bis 1400. Berlin 1885. — Zum engeren Themenkreis der Naturwissenschaften und Medizin vgl. Charles Homer Haskins: The Renaissance of the Twelfth Century. Cambridge 1927.

[2] Die Universität sei uns so vertraut und selbstverständlich geworden, „daß man allzuselten bedenkt, wie ungewöhnlich, erstaunlich und erklärungsbedürftig ihr Ursprung inmitten des abendländischen Mittelalters ist; ihre Existenz erscheint fast zu selbstverständlich, als daß man sich um das Verständnis ihres Existenzgrundes und ihrer Entstehung zur Genüge bemüht hätte, wie es hier wenigstens skizzenhaft versucht werden soll“ (Grundmann (1957) S. 17).

[3] l. c. 63.

[4] l. c. 39. — So noch Cobban (1975) S. 21, 235: „The medieval university was essentially an indigenous product of western Europe“.

[5] Vgl. zu diesen und weiteren Zeugnissen im einzelnen: Stephen d'Irsay, Histoire des universitées françaises (1933/35), spricht von einem „einzigartigen Phänomen“. — Alois Dempf, Die Einheit der Wissenschaft (1955), erklärt es für ein Wunder, daß die Universität im Mittelalter überhaupt entstehen konnte. — M. D. Chenu, Das Werk des hl. Thomas von Aquin (1960) S. 17, sieht eine „vorbildlose Schöpfung der neuen Gesellschaftsordnung“ vor sich, die sich hier in der Universität als einer „Institution der neuen Christenheit“ offenbare. — Auch Paul O. Kristeller, Die italienischen Universitäten der Renaissance, Krefeld o. J., S. 7, be-

Demgegenüber haben wir die Hypothese gewagt, daß es die Formalien und die Materialien, die medizinischen Institutionen und die akademischen Organisationen der arabischen Scholastik gewesen sind, die — mit einem Vorsprung von rund zweihundert Jahren — als Modell dienten für die Übernahme jenes griechisch-orientalischen Bildungsgutes, das unter dem Leitbild des „neuen Aristoteles" auch der europäischen Universität ihr maßgebendes Gepräge gab. Mit dieser These möchten wir nicht nur eine wesentlich konkretere Erklärung für den Ursprung der Universitäten im Mittelalter versuchen, als sie bisher vorgelegt wurde, sondern auch einige der wichtigsten Punkte für die innere Strukturierung der mittelalterlichen Heilkunde mit all ihren Auswirkungen auf die Profilierung einer modernen Medizin herausstellen.

Zur Methodik der Untersuchung

Wir sind bei unserer Untersuchung und Darlegung von Quellen erster Hand ausgegangen, das heißt von lateinischen Handschriften des 12. und 13. Jahrhunderts, die auf Bibliotheksreisen während dreier Forschungssemester (1959/1967/1971) analysiert wurden[6], wobei sich uns das mittelalterliche Spanien mit seiner Übersetzerschule von Toledo als Ausgang der Rezeption und als Ferment der Assimilation angeboten hatte. Bei unseren Handschriftenreisen, die mit Unterstützung der Deutschen Forschungsgemeinschaft durchgeführt werden konnten, haben wir besucht: in Madrid die Biblioteca Nacional, die Bibliothek des Palacio Real, die alte Universitätsbibliothek in San Bernardo, die Bibliothek der Medizinischen Fakultät in der Ciudad Universitaria, die Bibliothek der Academia Real de la Medicina; in Salamanca die Universitätsbibliothek, die Bibliothek des Seminars für Geschichte der Medizin im Colegio Irlandes; im Escorial die Bibliothek San Lorenzo de El Escorial; in Valencia die Universitätsbibliothek, die Bibliothek der Medizinischen Fakultät, die Biblioteca del Capildo, die Biblioteca del Patriarca, die Bibliothek des Archivo del Reino, die Bibliothek des Archivo de Ayudamiento, ferner Bibliotheken in Murcia und Granada. Insgesamt wurden über 500 Handschriften durchgesehen, einzelne in extenso an Ort und Stelle; weitere wurden zu späterer Bearbeitung photographiert.

Wir sind hierbei nicht am chronologischen Leitfaden den Persönlichkeiten und Zentren der arabischen Hochkultur nachgegangen, und wir

trachtet lediglich das „Geschöpf des Mittelalters", das allein dem „amor sciendi" zu danken sei. S. hierzu auch Kristeller: Beiträge der Schule von Salerno zur Entwicklung der scholastischen Wissenschaft im 12. Jahrhundert, in: Artes liberales, S. 84—90. Hrsg. J. Koch. Leiden-Köln (1959).

[6] Berichte über die spanischen Forschungsreisen finden sich in a) Die Assimilation der arabischen Medizin durch das lateinische Mittelalter, 12ff. (1964); b) Handschriftenstudien in spanischen Bibliotheken, 3—29 (1968); c) Zur Wirkungsgeschichte des Arabismus in Spanien, 225—249 (1972).

haben auch bewußt die naheliegende Analogie zur griechisch-arabischen Rezeption umgangen, um mit dem spanischen Raum und in der Mitte des 12. Jahrhunderts einen eigenständigen Brennpunkt zu gewinnen, einen Fokus, der uns gleichzeitig den Zugang zur arabisch-hellenistischen Kultur eröffnete wie er uns auch die Reifungsprozesse der abendländischen Scholastik vermittelte und damit das Kontinuum einer zweitausendjährigen humanistischen Überlieferung auf einem dramatischen Umwege über den Orient, wie er abenteuerlicher nicht gedacht werden kann.

Damit ist schon ein ganzer Fragenkomplex angesprochen, den wir sogleich zu differenzieren und deutlicher zu detaillieren haben. Ich möchte daher

1. die *Rezeption* der arabischen Wissenschaften darlegen, wie sie in den handschriftlichen Unterlagen zureichend dokumentiert ist;

2. jene *Assimilation* des griechisch-arabischen Bildungsgutes vermitteln, wie sie an den Vorstufen der Universität und im Raum der Medizin vor sich ging, um dann

3. auch die Frage nach der *Integration* dieser neuen Heilkunde aufzuwerfen, die nunmehr ganz unmittelbar verbunden bleibt mit dem Schicksal der abendländischen Universität.

A. Die Rezeptionsbewegung des 11. und 12. Jahrhunderts

Was zunächst die universalen Rezeptionsvorgänge im ganzen betrifft, so zeigen einige Übersichten die Keimzentren, die Schwerpunkte und die Richtungen dieser Bildungstransformation[7].

[7] Die griechisch-arabische Rezeption, die hier ausgespart werden mußte, ging über Alexandreia und die nestorianischen Kulturzentren des vorderen Orients nach Ǧundīšāpūr. Das sich im Hellenismus abzeichnende Kulturdreieck zwischen Athen-Byzanz-Alexandreia verlagerte sich somit nicht nach Westen, wie es die politische und diplomatische Dynamik dieses Kulturraumes hätte nahelegen können, zog vielmehr auf abenteuerlichen Umwegen in den vorderasiatischen Raum, um über Bagdad, Nordafrika, Andalusien die europäischen Zentren zu erreichen. — Vgl. hierzu Max Meyerhof: Von Alexandrien nach Bagdad. Berlin 1930; ders.: The Legacy of Islam. Oxford 1962. — Franz Rosenthal: Das Fortleben der Antike im Islam. Zürich, Stuttgart 1965. — Sami Hamarneh: Arabic Medicine and its Impact on Teaching and Practice of the Healing Arts in the West, Academia Nazionale dei Lincei **13**, 395—425 (Roma 1971). — Unter allgemeinem kulturhistorischem Aspekt vgl. auch C. H. Becker: Das Erbe der Antike im Orient und Okzident. Leipzig 1931. — Martin Plessner: Die Geschichte der Wissenschaften im Islam. Tübingen 1931. — Rudi Paret: Der Islam und das griechische Bildungsgut. Tübingen 1950. — G. E. v. Grunebaum: Der Islam im Mittelalter. Zürich, Stuttgart 1963. — Bertold Spuler: Hellenistisches Denken im Islam, in: Saeculum **5**, 188ff. (1954). — Hans L. Gottschalk: Die Rezeption der antiken Wissenschaften durch den Islam. Graz, Wien, Köln 1965. — Ausgeklammert blieb auch das weitgehend noch unerforschte Fragenfeld, auf welchen Wegen und in welchem Ausmaß es zu einer Gegenrezeption der europäischen Wissenschaften in den islamischen Kulturraum gekommen sein dürfte. So wurden bereits frühzeitig Schriften des Paracelsus ins Arabische übersetzt [vgl. hierzu neuerdings Felix Klein-Franke: Paracelsus Arabus. Eine Studie zur „alchemistischen Medizin" im Orient, in: Med. hist. J. **10**, 50—54 (1975)].

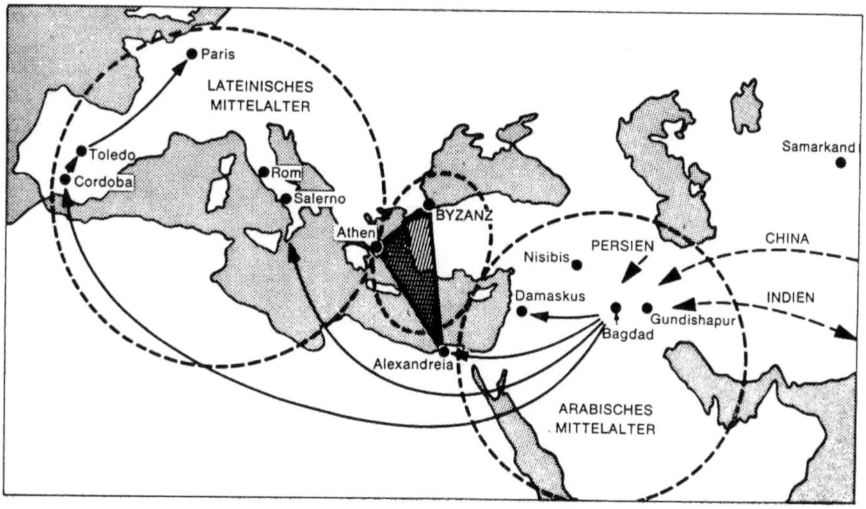

Europa auf dem Weg nach Toledo

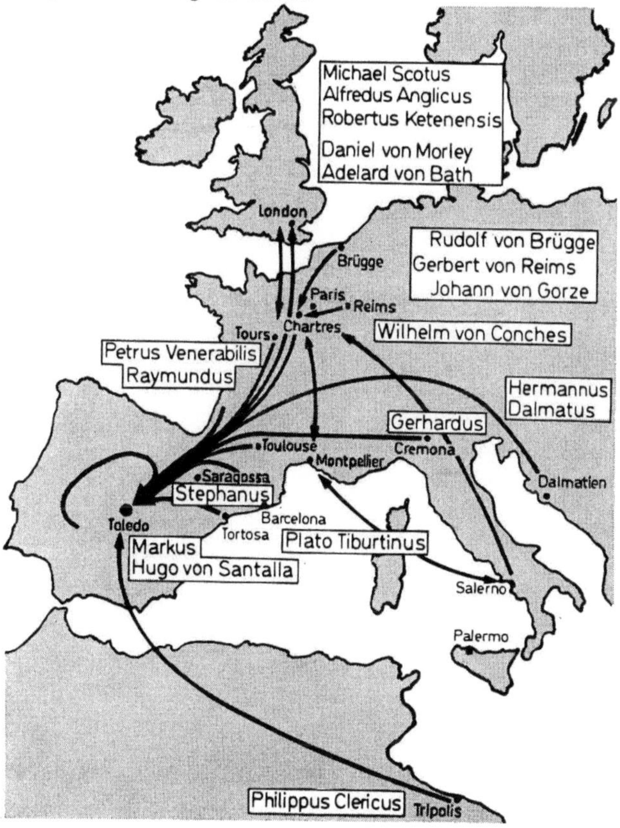

Sie zeigen weiter, wo die tragenden Auffangstationen gelegen haben und wie es zu den entscheidenden Kristallisationszentren hat kommen können[8]. Sie bringen schließlich aber auch jene wissenschaftstheoretische Konzeption zum Tragen, ohne die wir diese geistige Bewegung nicht deuten könnten, das Konzept nämlich eines „neuen Aristoteles"[9].

Scholastische Wissenschaftslehre
(nach Hugo von St. Victor, um 1150)

A. Theorica

1. Theologia
2. Mathematica
   a) arithmetica
   b) musica (mundana, humana, instrumentalis)
   c) geometria
   d) astronomia
3. Physica

B. Practica

1. Solitaria (scientia moralis)
2. Privata (oeconomica)
3. Publica (scientia civilis)

C. Mechanica

1. Lanificium
2. Armatura (architectonica)
3. Navigatio
4. Agricultura
5. Venatio
6. Medicina
7. Theatrica

D. Logica

1. Grammatica
2. Dissertiva
   a) Demonstratio probabilis (Dialectica, Rhetorica)
   b) Demonstratio sophistica

Appenditia artium

Poesis (literatura)
a) poetarum carmina (Tragoedia, Comoedia, Satirae, Lyrica etc.)
b) Fabulae
c) Historiae
d) Scripta philosophorum

[8] Zum Topos „Europa auf dem Wege nach Toledo" vgl. Schipperges 1686 (1956). Die Skizze zeigt die Attraktion der Übersetzerschule von Toledo und ihrer „studia Arabum" auf die „iuventus mundi", vor allem für die jungen flämischen und angelsächsischen Gelehrten.

Katalog der Wissenschaften
(nach Aristoteles)

A. Theorica

I. Logica:

Organon (Hermeneutik, Analytik, Topik, Elenchik = Lehren vom Satz, vom Schluß, vom Beweis und den Widerlegungen)

II. Physica:

1. Naturkunde: Physik, Mechanik, Kosmologie, Meteorologie
2. Biologie: Naturgeschichte der Tiere, Entwicklungslehre
3. Physiologie: Psychologie (De anima), Parva Naturalia

III. Metaphysica (Philosophia prima)

B. Practia

I. Formalia:

Rhetorik, Ästhetik, Poetik

II. Ethica

(Nikomachische und Eudemische Ethik)

III. Politica:

Politik, Der Staat der Athener

Die Knotenpunkte dieser Überlieferung liegen im hellenistischen Alexandreia, im persischen Ǧundīšāpūr mit seiner „Academia Hippocratica", im klassischen Bagdad mit seinem „Haus der Weisheit", in Salerno, das über das arabische Bildungsgut des Constantinus Africanus abermals zu einer „Civitas Hippocratica" hat werden können, in Toledo schließlich — und von hier erst nach kühnen Sprüngen in Palermo, in Paris, in Oxford, bald auch in Heidelberg! Unter der Perspektive dieses wissenschaftshistorischen Panoramas, das für Jahrhunderte auf allen Gebieten maßgebend wurde, sollten wir uns nunmehr der Medizin, unserem eigenen Arbeitsgebiet, zuwenden!

Immer noch — und nur zu Recht! — stellt man sich die Frage, wie sich denn wohl eine so unbedarfte volkstümliche Heilkunst, wie es die Mönchsmedizin war, innerhalb einer einzigen Generation hat entwickeln können zu einem akademischen Lehrfach erster Ordnung, wie sich diese mehr karitativ motivierte Armen- und Krankenpflege mit ihren Pilgerlazaretten und Hospitälern integrieren ließ in den Raum und Rahmen einer Fakultät und des von ihr vertretenen öffentlichen Gesundheitswesens.

[9] Bei einem Vergleich der Wissenschaftsklassifikation des Hugo von St. Victor (um 1130) mit der Toledaner Wissenschaftslehre (um 1150) wird evident, daß im ersten Konzept die Medizin noch ganz im Schema der „Artes mechanicae" rangiert, wo sie zwischen Jagdkunst und Schauspielkunst eine eher makabre Rolle spielt, während kaum eine Generation später das durchgereifte Programm einer Wissenschaftssystematik vor uns steht.

Um diesen dramatischen Prozeß nachzuvollziehen, möchte ich empfehlen, drei exemplarische Momente zu bedenken und ihre Entwicklung zu begleiten:

1. die Formalien des neuen griechisch-arabischen Bildungsgutes;
2. die Materialien dieser Rezeptionsbewegung und
3. ihre Institutionen und damit die sozialen Großräume.

1. Die Formalien der Rezeption

Dem Propheten Muḥammad wird das Wort in den Mund gelegt, daß es nur zwei Wissenschaften gebe: die Theologie und die Medizin, die Heilkunst und eine Heilskunde. Aus der einen Wurzel ist mit der Theologie die Rechtskunde erwachsen, ein Wissen um die „salus publica", aus der anderen die Naturkunde des Arztphilosophen, des „ḥakīm", der für die „salus privata" verantwortlich war. Hier erkennt man bereits das legitime Gerippe der vier Fakultäten mit ihren vier repräsentativen Berufen, dem Priester, dem Lehrer, dem Richter und dem Arzt. Es ist dabei von einer nicht abzuschätzenden soziologischen Bedeutung, daß sich im arabischen Kulturraum Recht und Glauben, Philosophie und Heilkunst ungebrochen und ununterbrochen — bis in die konkrete Gestaltung einer Lebenskultur des Alltags hinein — haben halten können[10], während die intellektuelle Aufsplitterung in vier Fakultäten die abendländische Zivilisation bis über die Aufklärung hinaus belasten mußte und eher dem „Streit der Fakultäten" als „Dem lebendigen Geist" gedient hat.

Was uns Ärzte mehr interessiert als die wissenschaftshistorisch so bedeutsame Rolle der Assimilationsbewegung, das ist die ganz präzise Frage nach der Einwirkung und Weiterwirkung für die Medizin, die Frage vielleicht auch, ob etwas und was denn wohl erhalten blieb aus dieser Rezeption, nachdem die Naturforscher seit der Mitte des 19. Jahrhunderts mit dieser Tradition so gründlich gebrochen und endgültig „tabula rasa" gemacht hatten.

Lassen Sie mich auch hier nur die wichtigsten Punkte paradigmatisch herausgreifen! Unser erstes Beispiel befaßt sich mit jenem eigenartigen Verhältnis von „Magister" und „Discipulus", das die „Universitas" leibhaftig korporieren konnte und das dieser Universität angehaftet hat, solange

[10] Zur Formierung der wissenschaftlichen Disziplinen innerhalb einer soziopolitisch-religiösen Ordnungsstruktur vgl. Hans L. Gottschalk: Die Rezeption der antiken Wissenschaften durch den Islam, in: Anzeiger der phil.-hist. Klasse der Österreichischen Akademie der Wissenschaften 111—134 (1965). — Bereits die Auswahl des hellenistischen Bildungsgutes hatte Einfluß auf die Inkorporation der arabischen Scholastik, wobei die theologisch-juristische Personalunion einerseits (qāḍī) und der Medizinphilosoph (ḥakīm) andererseits die Bildungsströme abermals kanalisiert haben. Hinzu kommt ein mehr sozialpolitischer Sachverhalt, daß nämlich der „ökumenischste islamische Universalismus" zu keiner Epoche von den Bindungen abgesehen hat, „die die Religion Mohammeds mit seiner Heimat und seinem Volk verketten" [A. Schall, Der Islam als Weltreligion, in: Die neue Ordnung **6**, 434 (1967)].

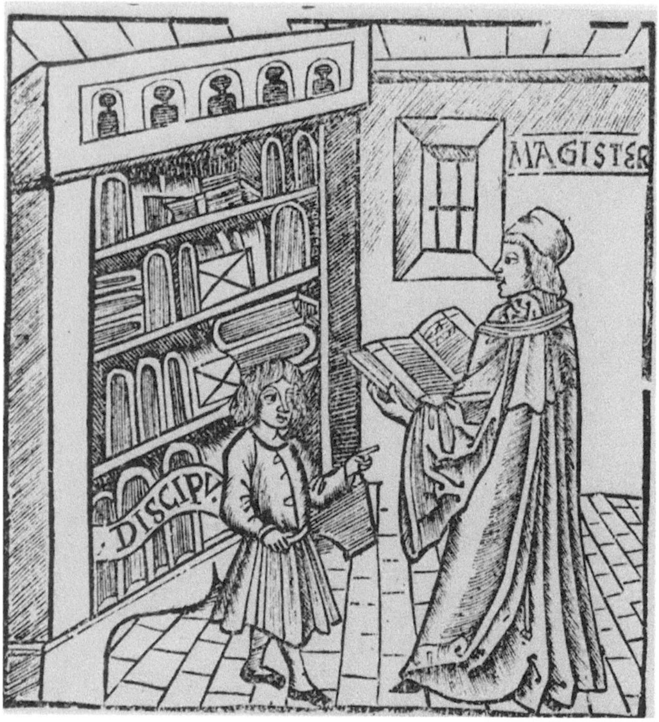

Abb. 1. Magister et Discipulus. (Aus Gregorius Reisch: Margarita philosophica. Argentinae 1512. Liber XII)

sie lebendig blieb. Der zweite Punkt betrifft das alles Wissen und Handeln fundierende Gleichgewicht von „Theorica" und „Practica", das dem ärztlichen Denken seine Motivation gab und eine Legitimation, jenen apologetischen Habitus beim Eingriff, dessen der Arzt wie kein anderer Beruf bedarf. Dahinter erst können wir dann das erstaunlich verdichtete und hierarchisch durchgereifte Programm einer Medizin aufbauen und mit dem „Haus der Heilkunde" auch das Materialien-Schema dieser Rezeptionsbewegung.

a) Das Verhältnis Magister — Discipulus

Unter den Formalien wäre zunächst das Schreibwesen im allgemeinen zu berücksichtigen, das den Schulstrukturen als bestimmendes Element diente und nicht von ungefähr der Scholastik den Namen gab. Vom arabischen „kitāb", dem Buch, leitet sich ein eigener Stand der Schreiber, der „kuttāb", her. „Die Schreiber sind die Beherrscher der Menschen", sagt ein arabisches Sprichwort.

Als elementare Lehrmethoden des gehobenen Schulwesens erscheinen das Diktieren (imlā') und der Disput mit einem Gesprächspartner (munāẓir).

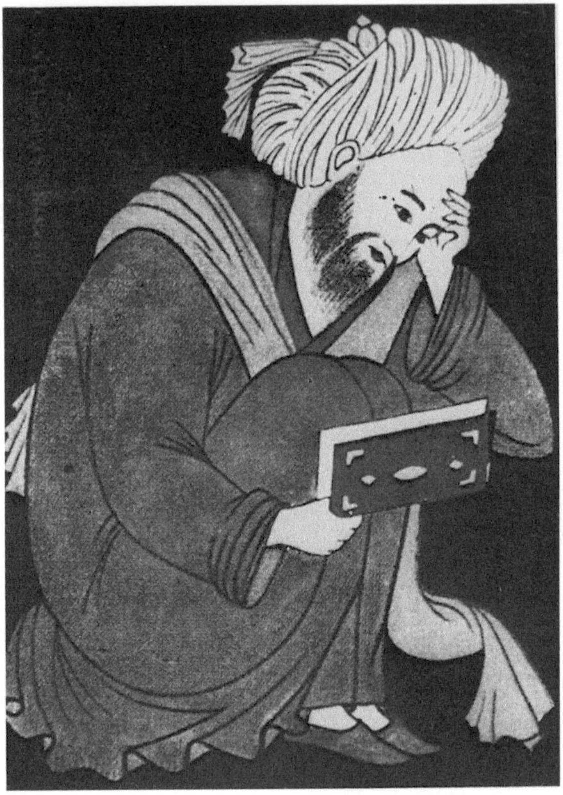

Abb. 2. Arabischer Gelehrter beim Studium. (Nach Aly Mazahéri: So lebten die Muselmanen im Mittelalter, Stuttgart 1957, Schutzumschlag)

Zu den Vorlesungen gehörten in der Regel Erklärungen (tadrīs) und Kommentare. Die Gelehrten hießen daher Professor (mudarris), während ihre Schüler Gesprächspartner (munāẓir) genannt wurden. Auch auf den naturwissenschaftlichen Sektoren führten Textexegese (tafsīr), Textrezitation (taǧwīd) und Überlieferung (ḥadīṯ) zur eigentlichen Bildung (adab). Die beiden Grundelemente der lateinischen Scholastik, „lectura" und „disputatio", sind darin nicht zu verkennen.

Im Schulwesen der arabischen Blütezeit bildete — auf dem Hintergrund der hippokratischen Etikette und eines pädagogischen Eros — das persönliche Verhältnis zu einem Lehrer die Grundlage aller Erziehung. Es galt als Schande, ohne Lehrer geblieben zu sein. Seinen Meister hatte man mehr zu ehren als seinen Vater. Ihm hatte man zuerst die Last abzunehmen, ihn zuerst auszulösen, wenn beide zugleich in Gefangenschaft geraten sein sollten.

In den frühen Schulen von Salerno oder Chartres herrschte eine Intimität, ja Familiarität, wie wir sie ähnlich nur aus arabischen Gelehrtengilden

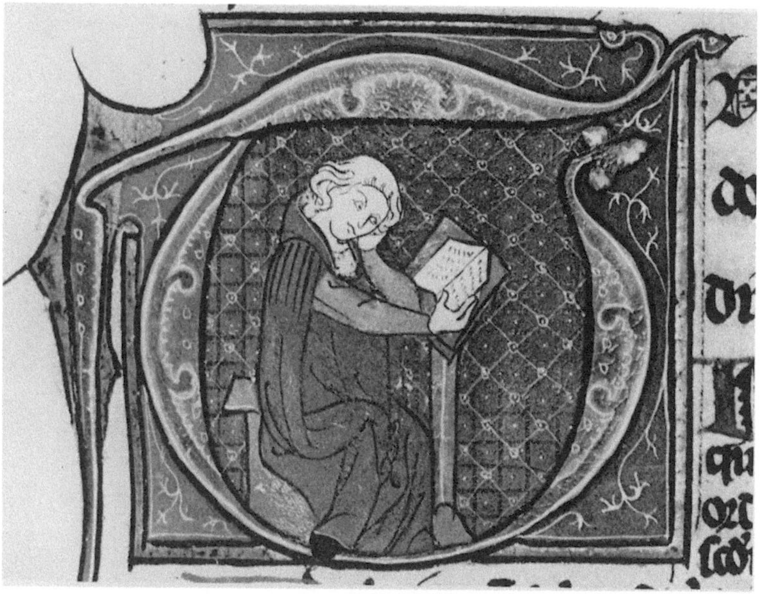

Abb. 3. Scholastiker in seiner Studierstube. [Aus Cod. lat. Reims 1003 (s. XIV) f. 116r; mit freundlicher Genehmigung der Stadtbibliothek Reims]

kennen. Wie ein Körperglied an seinem Haupte, schreibt der Arzt Musandinus, so habe er an seinem Lehrer gehangen. Die Schüler in Chartres priesen sich bereits unter einem Lehrer wie Fulbert selig, nicht als Vieh, sondern als Mensch auf die Welt gekommen zu sein. Daß man seinen Lehrer mehr zu lieben habe als seinen leiblichen Vater, da man ihm das geistige Leben verdanke, kann man bei Wilhelm von Conches mit den gleichen Worten wie bei Avicenna und seinen islamischen Vorläufern lesen.

Der Schüler hatte seinem Lehrer zu dienen, ihn mit Lebensmitteln zu versorgen, ihm das Essen zu bereiten und ihn auf Reisen zu begleiten. Dafür war er wie ein Kind im Hause oder lebte in der Familiengemeinschaft. Der Lehrer pflegte seinen Schüler bei Krankheiten, vertraute ihm sein Vermögen an und gab einem tüchtigen Zögling wohl auch seine Tochter zur Frau. Außer Bücherschätzen wurden bisweilen auch regelrechte Lehrschriften für begabte Schüler tradiert. So ist das „Adjumentum de medela" des Ibn Zuhr an seinen Schüler Ibn Rušd (Averroës) gerichtet. Nur so versteht man auch den Topos, der in arabischen wie jüdischen Gelehrtenkreisen geläufig war: „Viel habe ich gelernt von meinen Lehrern, mehr noch von meinem Kollegen, am meisten aber von meinen Schülern".

Mit nahezu den gleichen Worten und in einem durchaus vergleichbaren Habitus finden wir das Verhältnis von „magister et discipulus" im frühscholastischen Bildungsraum, wo sich eine ganze Literaturgattung zu diesem Topos anbieten würde. So heißt es im Statutenbuch der frühen Pari-

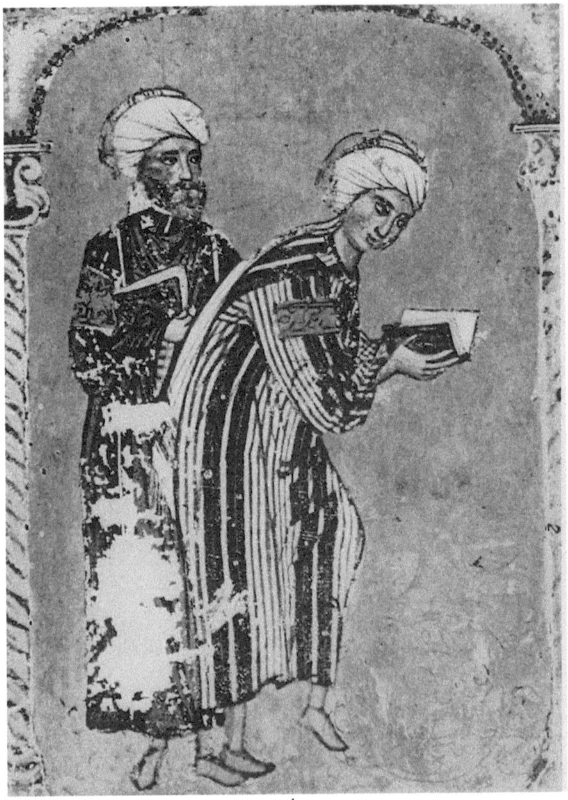

4a

Abb. 4. Arabische Schüler (a) vor ihrem Lehrer Dioskurides (b). [Aus De materia medica, Arab. Hs. Nordirak oder Syrien (1229); jetzt Istanbul, Topkapū Saray-Museum, Ahmet III, 2127; nach Ettinghausen 68/69 (1962)]

ser Universität: „Nullus sit scolaris Parisius, qui certum magistrum non habeat"[11]. Und auch aus Cambridge lesen wir (1231): „Nullus clericus moretur in villa illa, qui non sit sub disciplina vel tuitione alicujus magistri scholarum"[12].

Die „juventus mundi" begibt sich nach Toledo, um hier „prima fonte" das Gold der neuen Wissenschaft vom Blei der alten Scholastik zu trennen, um in den „armaria Arabum" nun auch die „studia Arabica scrutari" und die „sententia Arabum" zu vermitteln[13], um von hier aus — wie die Ankündigung der Universität Toulouse lautet — „das Herz der Natur bis auf

[11] Chartularium Universitatis Parisiensis I, 79 (1889): Robertus cardinalis legatus praescribit modum legendi in artibus et in theologia ... (1215).

[12] Nach Stephen d'Irsay I, 70 (1933).

[13] Zu den „studia Arabum" vgl. H. Schipperges: Mittelalterliche Pilgerfahrten zur griechisch-arabischen Medizin, in: Dtsch. Med. Wschr. 81, 1684—1686 (1956).

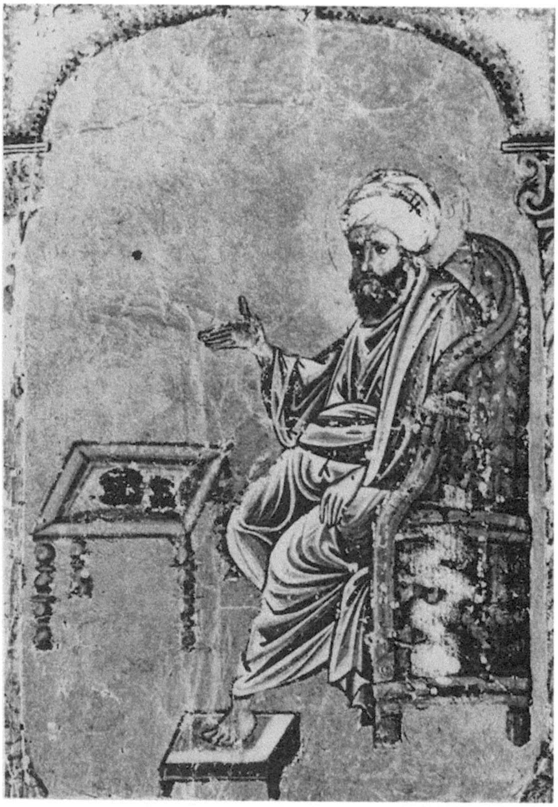

4b

den Grund zu erforschen", „perspiciens causas naturae", wie Adalbert von Mainz — nahezu hundert Jahre vor dem famosen Diktum Friedrichs II. — 1137 aus Montpellier schreibt[14]. Allein die Dedikationsliteratur dieser Epoche — mit all ihren Präambeln und Prooemien zwischen Lehrern, Schülern, Kollegen — dokumentiert nicht nur ein weitmaschiges Gelehrtennetz, sondern auch einen ausgesprochenen Korpsgeist. Fortan wird man von keinem Lehrkörper sprechen können, ohne nicht auch den Lernkörper zu meinen. Der sechste Ordensgeneral der Franziskaner noch, Crescentius (um 1244/47), wird als „medicus famosus" angesprochen, und er erhielt von seinen Schülern das wohl schönste Lob, das einem Arzt und Gebildeten zuteil werden kann, daß nämlich sein wissenschaftlicher Eifer, sein „zelus", die „scientia" informiert, die „constantia" konfirmiert und die „charitas" immer wieder aufs neue entflammt habe[15].

[14] Vgl. H. Schipperges: Die Medizinschule von Montpellier, in: Die Waage **1** (1959) 11. — Zu Adalbert von Mainz s. Anselm von Havelberg: Vita Adelberti II., in: Bibliotheca Rerum Germanicorum, ed. P. Jaffé, Berlin **III**, 799—800 (1864—73).

[15] Crescentius, Ordensgeneral der Franziskaner von 1244 bis 1247, vgl. auch Schipperges, Arab. Med. u. Pharm. 10 (1963).

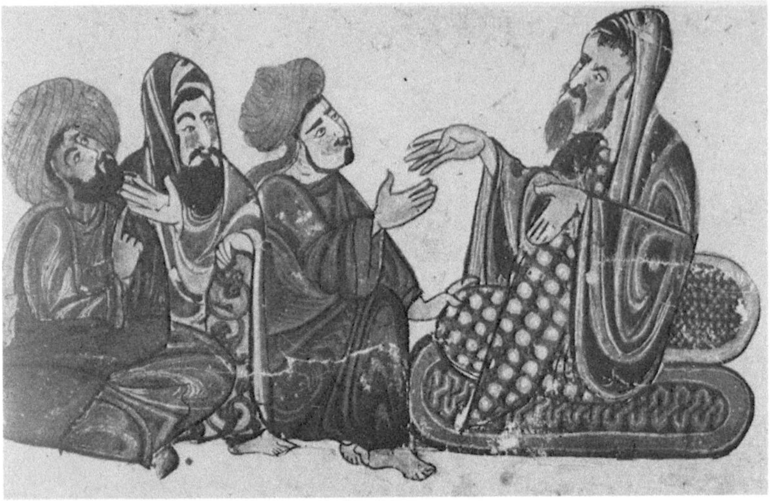

Abb. 5. Lehrer und Schüler in der Diskussion. [Aus Weisheitssprüche und Reden des al-Mubashshir, Arab. Hs. Syrien (s. XIII); jetzt Istanbul, Topkapū Saray-Museum, Ahmet III, 3206; nach Ettinghausen, 77 (1962)]

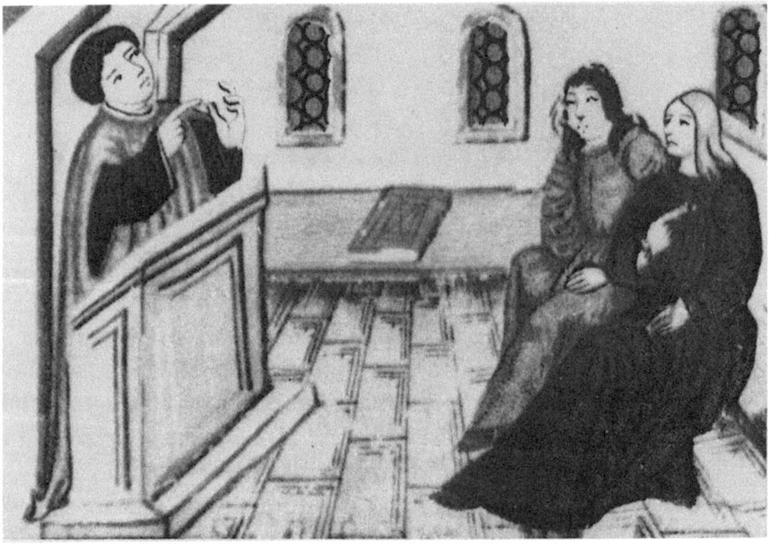

Abb. 6. De modo studendi. [Aus Statuta Collegii Sapientiae (1497) f. 37^v].

Um diese Zeit ist allerdings schon das freie Verhältnis des pädagogischen Eros festgefügt zu einem legitimen Bund, zum „conjugium academicum". Sicherlich spielt dabei auch der von der Hochscholastik aktualisierte „amor sciendi" eine Rolle[16], aber dieses Wissen wird sogleich umgeleitet

[16] Weitere Zeugnisse zum „amor sciendi" bei Honorius von Regensburg: „bestiale est hominem nolle scire" (was mittelhochdeutsche Übersetzer wiedergeben mit: viehisch sei es,

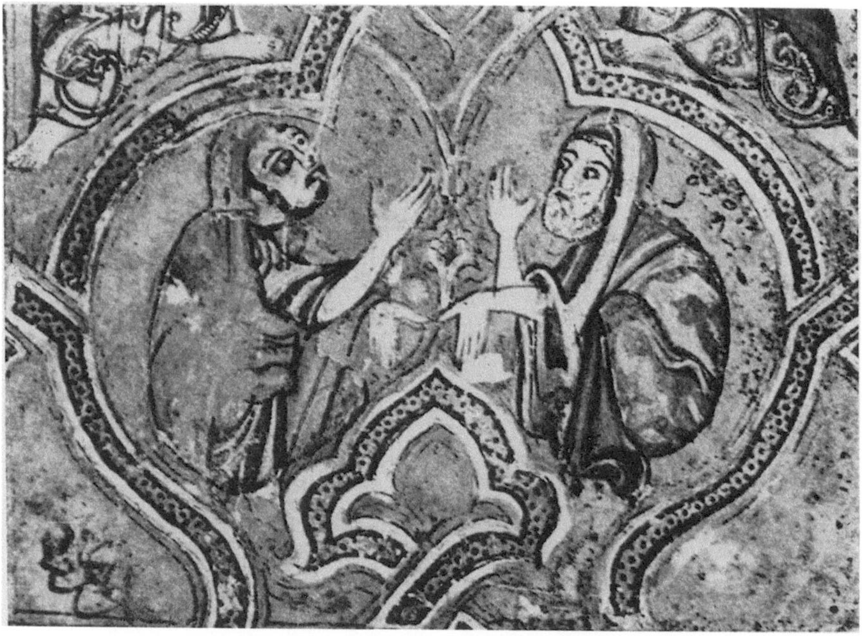

Abb. 7. Akademische Diskussion. [Aus Weisheitssprüche und Reden des al-Mubashshir, Arab. Hs. Syrien (s. XIII); jetzt Istanbul, Topkapū Saray-Museum, Ahmet III, 3206; nach Ettinghausen, 75 (1962)]

auf die neuen Organisationen einer „universitas magistrorum et discipulorum". So will Marcus von Toledo, dem wir die bedeutenden Galen-Übersetzungen aus dem Arabischen verdanken, die neuen Schätze nutzbar machen für „scolares ac magistri", für die sich heranbildende „Universitas". Ende des 12. Jahrhunderts war der Zeitpunkt gekommen, wo die Schüler nicht mehr ihrem Lehrer folgten, sondern der Lehrer einer festen Schule. Damit gewann auch die Medizin eine neue Selbständigkeit, ihre Struktur und Methode, entwickelte Planmäßigkeit und Durchschlagskraft, und sie konnte so zu einem verbindlichen Organ der „Scholastik" werden, der fest organisierten Schulgemeinschaft.

Daß aus einem solchen durch und durch korporativen Gebilde der „universitas magistrorum et discipulorum" eine „universitas scientiarum" oder gar „litterarum" hat werden können, das entspringt weder juridisch noch soziologisch dem Mittelalter, das ist eher einer vorüberwehenden Renaissance anzulasten, die aus dem interdisziplinären Diskurs einen literarischen Formalismus machte, ein „studium universale divinarum humana-

um die „lernunge" keine „ruchunge" zu haben); Siger von Brabant: „cum vivere sine litteris mors sit et vilis hominis sepultura" [Quaestiones de anima intellectiva; ed. P. Mandonnet 171 (1911)].

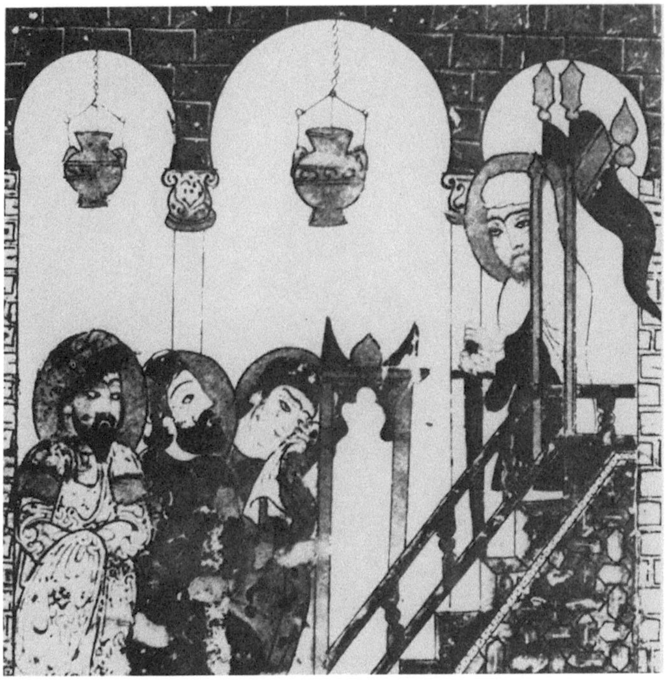

Abb. 8. Geistliche Unterweisung in der Moschee. [Aus Maqāmāt des al-Harīrī, Arab. Hs. Syrien (um 1300); jetzt London, Britisches Museum, Add. 22 114, f. 94r; nach Ettinghausen, 146 (1962)]

rumque scientiarum", wie es erstmals 1477 in der Gründungsurkunde der Universität Tübingen heißt[17].

Wie bei der obligatorischen Pilgerfahrt nach Mekka bildeten auch im Abendland die Pilgerstraßen nach Rom und Compostela die Hauptadern der wissenschaftlichen Wanderbewegung. Handelswege waren immer auch Kulturwege. Insbesondere dienten hier Juden als die großen „Botengänger zwischen Ost und West"[18]. Als Maßstab für die Frequenz dieses literarischen Verkehrs können die traditionellen Marschleistungen des hohen Mittelalters gelten, wobei bis zu 50 km am Tage, bei Seereisen bis 150 km zurückgelegt wurden[19].

[17] Nach Stephen d'Irsay **I**, 292 (1935).

[18] Zu Juden als Botengängern vgl. „Die Vermittlerrolle der jüdischen Emigranten", in H. Schipperges: Die Assimilation ... S. 127—129 (1964). — S. auch H. Friedenwald: The Jews and Medicine. Baltimore 1944.

[19] Zu den Marschleistungen im Mittelalter vgl. W. Götz: Die Verkehrswege im Dienste des Welthandels. Stuttgart 1888. — Friedrich Ludwig: Untersuchungen über die Reise- und Marschgeschwindigkeiten im 12. und 13. Jahrhundert. Berlin 1897. — S. auch Schipperges 346, Anm. 50 (1956).

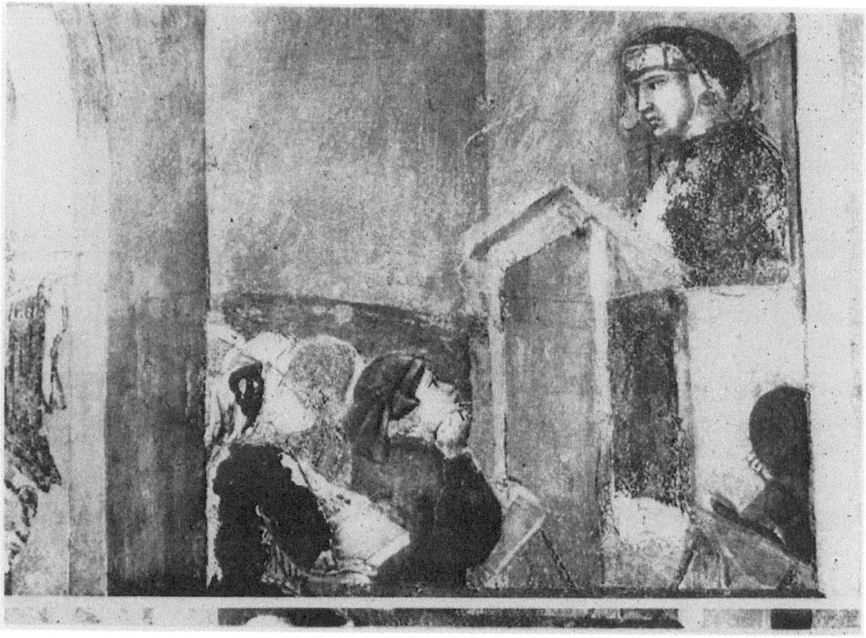

Abb. 9. Scholastische Szene. (Aus Ambrogio Lorenzetti: Effetti del Buon Governo nella città e nella campagna; nach Aldo Cairola und Enzo Carli: Il palazzo publico di Siena, Roma 1963, Tafel 67: Il maestro)

Arm und heimatlos vagabundieren zunächst auch die Dozenten den Scholaren gleich durch Europa. Wer auf den Pfaden der Wissenschaft wandert, heißt es in der Prophetenüberlieferung, bei dem ist Allah bis zum Tage seiner Heimkunft. Die Studenten von Bologna etwa — so berichtet uns Kristeller — „ernannten und bezahlten sogar die Professoren, mit denen sie Kontrakte abschlossen und für deren Gehälter sie im Hörsaal das Geld einsammelten"[20]. Erst im Laufe des 13. Jahrhunderts sedimentierten sich die akademischen Rechte und Pflichten zu immer starrer werdenden Formalien und Verklausulierungen. Auch hier waren die Mediziner den anderen Fakultäten voraus. Ihr Stand wird bald über Titel, Honorare, Etikette konsolidiert, bedient sich der Grade und Diplome, der Prüfungs- und Berufungsmodalitäten, erreicht frühzeitig eine Approbation sowie eine berufsständige Apologetik der Heilkunst und damit — wiederum zweihundert Jahre nach den analogen Statuten im arabischen Raum — feste Satzungen und einen deontologischen Kanon, der einen Niederschlag fand etwa bei

[20] Vgl. P. O. Kristeller: Die italienischen Universitäten der Renaissance. Krefeld o. J. — Vgl. damit auch Kristeller: The School of Salerno, in: Bull. Hist. Med. **17**, 138—194 (1945). — V. L. Bullough: Medieval Bologna and the Development of Medical Education, in: Bull. Hist. Med. **32**, 201—215 (1958).

Gundissalinus oder Roger von Sizilien, endgültig aber in den bekannten Medizinalverordnungen Friedrichs II. von Hohenstaufen aus dem Jahre 1231[21].

b) Zum Gleichgewicht von Theorica — Practica

Unser zweiter formaler Punkt ist noch beunruhigender, aktueller und brennender, die Frage nämlich nach dem Verhältnis von Erkenntnis und Interesse, von Praxis und Theorie. Eine derartig pragmatische Heilkunst, eine lediglich angewandte Wissenschaft von der Natur und vom Menschen, wie hat sie ihre Rolle gespielt im Kategorialgefüge der klassischen Wissenschaften, wie sich behauptet in der Hierarchie von Theologie, Philosophie und Jurisprudenz? Wie kam diese Heilkunst in ein inneres Gleichgewicht, wie zu jener in sich ausgewogenen Gerechtigkeit zur Praxis, die das arabische Wort „udul" meint, auf deutsch: eine der beiden einander das Gleichgewicht haltenden Hälften einer Ladung auf dem Rücken eines Lasttieres —, eine eminent wichtige Sache für den Beduinen in der Wüste, nicht minder entscheidend für die existentielle Situation eines Menschen in der Wüste der Wissenschaften?

In einem klassischen Methodenstreit erster Ordnung war von arabischen Arztphilosophen, von Alfarabi über Avicenna bis zu Averroës, die „theorica medicinae" in ihrem Verhältnis zur Praxis herausgearbeitet worden. Ein solcher Methodenstreit — wie er heute etwa im Soziologenlager entbrannt ist und wie er mit Sicherheit bald auch die Medizin treffen wird — hat viele Generationen erstklassiger Arztphilosophen beschäftigt und wurde mit unerbittlicher Konsequenz durchgeführt[22].

Auge und Hand dienen zunächst als Modell! Wie das Auge als „corpus oculi" erst mit der „virtus videndi" das Sehen ausmacht, so macht auch diese „virtus" mit der Hand erst, dem „corpus manus", das Handeln aus, die „agilitas" einer „operatio". Bei Gundissalinus im frühen Toledo sind Theorie und Praxis dementsprechend die „partes integrales" eines „integrum totum" geworden[23]. Beide in ihrer Konkordanz erst bilden den reifen Arzt, den „medicus perfectus". Und so gebührt dem Theoretiker der Ehrentitel „medicus", wie auch dem Praktiker der tiefsinnige Titel „doctor" — merkwürdigerweise immer noch — verblieben ist.

Wer das nicht einsieht, so heißt es kurz und bündig, der benimmt sich wie ein Holzhacker bei Nacht, wie ein „ligneator noctis", oder — wie

[21] Zu den Medizinalverordnungen s. Wolfgang-Hagen Hein u. Kurt Sappert: Die Medizinalordnung Friedrichs II. Eutin 1957.

[22] Hierzu im einzelnen H. Schipperges: Zum Gleichgewicht von medizinischer Theorie und ärztlicher Praxis, S. 7—9. Regensburg 1970.

[23] Gundissalinus, Divisio philosophiae; ed. Baur 84, 24 (1903): „Hec enim duo scientie concurrentes efficiunt perfectum medicum, quemadmodum partes integrales convenientes reddunt integrum totum".

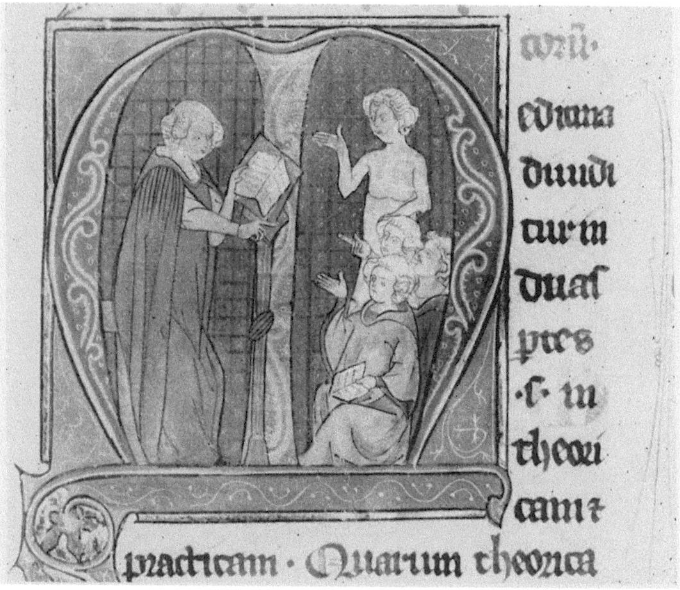

Abb. 10. Theorica und Practica in der Initiale von „Medicina dividitur in duas partes“. [Aus Cod. lat. Reims 1003 (s. XIV) f. 3^r; mit freundlicher Genehmigung der Stadtbibliothek Reims]

Paracelsus den arabischen Spruch übersetzt hat — „wie ein Schwein im Rübenacker“. Der ist kein Arzt, sagt Paracelsus, sondern nur ein „Verwalter des Glücks“. Viel feiner hatte das die arabische Sprache auszudrücken vermocht mit ihrem „hatibu' l-lail“, was heißt: der benimmt sich wie einer, der nachts in den Wald geht und dort unbesehen das zusammenliest, was ihm grad zwischen die Finger kommt. Seine Motivation müsse einfach dunkel bleiben, denn was da wirklich in seinem Herzen vor sich gehe, das sei — so Ġazzālī — verborgener als der schwarzen Ameise Tritt in finsterer Nacht auf schwarzem Gestein!

Nur von hier aus versteht man, daß sich die knappe Einführungsschrift in die Medizin, die „Isagoge Johannitii“ (*Ḥunain b. Isḥāq*) bis in das 19. Jahrhundert hat halten können, jene wahrhaft klassische Isagogik, die mit den lapidaren Worten beginnt: „Medicina dividitur in duas partes, id est in theoricam et practicam“[24]. Heilkunde als ein Ganzes, sie gliedert sich in zwei Teile, in die Theorie und die Praxis. Viele Jahrhunderte hindurch haben Medizinstudenten in Bagdad und in Paris, in Salamanca oder in Samarkand sich an dieser Isagoge orientiert, der dann in der Folge ein voller

[24] Hysagoge Joannitii, Lugduni 1534, f. 2^r: „Incipiunt hysagoge Joannitii in medicina. Medicina dividitur in duas partes: scilicet in theoricam et practicam. Quarum theorica in tria dividitur scilicet in contemplationem rerum naturalium et non naturalium et earum que sunt contra naturam ...“.

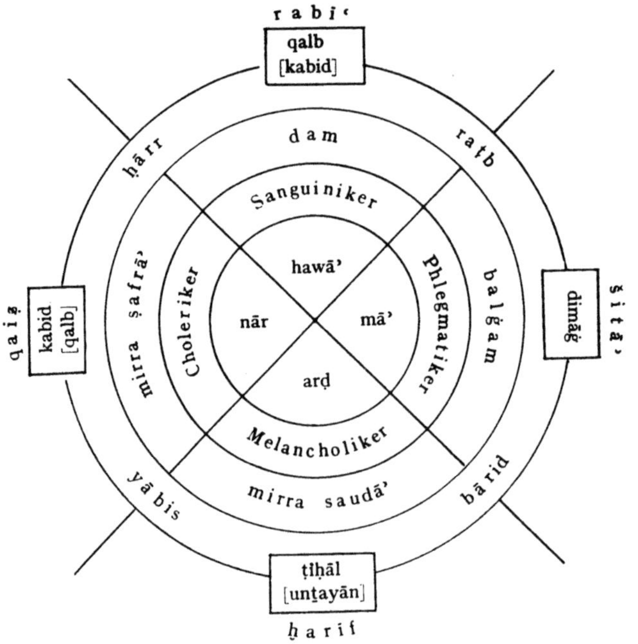

Abb. 11. Arabisches Elementenschema. (Nach M. Ullmann: Die Medizin im Islam, Leiden 1970, S. 99)

blühender „Arbor medicinae" entsprossen ist. Mit beschwörendem Appell eröffnet Avicenna seinen „Canon medicinae", der mit folgenden Worten beginnt: „Es hat mir am Herzen gelegen, vor allen anderen Dingen das Wort zu ergreifen zu den gemeinsamen, allgemein verbindlichen Prinzipien eines jeden der beiden Teile der Heilkunde, ihrer Theorie nämlich und ihrer Praxis"[25].

Avicenna hat im Buch I, Fen 3 seines „Canon medicinae" eingehend erläutert, was er unter Theorie der Medizin versteht. Es sind dies zunächst einmal die unveränderlichen Prinzipien (amruʾ l-aḫlāt), denen sich die Säfteverhältnisse (al-quwan) und das Kräftepotential (aṣnafūʾl-amraḍ) des Organismus anschließen. Erst von dieser physiologischen Basis aus kann man die „Gründe für die Krankheiten" angehen, im einzelnen ihre Ursachen (al-asbāb) und ihre Erscheinungen (al-ʿaraḍ). Die „Practica" hingegen enthält die Anleitung zur Bewahrung oder Wiederherstellung der Gesundheit, für die ganz bewußt der Terminus „hal" gewählt wird, der als „Wandel, Wechsel, Übergang" weniger auf den Zustand als auf den Umschlag, auf

[25] Avicennae medicorum Arabum principis Liber Canonis, Basileae 1556, p. 5: „Et mihi placuit ut in primis loquerer de rebus communibus et universalibus utriusque partis medicinae, theoricae videlicet et practicae".

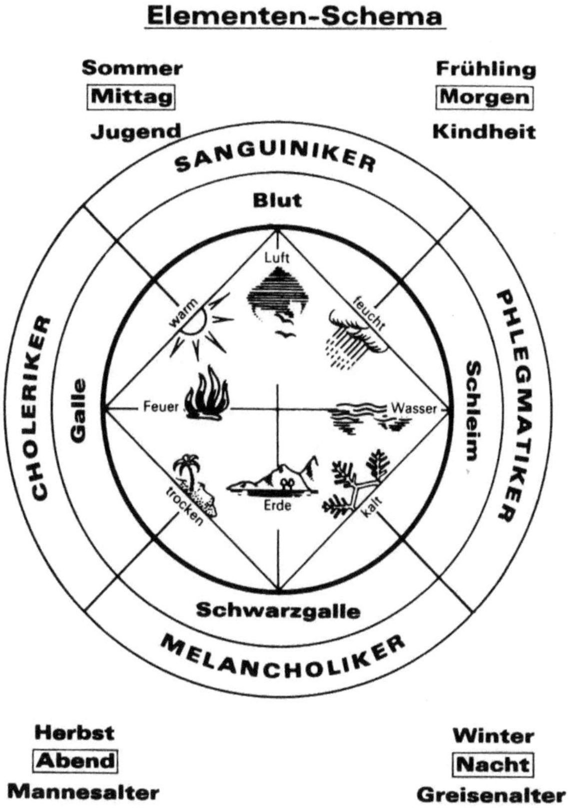

Abb. 12. Lateinisches Elementenschema. (Nach H. Schipperges: Moderne Medizin im Spiegel der Geschichte, S. 62. Stuttgart 1970)

das labile Gleichgewicht menschlicher Gesundheit hinweist. Andererseits warnt Avicenna aber auch den Arzt davor, diesen pragmatischen „ʿilm ʿamalī" mit dem Tun selbst zu verwechseln, das man besser „mubāšara" nennen solle, was etwa bedeutet: die direkte körperliche Berührung und Verursachung, das Betreiben, die behandelnde Ausübung. Avicenna spricht in dieser Hinsicht auch vom „tadbīr", was Planung, Disposition, Führung meint und im V. Stamm „vorsorglich behandeln" heißt, also genau dem scholastischen „regimen sanitatis" entspricht.

Zwischen „naẓarīya" (Theorie) und „ʿamalīya" (Praxis) ist freilich bei den arabischen Ärzten nicht immer so tiefsinnig differenziert worden wie hier bei Avicenna. Abūʾl-Qāsim etwa teilt seine berühmte Chirurgie (im „taṣrīf") zwar gleichgewichtig in 15 Bücher Theorie und 15 Bücher Praxis auf, versteht dann unter Praxis aber ganz handfest das Tun mit den Händen, das ärztliche Handwerk: „ṣināʿatu ṭ-ṭibbīya". Der Terminus „ṣināʿa" im

Sinne von handwerklicher Kunst ist denn auch in der ausgereiften Wissenschaftssystematik gebräuchlicher für die Medizin geworden als „ʿilm“. Al-Ǧurǧānī, ein Enzyklopädist im ausgehenden 14. Jahrhundert, meint: Was um seiner selbst willen gepflegt werde, wird „ʿilm“ genannt, was mit einem Tätigkeitsvorgang zusammenhänge, hingegen „ṣināʿa“, die man aber auch wiederum durch Spekulation und Induktionsschluß erlangen könne, wie zum Beispiel in der Medizin. Charakteristisch erscheinen diese Positionen bei Ibn Ḫaldūn, der die Medizin in seiner „muqaddima“ an ganz verschiedenen Stellen behandelt. Das Kapitel „ʿilm aṭ-ṭibb“ behandelt den Gegenstand der Heilkunde, die historischen Persönlichkeiten und das Verhältnis von Medizin zur Religion; das Kapitel „faṣlun fi ṣinā-ʿati ṭ-ṭibb“ hingegen die Galenische Physiologie oder so pragmatische Fragen wie die Zivilisationskrankheiten oder die Sozialpathologie.

Im „Pantegni“ des Constantinus Africanus, der arabisierten „pantechne“, folgen im schönen Gleichgewicht auf die zehn Bücher „Theorica“ (Anatomie, Physiologie, Pathologie, Diätetik) die zehn Bücher „Practica“ (Diagnostik, Prognostik, Spezielle Pathologie und Diätetik, die Pharmazie mit ihren Antidotarien und die Chirurgie). Sein Bedürfnis nach hierarchischer Ordnung dokumentiert Constantinus auch im „Liber megatechni“, wo es heißt, daß jeder Wissenschaft drei Aspekte zugeteilt werden müssen, und zwar: „logice, ethice, physice“, wobei man nach Galen methodisch vorzugehen habe „ab universalibus ad individuum multipliciter dividendo“. Das gilt für alle Gebiete der Heilkunst, die von dieser umfassenden theoretischen Basis aus erst die therapeutischen Stockwerke im Haus der Heilkunde zu gliedern vermag.

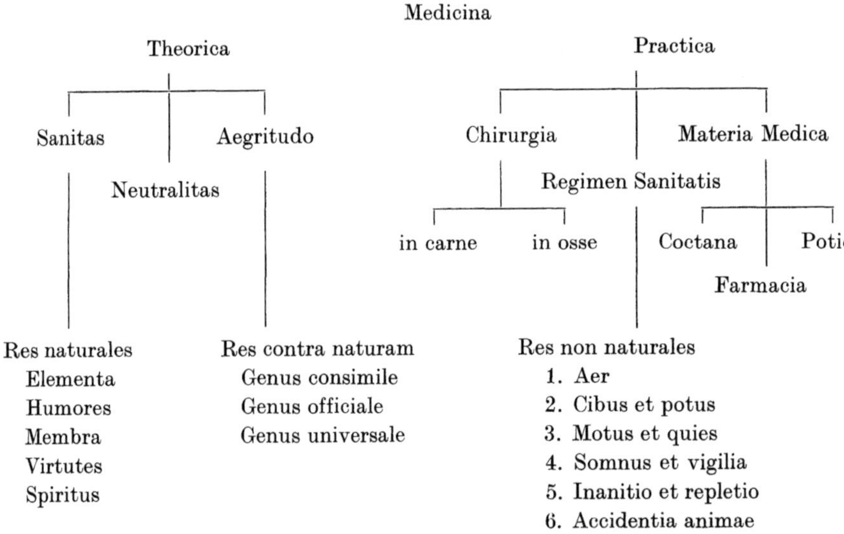

c) Das Haus der Heilkunde

In seinem „Paradies der Weisheit", das den arabesken Untertitel „Meer des Nutzens und Sonne der Weisheit" trägt, hatte der arabische Arzt Aṭ-Ṭabarī das Verhältnis von Theorie und Praxis mit einem Hausbau verglichen. „Wenn jemand ein Haus baut, dann denkt er zuerst nach über die Mauern und die Fläche, dann über Ziegel, den Gips und das Fundament. Wenn er aber mit der Arbeit beginnt, ist seine erste Arbeit das Fundament, die letzten sind die Wände und die Flächen". Analog hierzu könne auch in den Wissenschaften nur derjenige die „partialia" finden, der die „universalia" bereits hat[26].

Seit der Mitte des 10. Jahrhunderts hatte die Medizin ihren festen Platz im System der Wissenschaften und vermochte das Haus der Medizin souverän durchzugliedern. Nach dem „Liber de scientiis" des Alfarabi besaß auch die Medizin, wie alle Wissenschaften, eine „ars activa" und eine „ars speculativa". Theorie (naẓarīya) meint soviel wie Betrachtung oder Lehrsatz, Praxis (ʿamalīya) hingegen das handwerksmäßige Verfahren. Beide Teile stellen in sich eine Einheit dar und vermitteln die „regula" (qānūn)[27]. Alfarabi will zeigen, daß von der Theorie nicht nur eine spezifische Bildekraft auf das Handeln übergeht, sondern daß auch mit der Theorie bereits der Integrationsfaktor für das ärztliche Tun als solches gegeben ist.

Die Physiologie umfaßt somit nach alexandrinischem Muster das Schema der „res naturales", zu denen im einzelnen rechnen: die Elemente, die Säfte, die Glieder, die Kräfte, die Pneumata, die Temperamente, aus welchen insgesamt die „Lehre von den Funktionen" hervorgeht. Dabei fassen die arabischen Autoren mit Galen die Anatomie und Physiologie als Einheit zusammen. Erst Ibn Rušd hat die Morphologie von der Funktionslehre getrennt und damit die spätscholastische Differenzierung eingeleitet. Die frühe Physiologie hingegen basierte noch ganz natürlich auf einer Allgemeinen Morphologie; sie repräsentierte den „Logos" von der „Physis" in seiner ganzen theoretischen Breite und Tiefe. Aus den Auseinandersetzungen um das Gleichgewicht von „Theorica" und „Practica" resultiert für die Heilkunde schließlich unser Schema (s. S. 32).

Nun hat man der scholastischen Medizin genugsam vorgeworfen, daß sie im „studium generale" zunächst und zuoberst Theorie geblieben ist:

---

[26] Zu Abū'l-Ḥasan ʿAlī b. Sahl Rabbān Aṭ-Ṭabarī (808 bis ca. 861) vgl. Sami Hamarneh: Contributions of ʿAlī al-Ṭabarī to Ninth Century Arabic Culture. In: Folia Orientalia **12**, 91—101 (1970). — Zum „Paradies der Weisheit" vgl. Alfred Siggel: Gynäkologie, Embryologie und Frauenhygiene aus dem „Paradies der Weisheit über die Medizin" des A. Ḥasan ʿAlī b. Sahl Rabbān aṭ-Ṭabarī. In: Quellen u. Studien z. Gesch. d. Naturw. u. Medizin, Bd. 8. Berlin 1941.

[27] Alfarabi, Liber de scientiis, nach: Al-Fārābī: Catálogo de las ciencias. Ed. A. González Palencia. Madrid 1953. — Vgl. auch Fr. Dieterici: Alfārābī's philosophische Abhandlungen. Leiden 1892.

Theorie und Praxis der Medizin

medicina

theorica			*practica*		
sanitas	*aegritudo*	*neutralitas*	*custodire sanitatem*	*ex infirmitate facere sanitatem*	incipientes infirmari defecti: senes infantes ex infirmitate convalescentes
res naturales elementa commixtiones compositiones membra virtutes operationes spiritus + aetates colores figurae distantia inter masculum et feminam	*res contra naturam* morbus causa morbi accidentia morborum sequentia	*res non naturales* aer cibus et potus motus et quies somnus et vigilia inanitio et repletio accidentia animae	*regimen sanitatis*	*potio*	*chirurgia*

Ihr Gegenstand war der Mensch in der Welt, der Mensch mit der Welt, mehr noch: der Mensch qua Welt, der Mikrokosmos. Physiologie und Therapeutik hatten sich mit dem zu befassen, was Aristoteles unter „De generatione“, die Pathologie mit dem, was er unter „De corruptione“ verstand. Die Problematik der Materie erst inaugurierte — als rein theoretische Morphologie — die Anatomie, die der Bewegung die Physiologie, beides Themata der Physica wie der Metaphysica.

Aber auch hier hatte sich das ebenfalls von den arabischen Arztphilosophen postulierte Gleichgewicht zwischen „experimentum et ratio“ durchzusetzen. In seiner „Theorica“ suchte Constantinus Africanus „rationabiliter“ klarzulegen, was ein Arzt wissen müsse, und was er zu beherrschen habe, bevor er den Eingriff wagt: „priusquam curare incipit“[28]. Dieses Übergewicht der scholastischen „ratio“ hat freilich nicht nur das „Licht der Natur“ gezeitigt, sondern auch das „Novum Organum“ des Antiaristotelikers Bacon in Szene gesetzt und damit das wohl verhängnisvollste Schisma der Wissenschaft provoziert, das System des Cartesius samt all den daraus folgenden Häresien des modernen Dualismus bis weit noch in den Wirbel unserer Psychosomatik hin.

Hier aber, in der Blüte der Hochscholastik, ist Gegenstand der Medizin immer nur der ganze Mensch in seiner unverkürzten Leiblichkeit[29]. Die Untersuchungsmethoden des Arztes sind Physik, Naturphilosophie, auch Metaphysik. Basis und Ziel bilden eine Anthropologie, die Lehre vom Wesen des Menschen, die nun auch den Rahmen abgibt für die Gliederung des therapeutischen Systems, das fundiert ist auf die therapeutische Trias: Diaita — Pharmacia — Chirurgia. Und damit sind wir am Kern der Medizin!

2. Die Materialien der griechisch-arabischen Medizin

Dem Titelblatt eines „Canon Medicinae“ entnehmen wir nicht nur die Autoritäten heilkundlicher Überlieferung, sondern auch eine knappe, aber komplette Gliederung der Heilkünste und damit das für Jahrhunderte kanonisierte System der Medizin, als ein Haus der Heilkunde mit den klassischen Säulen der praktischen Heilkunst: Chirurgia, Materia medica, Diaita[30]. Ein komplettes therapeutisches Programm umspielt dieses Titelblatt mit kulturhistorisch interessanten Einzelheiten, die kaum auszu-

---

[28] Die „Theorica“ stellte den ersten großen Teil des „Liber pantegni“ dar, dessen „Practica“ zu einem Teil erst von den Schülern des Constantinus Africanus übersetzt wurde. Zum Text vgl. Opera omnia Ysaac, Lugduni 1515.

[29] So noch bei Hildegard von Bingen, wo es an einer entscheidenden Stelle ihrer Kosmos-Vision heißt: „a prima constitutione confectum est et supra et subtus, circa et intra corpus ubique est. Et hoc modo est homo“ (Liber Divinorum Operum, Pars I, Visio IV, cap. 103; PL 197, 887 D).

[30] Venetiis, Iunta 1608. — Vgl. damit auch „Avicennae Liber Canonis“, nach der Übersetzung des Andreas Alpagus, Venedig (Junta) 1582.

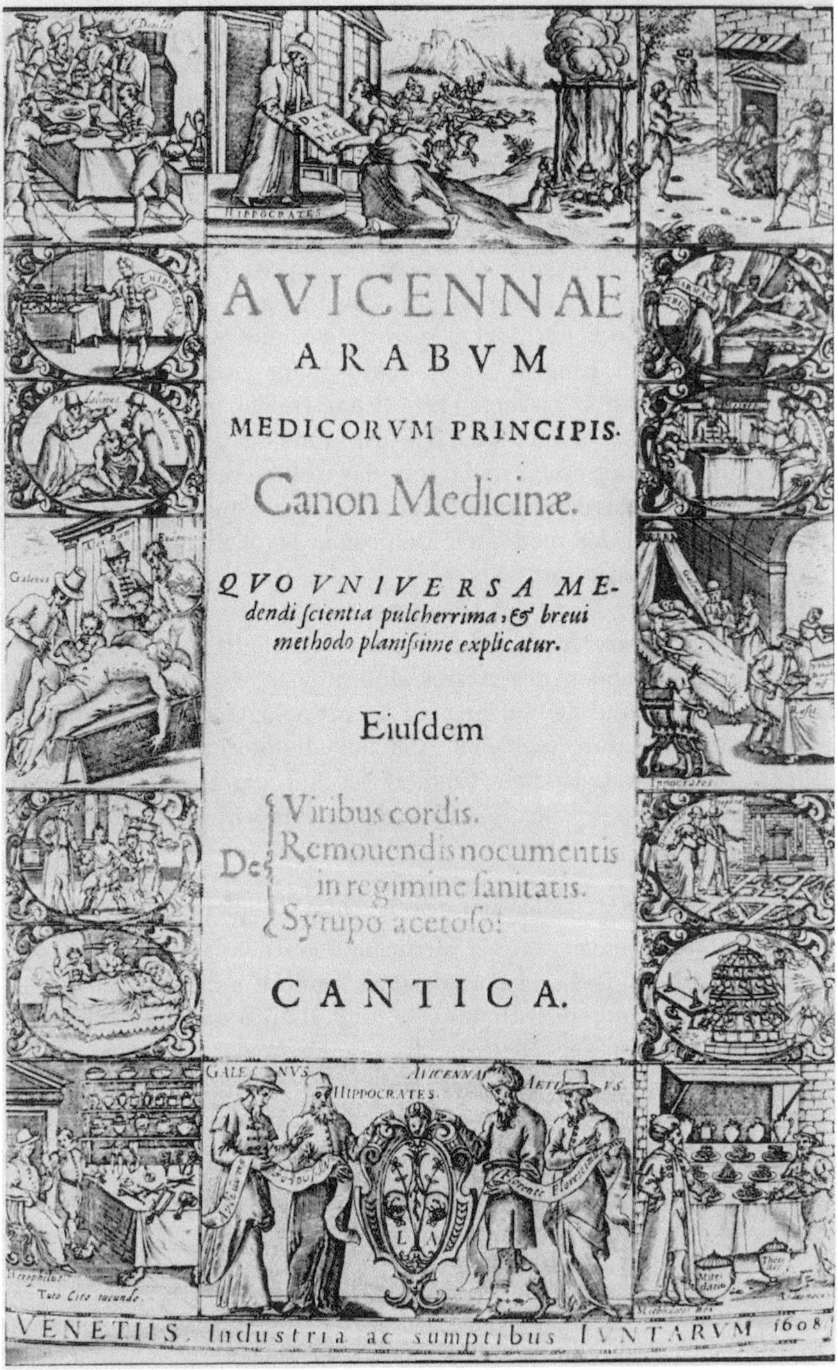

Abb. 13. Avicennae Canon Medicinae. Venetiis 1608, Titelblatt

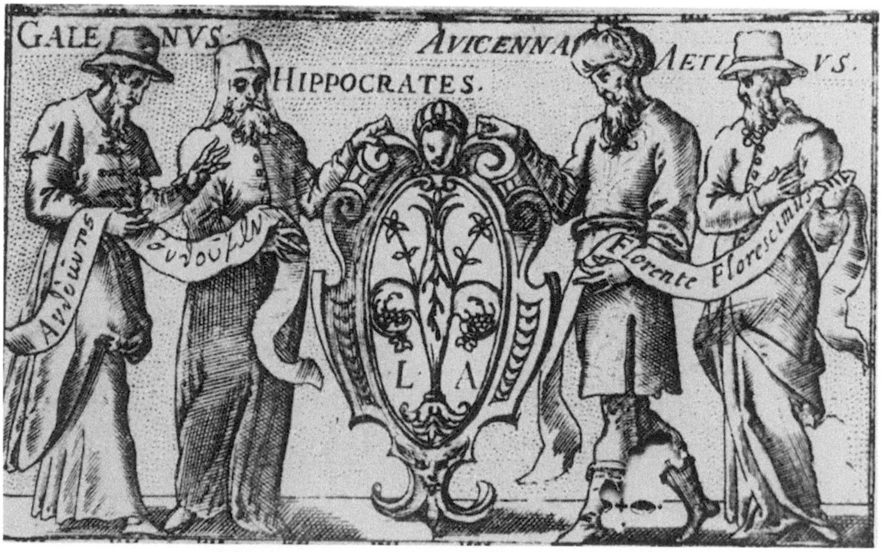

Abb. 14. Die vier Autoritäten der klassischen Medizin aus dem Canon Avicennae (1608)

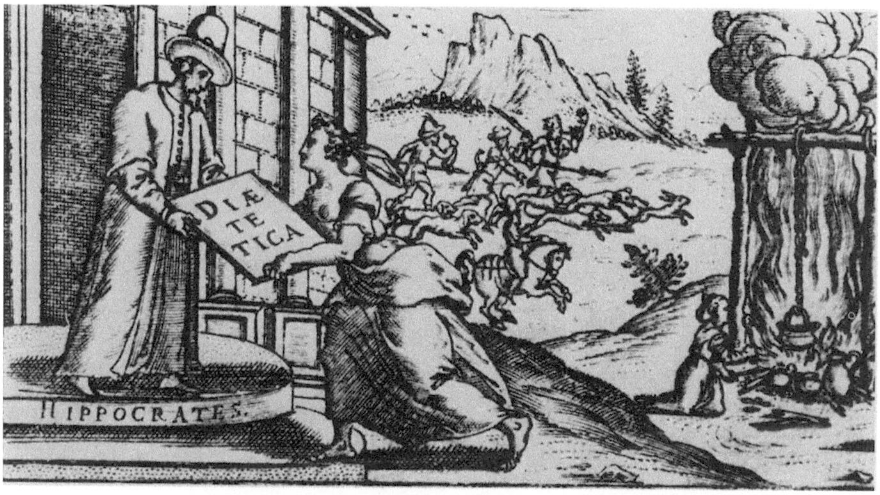

Abb. 15. Ausschnitt „Diaetetica“ aus dem Canon Avicennae (1608)

schöpfen sind. Unten erscheinen die Autoritäten (Hippokrates, Galen, Avicenna, Aetios). Über dem Titel finden wir die Diätetik, die Kultivierung des Alltags über das Haus, den „oikos“, sein Interieur und sein Draußen, den morgendlichen Ausritt zur Jagd, das mittägliche Mahl, bis zur abendlichen Heimkehr ins Haus, nicht vergessen ein erotisches Intermezzo im Garten. Als zweites therapeutisches Modell dient der Arzneimittelschatz, die Materia Medica, die „Pharmaceutrica“: Ärzte am Krankenbett, der Hortus Medicus mit Krateuas, die Bereitung des Theriak und eines Antidot für

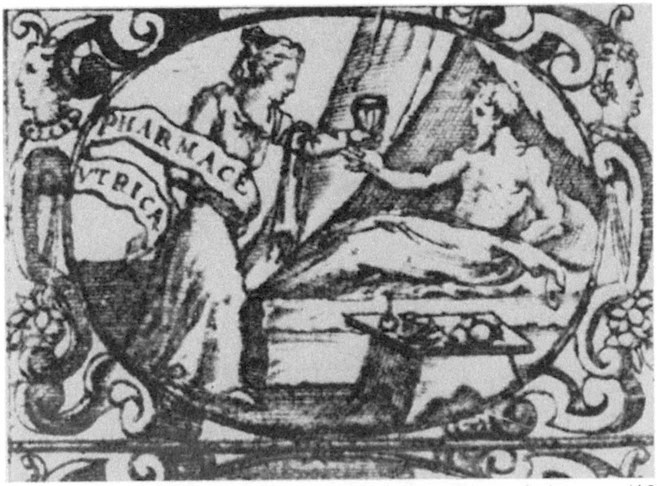

Abb. 16. Ausschnitt „Pharmaceutrica“ aus dem Canon Avicennae (1608)

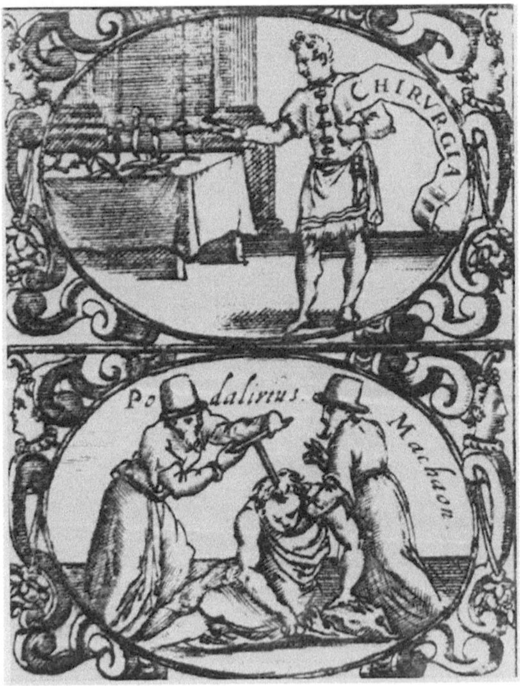

Abb. 17. Ausschnitt „Chirurgia“ aus dem Canon Avicennae (1608)

Mithridates. Als „ultima ratio“ schließlich die „Chirurgia“: die Ärzte der Ilias, Machaon und Podaleirios, bei einer Trepanation, eine Operationsszene mit Alexander, die dominierenden Techniken, Aderlaß und Schröpfköpfe, schließlich das Instrumentarium und nicht zuletzt der gängige Wahlspruch „tuto, cito, iucunde“.

Soweit dieser Titel zum Avicenna, der allein schon eine komplette Geschichte des Arabismus zu bieten hat. Und nun ein Sprung ins gleiche Jahrhundert, zu einem ähnlich erscheinenden Titelblatt von Daniel Sennert[31] (der noch 1628, dem Jahr der Entdeckung des Blutkreislaufs, die volle Tradition der Humoralpathologie verkörperte). Sein Titel der „Practica Medicinae" (1654) zeigt aber ganz deutlich auch den Stilbruch: zwar noch „ratio" und „experientia" als methodische Leitbilder, aber zu „Hippokrates" ist jetzt an der Säule der „Hygieia" schon „Hermes" getreten und damit die Chemiatrie und die Alchimie, deren Embleme deutlich zu erkennen sind. Hier tritt — aus humanistischen wie arabischen Elementen gespeist — ein völlig neues Programm auf den Plan!

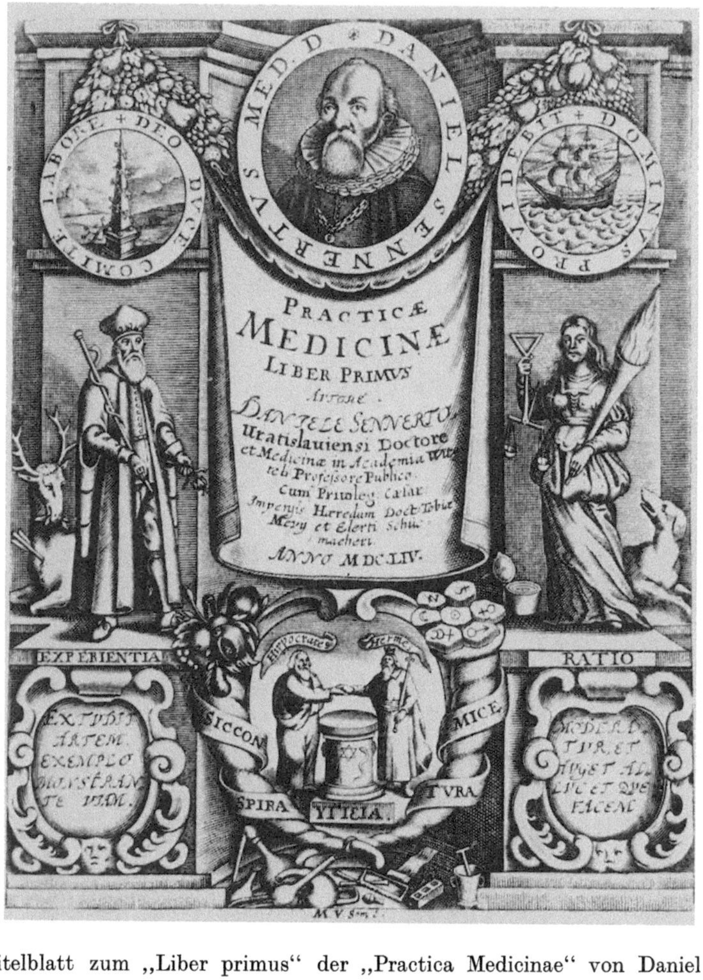

Abb. 18. Titelblatt zum „Liber primus" der „Practica Medicinae" von Daniel Sennert

[31] Daniel Sennert: Practica Medicinae. Wittenberg 1654.

Dieses klassische, ein nicht nur kanonisch abgemessenes, sondern auch didaktisch ausgewogenes Schema vermag uns einen Eindruck von der Intensität und Kontinuität einer solchen Überlieferung zu geben. Wir tun daher gut daran, neben und nach den Formalien nun im einzelnen auch noch die Materialien einer solchen therapeutischen Trias aufzuzeigen. Beginnen wir beim äußersten Eingriff im immer gewagteren Eingreifen, bei der Chirurgie als der „ultima ratio" des ärztlichen Tuns.

a) Chirurgia

Die Chirurgie blieb ein unangefochtener Block in diesem therapeutischen Spektrum und selbstverständlich Teil der „Universitas". Daß dann viel später erst der dritte Stand der Chirurgen diffamiert wurde, um erst in neuester Zeit so glänzend rehabilitiert zu werden, das hat andere, vorwiegend soziologische Motive[32]. Als Abū'l-gāsim im andalusischen 12. Jahrhundert seine arabische „Chirurgie" schrieb, teilte er seine 30 Bücher mit pedantischer Sorgfalt ein in 15 Bücher „Practica" und 15 Bücher „Theorica". Daß dann wiederum die lateinische Ausgabe der Humanisten nur die Theorie[33], die Edition der Aufklärung aber lediglich die Praxis[34] publizierte, ist eine andere Sache, ist immerhin symptomatisch für den Geist der Zeiten — eines 12., 16., eines 18. Jahrhunderts! In den handschriftlichen Fassungen des Gerhard von Cremona aus Toledo heißt diese „Chirurgia" übrigens noch „Tractatus de operatione manus", was genau dem arabischen Titel entspricht („al-maqāla fi' amal al-yad").

Die Wirkung der arabischen Chirurgie blieb über Roger von Salerno und die südfranzösischen Glossarien lebendig, die sich um die Mitte des 13. Jahrhunderts in den „Glossulae quattuor magistrorum" dokumentiert hatten; sie läuft über Montpellier weiter bis zu Henri de Mondeville und Guy de Chauliac (1363). In dieser so ausgewogen wirkenden „Chirurgia magna", die für Jahrhunderte hinweg die europäische Chirurgie instruieren sollte, finden wir unter den 100 Autoren mit insgesamt 3000 Zitaten in imponierendem Übergewicht die arabischen Ärzte. Auch die Schulen von Padua und Pavia stehen im 13. Jahrhundert ganz unter dem Eindruck des Abulcasis, so insbesondere Bruno von Langoburgo oder Wilhelm von Saliceto (1275).

Mit der arabischen Chirurgie sind aber nicht nur große Bestandteile der Anatomie und Physiologie tradiert worden, sondern auch zahlreiche klinische Spezialfächer, von der Geburtshilfe angefangen über die Ohren- und Augenleiden bis zu einer Zahnheilkunde. Darüber hinaus blieben nach

---

[32] Vgl. Eduard Seidler: Die Heilkunde des ausgehenden Mittelalters in Paris, Wiesbaden 1967, darin insbesondere S. 22ff.: „Die Chirurgen und Barbiere".

[33] Liber theoricae necnon practicae Alsaharavii (übersetzt durch Paulus Ricius). Augusta Vindelicorum 1519. — Vgl. hierzu im einzelnen W. Schmitt 167—171 (1973).

[34] Abulcasis: De Chirurgia, arabice et latine. Ed. Johannes Channing. Oxonii 1778.

arabischem Muster bis in die Neuzeit hinein die Methoden der Kauterisation üblich, wie die zahlreichen Brennstellen-Männer beweisen. Es sind demnach eine Reihe von fachspezifischen Fragestellungen, aber auch von standeskundlichen Problemen und soziologischen Momenten, die innerhalb der Grundzüge der arabischen Chirurgie mit zu berücksichtigen sind.

Bei einem systematischen Überblick über die arabische Chirurgie muß in erster Linie die Anatomie betrachtet werden, zumal sie seit der Antike als Propädeutikum zum chirurgischen Eingriff galt. Auf diesem Gebiete sind zahlreiche Vorurteile auszuräumen, die davon ausgehen, daß die Zergliederung menschlicher Leichen den Muslim verunreinigt habe, die Überlieferung folglich rein rezeptiv vor sich gegangen sei und keinerlei Gewinn für den wissenschaftlichen Fortschritt gebracht habe. Darüber hinaus ist immer wieder tradiert worden, die Abbildung der menschlichen Gestalt sei in der Vorstellung eines Muslim unmöglich gewesen[35].

Zu ihren Lehrbüchern bringen arabische Ärzte wie ʿAlī b. al-ʿAbbās oder Avicenna hunderte von anatomischen Einzelabhandlungen, in denen wir nicht allein die alexandrinischen Lehren der hellenistischen Chirurgie rezipiert finden, sondern auch zahlreiche altpersische und indische Quellen. Es liegt im Zuge dieser literarischen Assimilation, daß Anatomie und Chirurgie auch in den Lehrbüchern ihren festen Ort und ständige Bereicherung erhielten. So hatte schon Rhazes in seinem „Almansor" die Anatomie in 26 Kapiteln behandelt. ʿAlī b. al-ʿAbbās bringt im 9. Buche seines „Liber Regius" allein 110 anatomische und chirurgische Kapitel, ferner im 10. Buche eine chirurgische Heilmittellehre. Auch der „Canon medicinae" des Avicenna nennt neben einer systematischen Anatomie einen eigenen „ʿilm al-ǧirāḥa" (= Wissen von der Chirurgie). Eine genaue Kenntnis von Anatomie und Physiologie des Auges hatte Ibn al-Haiṯam[36].

---

[35] Zum Bilderverbot im Islam: Profandarstellungen waren nach dem Koran keineswegs verboten, aber sie waren unnötig angesichts der Unfaßlichkeit Allahs und da nur Gott sein Geschaffenes auch beleben konnte (Sure 20, 90). Mit den gebrandmarkten Bildern des Koran, die ein „Greuel von Satans Werk" seien, sind lediglich die heidnischen Idole gemeint (Sure 5, 92). Allerdings verhielt sich der Ḥadīṯ, die Prophetentradition, auch nicht gerade bilderfreundlich und in keiner Weise profanen Abbildungen zugänglich. Gleichwohl kam es schon im 8. Jahrhundert zu einer bildenden Kunst, die in Syrien und im Irak, in Iran und vor allem in Persien zu einer raschen Blüte gelangte. Erst im 12. Jahrhundert setzte sich die orthodoxere Tradition durch und blockierte auch die Kunst. Diese erschöpft sich fortan im Ornament und hat sich darin wohl auch vollendet. Bai Ġazzālī bekommt der lernbegierige Schüler den Rat, sich nur mit denjenigen Dingen zu beschäftigen, die man nicht zu bereuen habe, falls man nach einer Woche sterben müsse. Es sind vor allem drei Bezirke, in denen Abbildungen gleichwohl üblich waren: die privaten Gemächer, vor allem der Harem, die öffentlichen Bäder und die Kalifenpaläste. Im medizinischen Unterricht gewinnen die Abbildungen rein illustrative Bedeutung. Hier sind bei der reichen Übersetzungstätigkeit aus der Spätantike selbstverständlich auch die Abbildungen mitkopiert worden.

[36] H. Schipperges: Die Anatomie im arabischen Kulturkreis, in: Med. Mschr. **20**, 76—73 (1966).

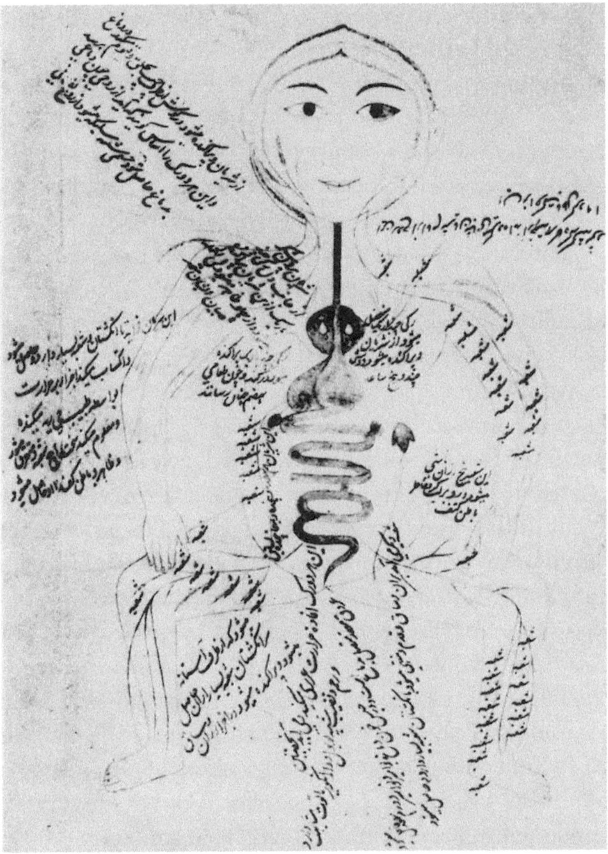

Abb. 19. Venensystem aus der anatomischen Hockbilderserie. [Persische Hs. 1576 (Ms. Fraser 201) der Bodleiana zu Oxford; nach Karl Sudhoff: Ein Beitrag zur Geschichte der Anatomie im Mittelalter, in: Studien zur Geschichte der Medizin, H. 4, Tafel XVIIa. Leipzig 1908]

Den bedeutendsten Beitrag zur Chirurgie verdanken wir Abū'l-Qāsim, der ebenfalls Anatomie als die systematische Basis der Chirurgie abgehandelt hat. Abū'l-Qāsim Ḫalaf b. al-ʿAbbas az-Zahrāwī (gest. um 1013) war in Cordoba Leibarzt unter dem Kalifen ʿAbd ar-Raḥmān III. (912—961) und Al-Ḥakam II. Er verkehrte mit dem jungen Ibn Ḥazm, dessen „Halsband der Taube" in die Weltliteratur einging. Sein großes Lehrbuch „At-tasrīf", was soviel heißt wie „Die Verordnung", bringt nicht nur die gesamte spätantike Chirurgie, sondern auch zahlreiche eigenständige Beiträge. Das Werk des Abū'l-Qāsim ist sowohl im lateinischen als auch im arabischen Sprachbereich in mehreren Fassungen überliefert worden. Dieses Lehrbuch der Chirurgie geht von der einleitenden Fragestellung aus, warum man heute keine geschickten Chirurgen mehr finde. Die Ursache

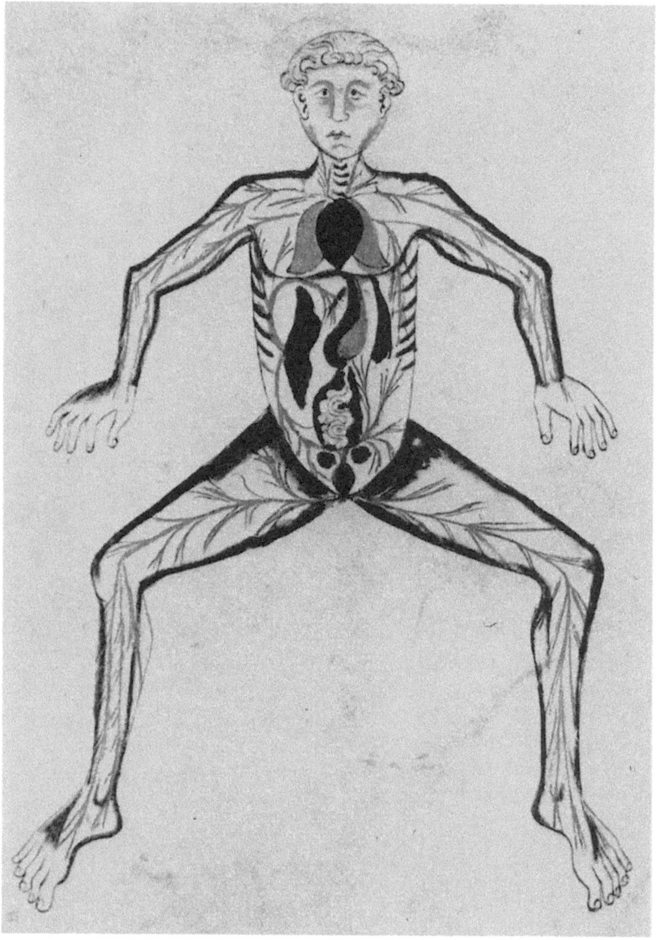

Abb. 20. Anatomie des Arteriensystems aus der Fünfbilderserie. [Provenzalische Hs. D. II. 11 der Univ.-Bibl. Basel; nach Sudhoff (1908) Tafel V]

wird in der Vernachlässigung einer systematischen und theoretischen Anatomie gesehen, die die einzige Voraussetzung für den chirurgischen Eingriff sein könne. Nach dieser Voraussetzung wird alsdann die Chirurgie systematisch in ihrem theoretischen und praktischen Bereich abgehandelt.

Innerhalb der operativen Fächer spielte die Geburtshilfe eine besondere Rolle. Sie lag vielfach in den Händen geschulter Hebammen. Doch wurde die antike Gynäkologie gleichrangig mit der Chirurgie in den Lehrbüchern tradiert. So wendet Abū'l-Qāsim zur Förderung der Geburt die Hängelage an; er beschreibt nach antiken Autoren Schlingen zur Extraktion des Kindes sowie zahlreiche neuartige geburtshilfliche Instrumente. In das Gebiet einer allgemeinen Chirurgie fallen neben den Beiträgen zu einer

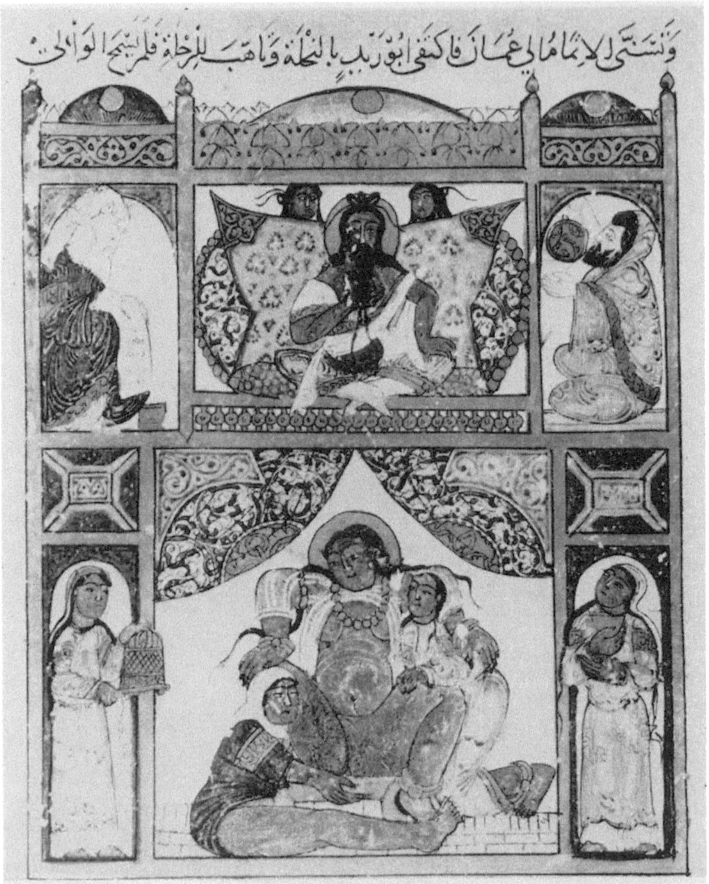

Abb. 21. Die Geburtsstunde aus den Maqāmāt von al-Harīrī. [Arab. Gemälde aus Bagdad (1237); jetzt Cod. arab. 5847 BN Paris, f. 122^{v}; nach Ettinghausen, 121 (1962)]

operativen Geburtshilfe auch die beachtlichen Leistungen der arabischen Augenärzte. Die große Tradition der islamischen Augenheilkunde wird eingeleitet durch Ḥunain b. Isḥāq, der um 860 zu Bagdad seine „Zehn Bücher über das Auge" niederschrieb, wobei er Ophthalmologisches aus Galen sammelte, einiges auch aus den Werken des Oreibasios und Paulos von Aigina. In den großen Krankenanstalten zu Bagdad, Damaskus oder Kairo gab es eigene Augenabteilungen mit ausgebildeten Spezialisten. Als ein solcher galt Abū ʿAlī Yaḥyā b. ʿĪsā b. Ǧazla al-Baġdādī (gest. 1100), der in seinem ophthalmologischen Hauptwerk detaillierte „Vorschriften für Augenärzte" (dadkīrat al-kaḥḥalīn) niederlegte. Ein Zeitgenosse des ʿAlī b. ʿĪsā (in der lateinischen Scholastik als „Jesus Haly" bekannt) war ʿAmmār b. ʿAlī al-Mauṣilī, ein Arzt aus Mossul am Tigris, der sich gleichfalls der Augenheilkunde widmete und als geschickter Operateur galt.

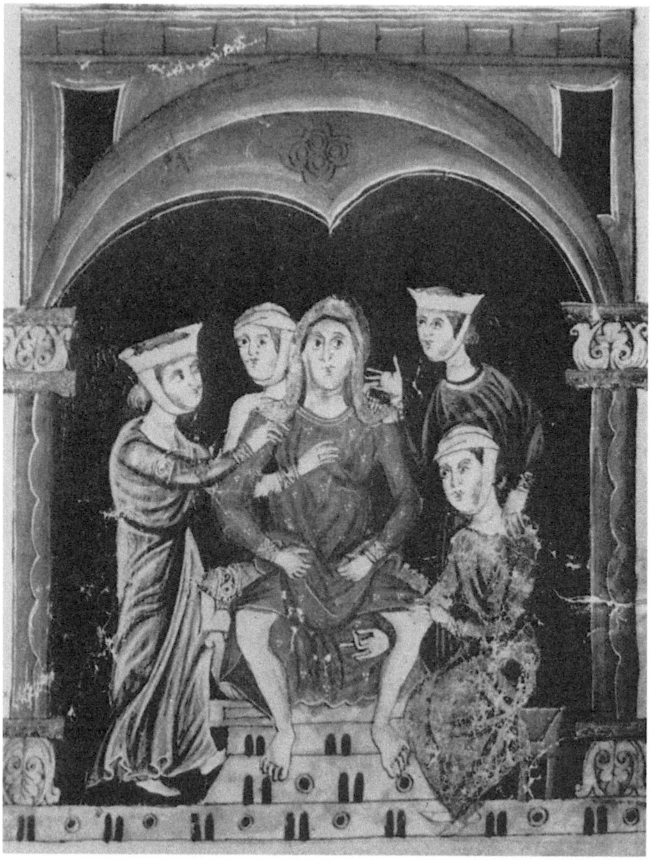

Abb. 22. Niederkunfts-Szene. [Buchmalerei des 13. Jh., nach einem Ms des 4. Jh. von Lucius Apuleius; Cod. lat. Wien 93 (s. XIII) f. 102r]

Neben der Staroperation mittels der älteren Depressionsmethode handhabten die arabischen Augenärzte die Radikaloperation des Stars durch Aussaugen über eine metallische Hohlnadel. Sie verbesserten die Therapie des Trachoms sowie der tieferen Augenteile. Detailliert waren auch die Beschreibung und Behandlung der tierischen Schmarotzer des Auges, wie etwa von Lidläusen oder Fadenwürmern. Vor allem der augenärztliche Heilschatz wurde beträchtlich vermehrt; so beschreibt ʿAlī b. ʿĪsā 143 einfache Arzneimittel zur Augenheilkunde[37].

Eine systematische Übersicht über alle Bereiche innerhalb der Chirurgie vermittelt uns Ibn al-Quff. Abū l-Farağ b. Yaʿqūb b. Isḥāq b. al-Quff wurde

[37] Zur arabischen Augenheilkunde im ganzen s. J. Hirschberg: Geschichte der Augenheilkunde, Bde. I/II, Leipzig 1899—1905. — Zu Einzelfragen vgl. Matthias Schramm: Zur Entwicklung der physiologischen Optik in der arabischen Literatur, in: Sudhoffs Arch. Gesch. Med. Naturw. **43**, 289—316 (1959).

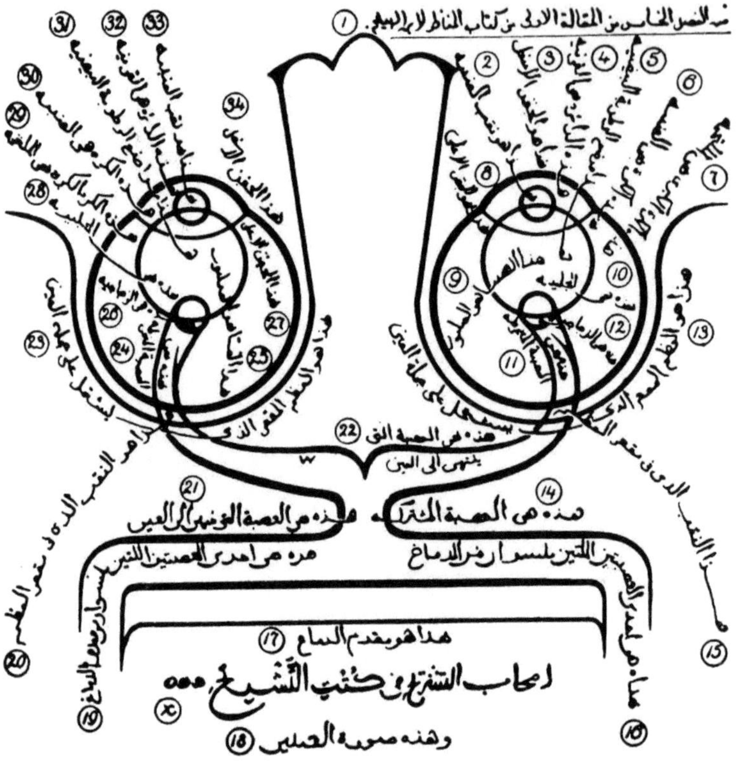

Abb. 23. Diagramm über den Verlauf der Sehbahnen aus dem Gehirn. (Arab. Hs. des Kitāb al-Manāzir, Cod. arab. 3212 Bibliothek Fatih Istanbul; nach Lutfi M. Sa'di: Ibn al-Haitham S. 25. Barcelona 1957)

im Jahre 1233 in al-Karak (Jordanien) geboren; er war Schüler des bekannten Geschichtsschreibers Ibn abī Uṣaibiʿa (gest. 1270) und Leibarzt des Emirs ʿIzz ad-Dīn Aidamir, ehe er Militärarzt in Damaskus wurde. Ibn Quff starb 1286, im Jahre 685 der Hiğra.[38]. Sein Hauptwerk, das „Handbuch der Chirurgie", trägt den Titel „Kitāb al-ʿumda fī sināʿat al-ğirāḥa", was wörtlich bedeutet: „Die Stütze in der Kunst der Chirurgie". Hier dokumentiert sich noch einmal die Breite und Reife der Chirurgie, wie sie für ein halbes Jahrtausend verpflichtend bleiben sollte und wie sie auch als ein durchweg akademisches Fachgebiet von der lateinischen Scholastik assimiliert wurde.

[38] Zu Ibn al-Quff s. O. Spies u. H. Müller-Bütow: Anatomie und Chirurgie des Schädels, insbesondere der Hals-, Nasen- und Ohrenkrankheiten nach Ibn al-Quff. Berlin, New York 1971. — Vgl. M. Ullmann: Die Medizin im Islam 176—178 (1970). — S. auch Franz Rosenthal: The Defense of Medicine in the Medieval Muslim World, in: Bull. Hist. Med. **43**, 519—532 (1969). — Eine monographische Übersicht über Leben und Werk bietet neuerdings Sami K. Hamarneh: The Physician, Therapist and Surgeon Ibn al-Quff. Cairo 1974.

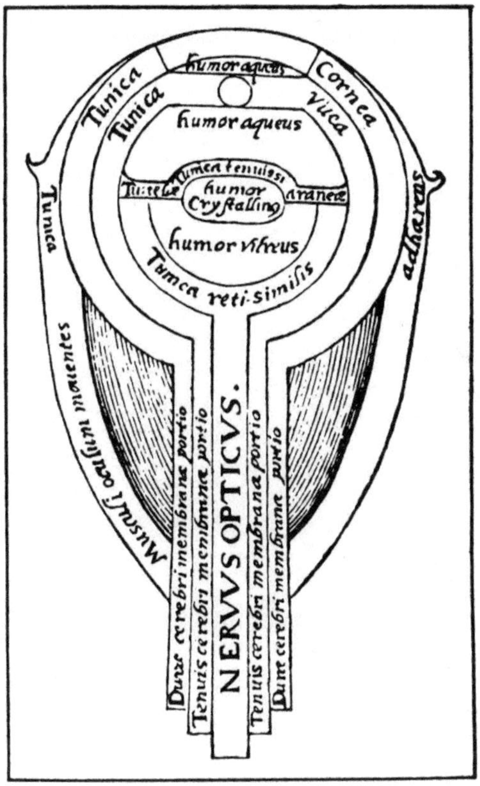

Abb. 24. Diagramm des Auges und der Sehbahnen nach Alhacen und Vitelo (1572). [Nach Sa'di, 35 (1957)]

Auf die Beständigkeit dieser heiltechnischen Überlieferungen soll abschließend noch mit einigen repräsentativen Abbildungen hingewiesen werden, die neben den anatomischen und physiologischen Diagrammen und zu dem eindrucksvollen Vergleich auf dem Gebiete der operativen Geburtshilfe auch auf zahlreiche weitere Möglichkeiten des chirurgischen Eingreifens aufmerksam machen. Beim Vergleich dieser Tafeln muß auffallen, wie neben der sorgfältigen Tradierung der Texte aus dem arabischen Kulturraum auch die ikonographische Überlieferung beachtet und oft bis ins Detail hinein übernommen wurde. Wir beschränken uns mit den folgenden Seiten auf einige paradigmatische Ausschnitte mittelalterlicher Chirurgie: auf einen operativen Eingriff bei Hämorrhoiden, auf die manuelle Reduktion einer luxierten Wirbelsäule sowie auf die chirurgische Behandlung eines Kopfleidens, das auf der lateinischen Tafel als Epilepsie vermerkt wurde: „epilepticus sic curabitur".

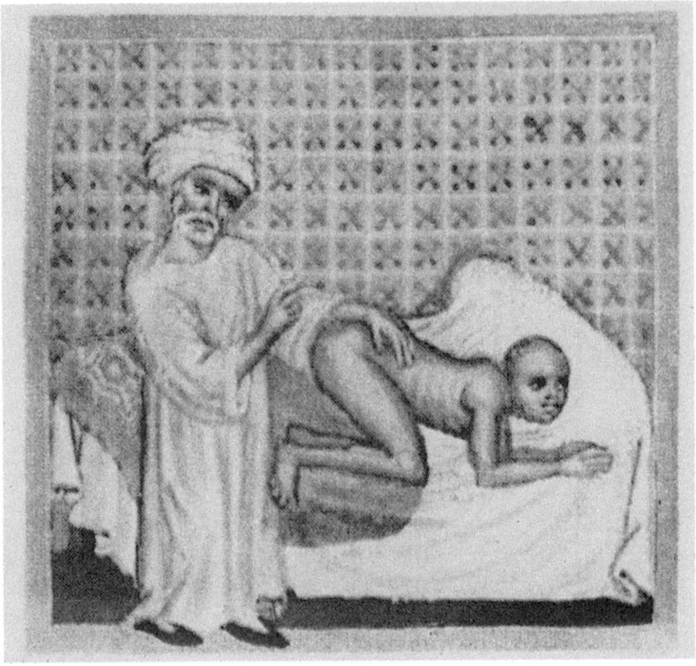

Abb. 25. Chirurgische Behandlung der Hämorrhoiden durch Kauterisation. (Cod. lat. Wien 2641)

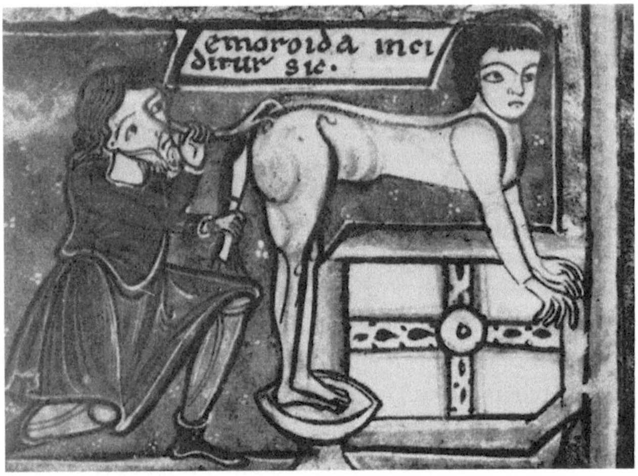

Abb. 26. Chirurgische Behandlung der Hämorrhoiden durch Inzision. [Miniatur aus einem chirurgischen Ms der Schule von Salerno (s. XI); nach H. Schadewaldt: Kunst und Medizin, S. 91. Köln 1967]

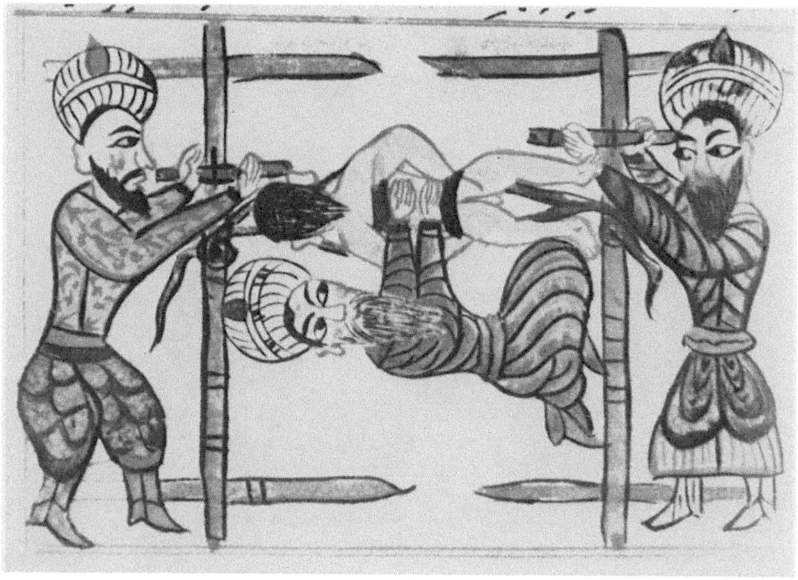

Abb. 27. Reduktion einer Luxation der Wirbelsäule auf einem Gestell mit Dreheisen. [Aus einem türkischen Ms des Charaf ed-Din (1465); nach P. Huard und M. D. Grmek: Le premier manuscrit chirurgical fure, Tafel XV. Paris 1960]

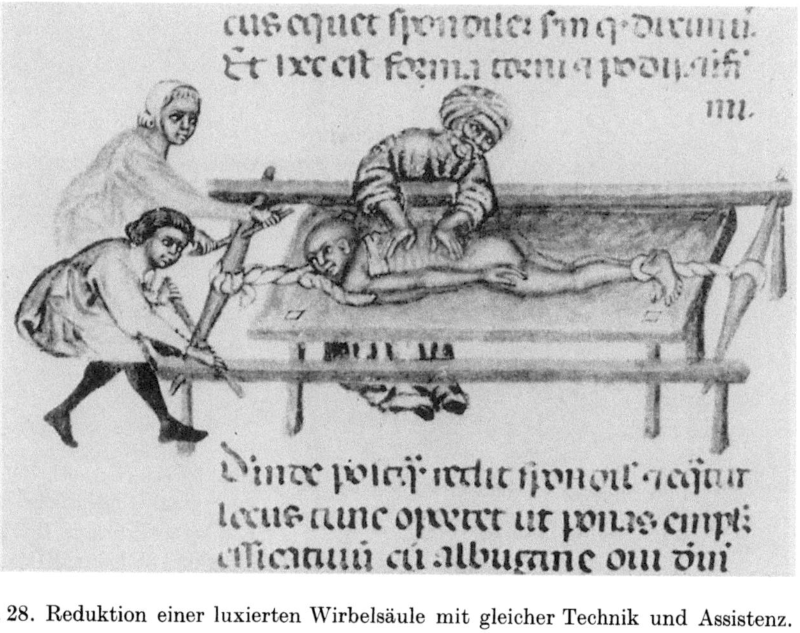

Abb. 28. Reduktion einer luxierten Wirbelsäule mit gleicher Technik und Assistenz. (Cod. lat. Wien 2641, f. 76^{v})

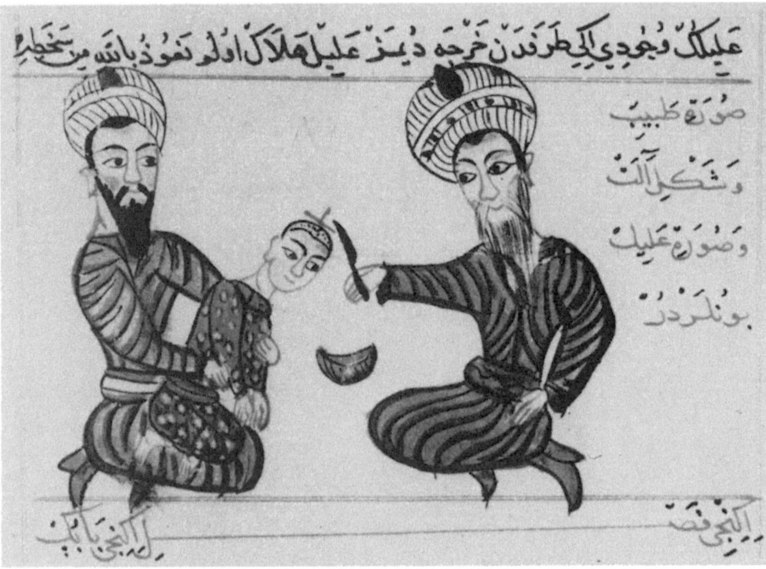

Abb. 29. Chirurgische Behandlung eines kindlichen Kopfleidens. [Aus einem türkischen Ms des Charaf ed.-Din (1465); nach Huard (1960) Tafel VI]

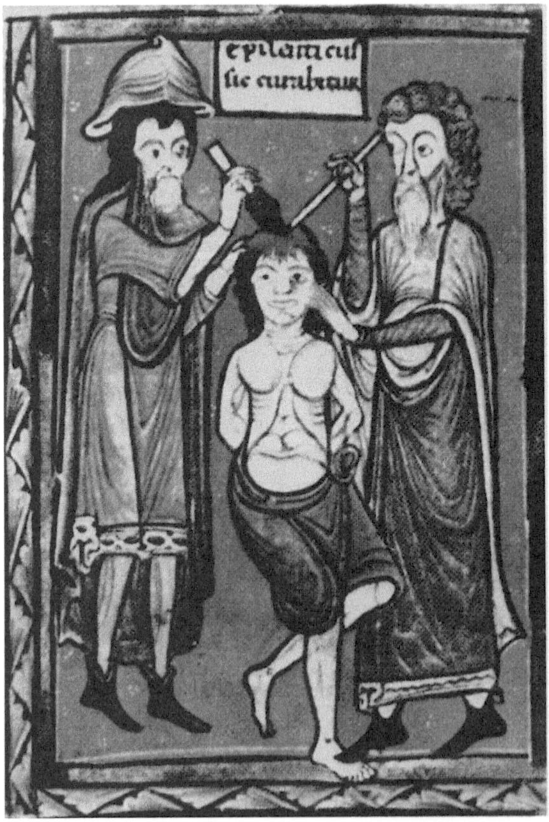

Abb. 30. Chirurgische Behandlung eines Epileptikers. [Aus Cod. lat. 1975 Sloane, Britisches Museum London (s. XII); nach R. Herrlinger: Geschichte der medizinischen Abbildung, Tafel X. München 1967]

b) *Materia Medica*

Wesentlich übersichtlicher bieten sich uns die Traduktionswege der „Materia Medica“ dar, zurückgehend auf die Pharmazie des Dioskurides, samt ihren Quellen, bereichert und durchdiszipliniert durch arabische Apotheker wie Ibn al-Baitar, mit deutlich faßbaren Institutionen unseres modernen Apothekenwesens samt Arzneimittelbereitung und Drogenhandel[39].

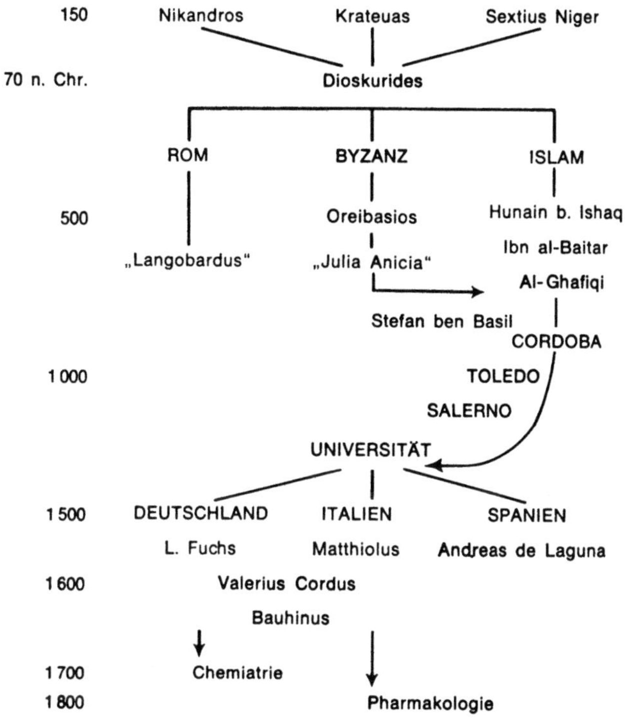

Abb. 31. Überblick über die Überlieferungsketten der Arzneimittellehre. (Aus H. Schipperges: Moderne Medizin im Spiegel der Geschichte, S. 122. Stuttgart 1970)

---

[39] Zur arabischen Materia Medica s. César E. Dubler: La „Materia Médica“ de Dioscórides. Barcelona 1952—1959. — Sami Hamarneh: Origins of Arabic Drug and Diet Therapy, in: Physis **11**, 267—286 (1969); ders.: A History of Arabic Pharmacy, in: Physis **14**, 5—54 (1972). — Einzelnen Arzneimitteln ist anhand der griechisch-arabisch-lateinischen Tradition Hans H. Lauer nachgegangen, vgl. etwa: Zur Überlieferungsgeschichte der Salep-Wurzel, in: Fachliteratur des Mittelalters, S. 395—420. Festschr. G. Eis, Stuttgart 1968. — Eine kritische Übersicht gibt Albert Dietrich: Quelques observations sur la matière médicale de Dioscoride parmi les Arabes, in: Academia Nazionale dei Lincei, Vol. **13**, 375—390 (1971). — Den Aufbau einer Theorie der Pharmazeutik, die Rolle der arabischen Konzepte wie auch ihre Übernahme im lateinischen Unterricht des 13. und 14. Jahrhunderts behandelte neuerdings sehr systematisch Michael R. McVaugh: The Development of Medieval Pharmaceutical Theory, in: Arnaldi de Villanova Opera medica omnia, Vol. II: Aphorismi de gradibus p. 1—136 (1975).

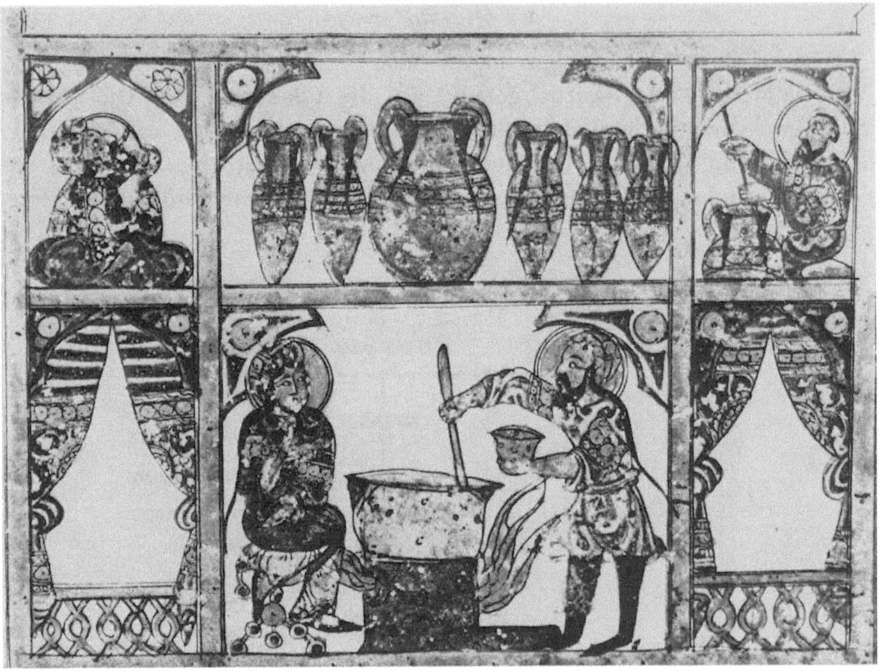

Abb. 32. Arabische Apotheke nach der „Materia Medica" des Dioskurides. [Aus arab. Hs. Bagdad (1224); jetzt New York, Metropolitan Museum of Art, Nr. 57.51.21; nach Ettinghausen, 87 (1962)]

Wie bei den Griechen wurden auch im Islam die Pharmaka als „Hände der Götter" verehrt. Heilmittel (gr. pharmakon; arab. dāwā') ist jede Substanz, die eine Wirkung auf den menschlichen und tierischen Körper ausübt. Einleitung und Qualitäten entsprechen den Prinzipien der antiken „Materia Medica".

Frühzeitig bildet sich daraus eine selbständige Drogenkunde (aṣ-ṣaidana) wie auch relativ früh ein eigener Apothekerstand (ṣaidalānī). Neben den hellenistischen Quellen sind frühzeitig auch schon altpersische und indische Heilmittellehren herangezogen worden. Durch eine Gradenlehre spezifiziert wurden die Composita durch Isḥāq al-Kindī (gest. nach 870). Als ältestes Antidotarium gilt der „Aqrābādīn" des Sābūr b. Saḥl (gest. 869) aus Ǧundīšāpūr. Über Ibn Māsawaih (gest. 857), den latinisierten Mesuë, kommen die Heilmittellehre in den arabischen Unterricht. Im 10. und 11. Jahrhundert finden wir eine Reihe von pharmakologischen Lehrbüchern, unter denen die „Al-Kunnāša" (Pandectae) des Yaḥyā b. Sarābiyūn herausragt, der in der lateinischen Scholastik als Serapion zu einer Autorität wurde. Bedeutender war jedoch das Werk des Ibn al-Baitar, der in der ersten Hälfte des 13. Jahrhunderts in Damaskus und Kairo wirkte und als „der gelehrteste Pflanzenkenner" seiner Zeit gepriesen wurde. Neben etwa

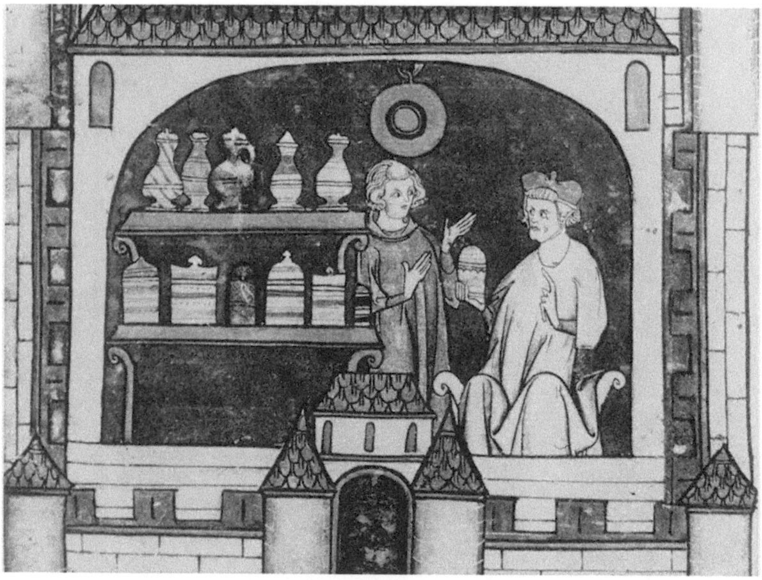

Abb. 33. Hochmittelalterliche Apotheke. (Miniatur aus der französischen Übersetzung der Chirurgia des Roger von Salerno, um 1300; nach J. Evans: Blüte des Mittelalters, München, S. 188. Zürich 1966)

100 Drogen aus antiken Quellen werden etwa 500 Heilpflanzen arabischer Provenienz beschrieben.

In den Antidotarien finden sich neben den technischen Anweisungen vielfach auch ethische Vorschriften, die ihrerseits wieder zur Ausbildung eines eigenen Apothekerstandes beitrugen. Hinzu kommen die Organisation von Spitalapotheken, ein blühender Drogenhandel und eigene Verkaufsstätten. Neben den Antidotarien wurden besondere „Dispensatorien" notwendig, die rasch zu offizinellen Arzneibüchern und einer eigenständigen Tradition der Pharmakopoën ausgereift sind[40]. Der Einfluß auf die Medizinalordnung Friedrichs II. (1231) und die Entfaltung eines europäischen Apothekerstandes sind nicht zu verkennen.

[40] Zum Aufbau und der Entwicklung einer arabischen Pharmazie vgl. die bibliographischen Studien: G. C. Anawati: Introduction à l'histoire des drogues dans l'Antiquité et le Moyen Age. Kairo 1959. — Sami Hamarneh: Bibliography on Medicine and Pharmacy in Medieval Islam. Stuttgart 1964. — Eine kritische und erweiternde Stellungnahme hierzu gibt Otto Spies: Beiträge zur medizinisch-pharmazeutischen Bibliographie des Islam, in: Der Islam **44**, 138—173 (1968). — Auf die umfangreiche Literatur lateinischer „Materia Medica"-Überlieferungen kann hier nur hingewiesen werden. Als Beispiele mögen dienen: Albertus Magnus: De vegetabilibus libri VII. Ed. C. Jessen. Berlin 1867. — Alphita: A Medico-Botanical Glossary from the Bodleian Manuscript, Selden B. 35. Ed. J. L. G. Mowat. Oxford 1887. — Bauhinus, Johannes: Historia plantarum universalis, nova et absolutissima cum consensu et dissensu circa eas. Ebroduni 1650/51. — Becher, Johannes: Parnassus Medicinalis Illustratus. Ulm 1663. — Francken de Frankenau, Georg: Flora Francica rediviva oder

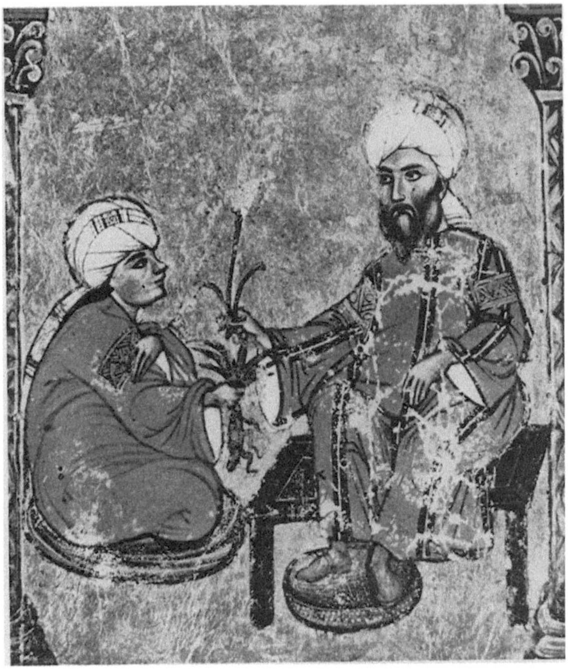

Abb. 34. Dioskurides erklärt einem Schüler die Heilweise einer Pflanze. [Aus arab. Hs. Nordirak (1229); jetzt Istanbul, Topkapū Saray-Museum, Ahmet III, 2127, f. 2ᵛ; nach Ettinghausen, 71 (1962)]

c) Diaita

Das dritte therapeutische Feld, die Diätetik, ist weitaus schwieriger zu fassen, aber auch ungleich faszinierender, zumal sie als Lebenskunde heute wieder in das Programm einer positiven Gesundheitslehre einrückt. In vollem Umfang hatten bereits die syrisch-arabischen Übersetzer die Galenische Hygiene übernommen, um sie dann mit einer eigenständigen, höchst originellen Literaturgattung zu kombinieren, dem sogenannten „adab“, was so viel wie Buch der Etikette oder auch Handbuch der feinen Bildung meint. Die frühe Adab-Literatur läuft meist unter vier Dingen ab, die man tun oder lassen soll, so bei dem Arzt Aṭ-Ṭabarī: „Man soll in keinem Lande wohnen, in dem es vier Dinge nicht gibt: eine gerechte Regierung, fließendes

Kräuter-Lexikon. Leipzig 1716. — Fuchs, Leonhart: De historia stirpium. Basel 1542. — Hildegard von Bingen: Physica. Patrologia latina. tom. 197. — Lonicerus, Adamus: Kreuterbuch. Nürnberg 1678. — Mattioli, Pietro Andrea: New Kreutterbuch. Prag 1563. — Ders.: De plantis epitome utilissima. Frankfurt 1586. — Megenberg, Konrad von: Das Buch der Natur, Hrsg. Franz Pfeiffer, Stuttgart 1861. — Schöffer, Peter: Hortus sanitatis. Mainz 1485. — Tabernaemontanus, Jacobus Theodorus: Neuw und vollkommenlich Kreuterbuch. Frankfurt/M 1591.

Wasser, brauchbare Heilmittel und einen gebildeten Arzt". Oder bei Ash-Shadiʿī: „Vier Dinge erhöhen die Potenz: das Essen von Sperlingen, von Myrobalanen, von Pistazien und das Essen der Wasserkrebse". Oder: „Vier Dinge vermehren den Verstand: das Unterlassen überflüssiger Rede, der Gebrauch des Zahnstochers, der gesellschaftliche Verkehr mit Frommen und der Umgang mit Theologen".

„Adab" bedeutet ursprünglich die Disziplinierung des Geistes, dann auch die Regeln eines höflichen Verhaltens, schließlich noch den Kanon der Etikette. Die Pflege des „adab" gilt als Leuchte des Leibes, als Pfeiler der Seele und Licht des Herzens. Bestimmend blieb dabei nie das äußere Verhalten allein, sondern die „nīya", eine Neigung und Motivation, die dem feinen Tun erst eine Richtung und seine eigentliche Tiefe gibt.

Diese Heilkunst als Lebenskunde, elegant modifiziert durch die feine Bildung des Adab, lief auf eher mysteriösen Wegen durch die Esoterik des vorderen Orients, ehe sie im 12. Jahrhundert als „Secretum secretorum" auftaucht, als „Geheimnis der Geheimnisse". Das „Secretum" stellte den Anspruch, eine „Epistola Aristotelis ad Alexandrum" zu sein, eine Belehrung des Stagiriten für seinen Lieblingsschüler in allen Fragen der rechten Lebensführung. Andere Fassungen tragen den sachlicheren Titel: „De observatione diaetae" oder einfach „De regimine".

Die Diätetik als Grundlage der systematischen Therapeutik fußt auf der ethisch wie naturphilosophisch abgesicherten Theorie, wonach es klug sei, bestimmte Dinge zu suchen und andere zu vermeiden, um in der Mitte das Maß zu finden. Auch die arabische Diätetik kann mit Fug und Recht als eine Wissenschaft vom Maß bezeichnet werden: Sie versteht sich im hippokratischen Sinne als jene Steuermannskunst, wie sie von Aristoteles fundiert und über die stoischen Systeme in vielfältigen Kommentaren tradiert worden war.

Auf die Richtlinien dieser diätetischen Konzeption weist bereits die islamische Pflichtenlehre hin, die sogenannte „šariʾa", ein Grundbegriff, der ursprünglich den Weg zum Trinkplatz meint, im übertragenen Sinne aber auch eine Richtung, die für das ganze geistliche wie leibliche Leben gedacht ist. Die menschliche Gesundheit als Gleichmaß der Kräfte in der richtigen Mischung und Ausgleichung bezieht sich zwar immer auf die Natur selber, sie geht aber bei geordneter Lenkung und Ausrichtung beständig über diese Natur hinaus und umfaßt alle „außernatürlichen" menschlichen Lebensbedingungen. Im „Corpus Hippocraticum" wurde diese grundlegende Einsicht auf ein klassisches Schema gebracht, auf die „sex res non naturales", die bereits bei den spätantiken Autoren zu einem geläufigen Topos geworden waren. Auch die arabischen Autoren bezogen sich in ihrer Diätetik auf folgende sechs Punkte: 1. Licht und Luft, 2. Speise und Trank, 3. Arbeit und Ruhe, 4. Schlaf und Wachen, 5. Ausscheidungen und Absonderungen und 6. Anregungen des Gemütes. Auf diesen Feldern wird

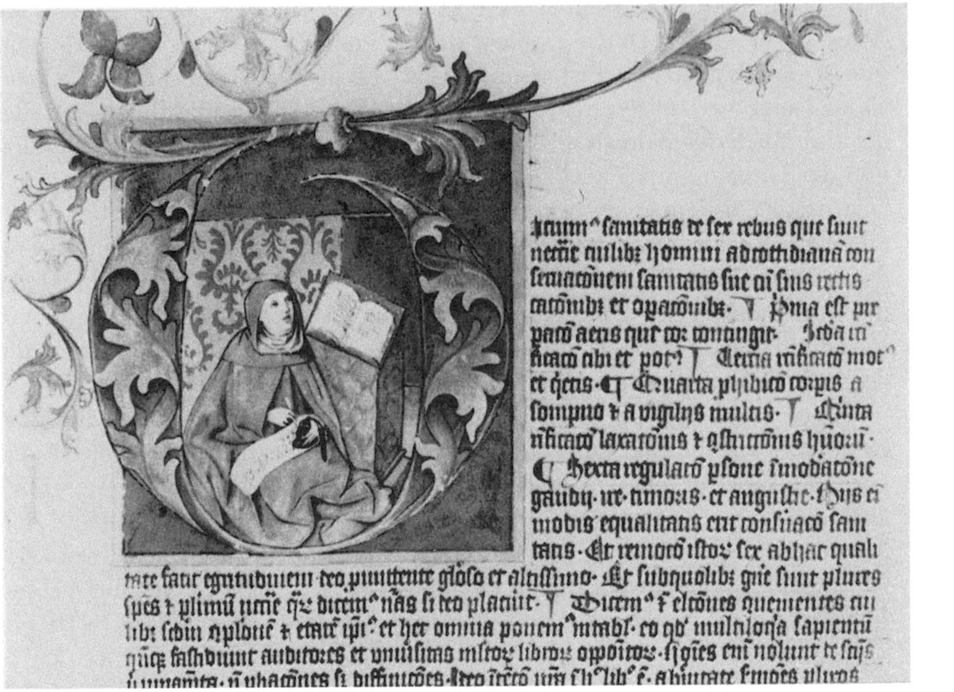

Abb. 35. Incipit des „Tacuinus sanitatis“ aus dem Cod. lat. C. 67, f. 82r der Universitätsbibliothek zu Granada (s. XV) mit dem Schema der „sex res non naturales“

der Arzt ganz selbstverständlich und sehr natürlich aus einem Diener der Natur zum Meister einer kultivierten Lebensführung[41].

Zum Bereich von „Licht und Luft“ zählen auch die Wasserversorgung und die Lüftung, die geographische Lage sowie die klimatischen Bedingungen. „Essen und Trinken“ als Diätetik im engeren Sinne waren bereits durch die hygienischen Vorschriften des Koran reglementiert und wurden immer feiner sublimiert[42]. Das gleiche gilt für das Feld der „Arbeit und Muße“. Nicht jede Arbeit sei im medizinischen Sinne Übung, sagt Maimonides, sondern lediglich die abgezielte Bewegung mit geordneter Atmung: „Es gibt keine Sache, die das Training übertrifft. Durch das Training kommt die Bewegung der Säfte in Gang, und alle Schlacken werden entfernt. Bei Bewegungslosigkeit erstickt das natürliche Feuer, und die Schlacken stauen sich dort“. Mit dieser Rhythmik eng verbunden war der geordnete Wechsel von „Wachen und Schlafen“. Zum fünften Punkt, den „secreta et excreta“,

[41] Zum Verhältnis von Ethik und Diätetik vgl. Christoph Bürgel: Die Bildung des Arztes. Eine arabische Schrift zum „ärztlichen Leben“ aus dem 9. Jahrhundert. In: Sudhoffs Arch. **50**, 337—360 (1966).

[42] Siehe hierzu im einzelnen Hans Kindermann: Über die guten Sitten beim Essen und Trinken. Das ist das 11. Buch von al-Ghazzālī's Hauptwerk. Als ein Beitrag zur Geschichte unserer Tischsitten. Leiden 1964.

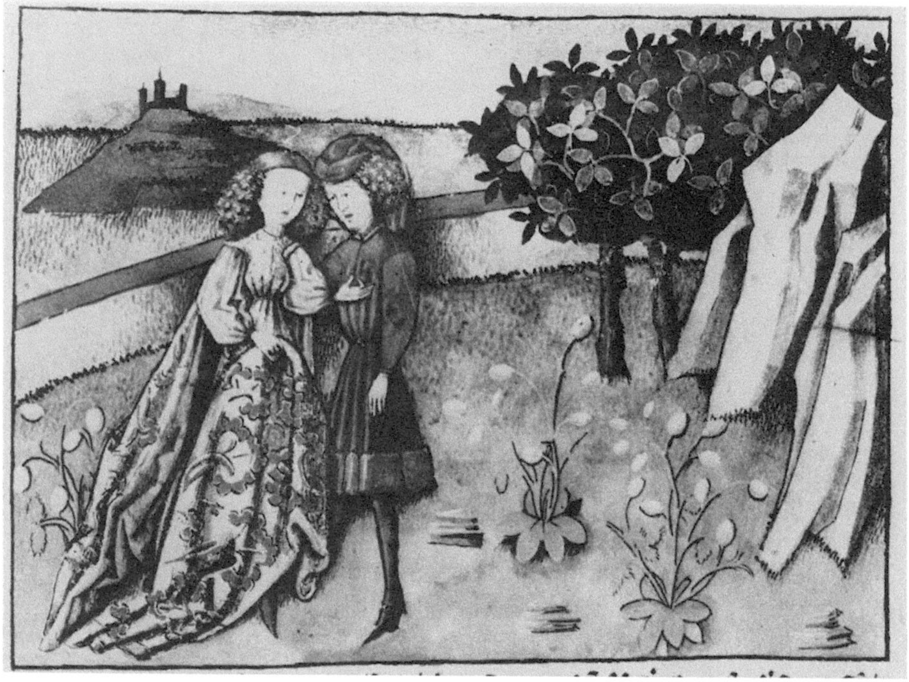

Abb. 36. Umgang mit Licht und Luft aus dem „Tacuinus sanitatis" Granada, f. 105r

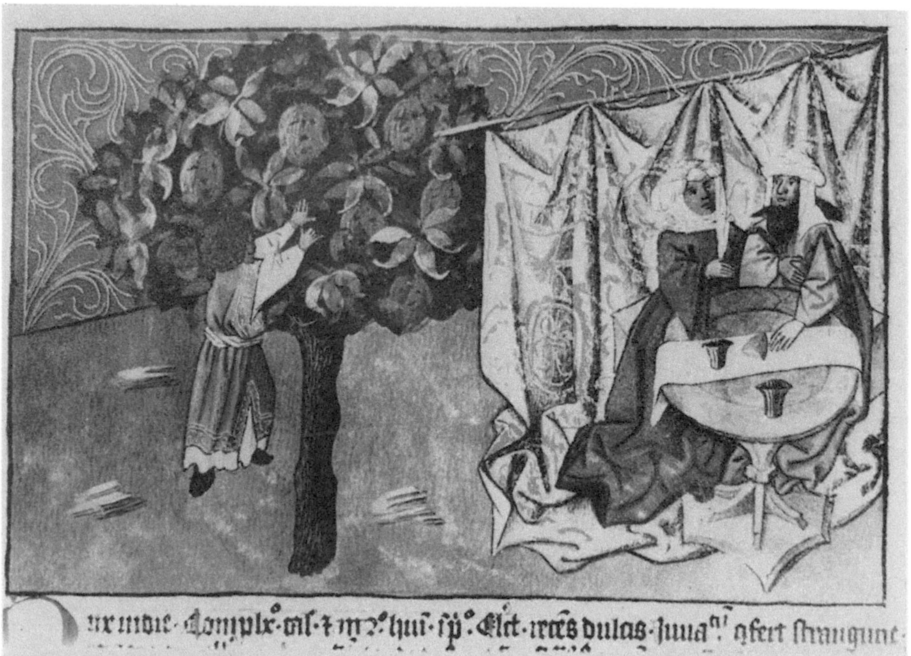

Abb. 37. Umgang mit Speise und Trank aus dem „Tacuinus sanitatis" Granada, f. 86r

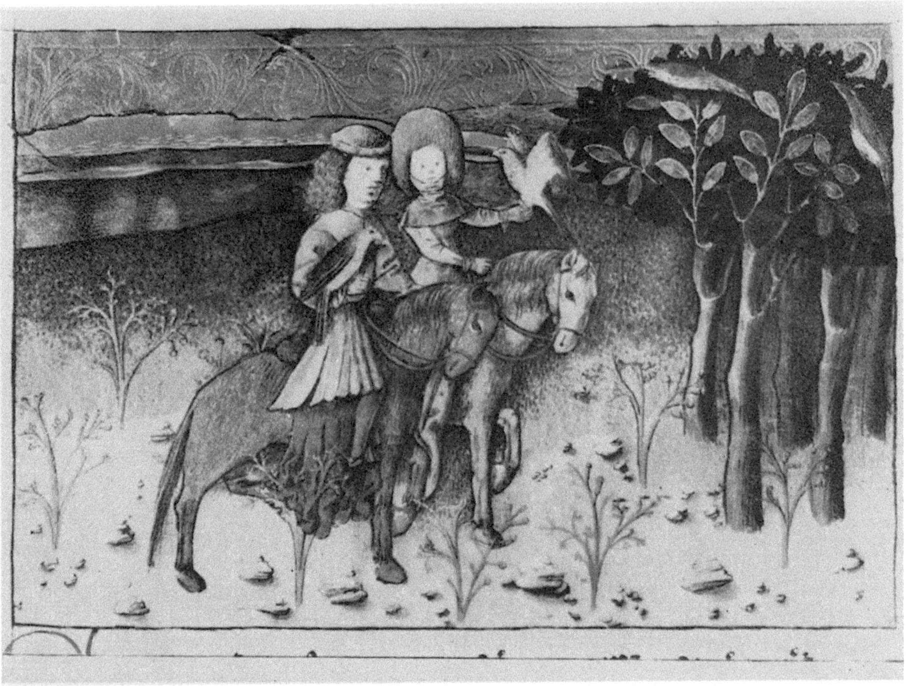

Abb. 38. Ausritt zur Jagd (exercitium) aus dem „Tacuinus sanitatis" Granada, f. 113^v

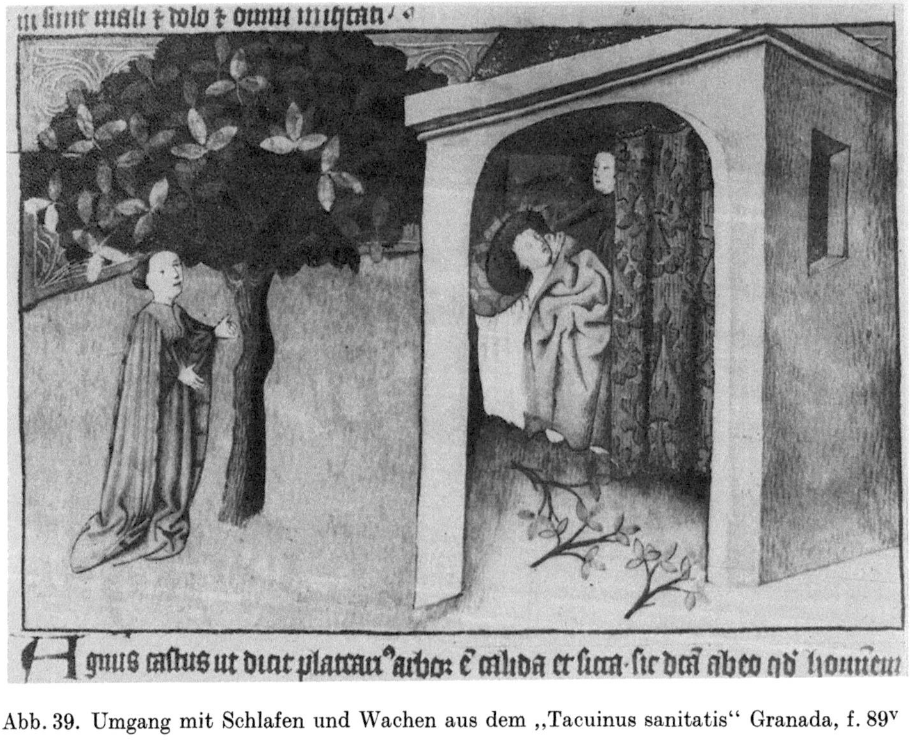

Abb. 39. Umgang mit Schlafen und Wachen aus dem „Tacuinus sanitatis" Granada, f. 89^v

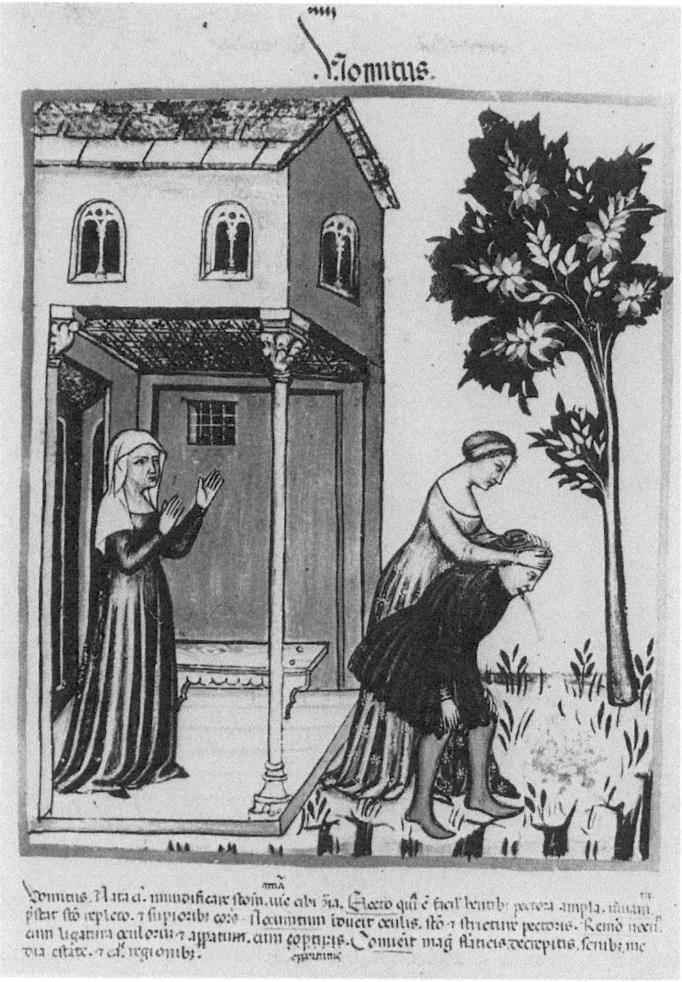

Abb. 40. Umgang mit den Absonderungen und Ausscheidungen. [Aus „Tacuinum sanitatis in medicina“, Cod. lat. 2644, f. 99ᵛ, (s. XIV) NB Wien]

rechnete nicht nur der Stuhlgang, sondern auch die Sexualhygiene; eine eigene Literaturgattung beschäftigt sich mit der Erotik. Ebenso selbstverständlich wurde auch der letzte Punkt, die Regelung der „affectus animi“, zur allgemeinen Kultur gerechnet.

Bei allen kulturhistorischen Divergenzen sollten gerade auf diesem Gebiete der alltäglichen Lebensstilisierung die Verwandtschaften nicht unterschätzt werden. Gott ist der Eine bei Juden, Christen und Arabern. Die daraus geforderte Hingabe der Schöpfung an den Schöpfer gewährleistet eine ethisch einheitliche Lebenshaltung, die auch in den deontologischen Konzepten zum Ausdruck kommt. Die ärztliche Ethik und Diätetik erhält

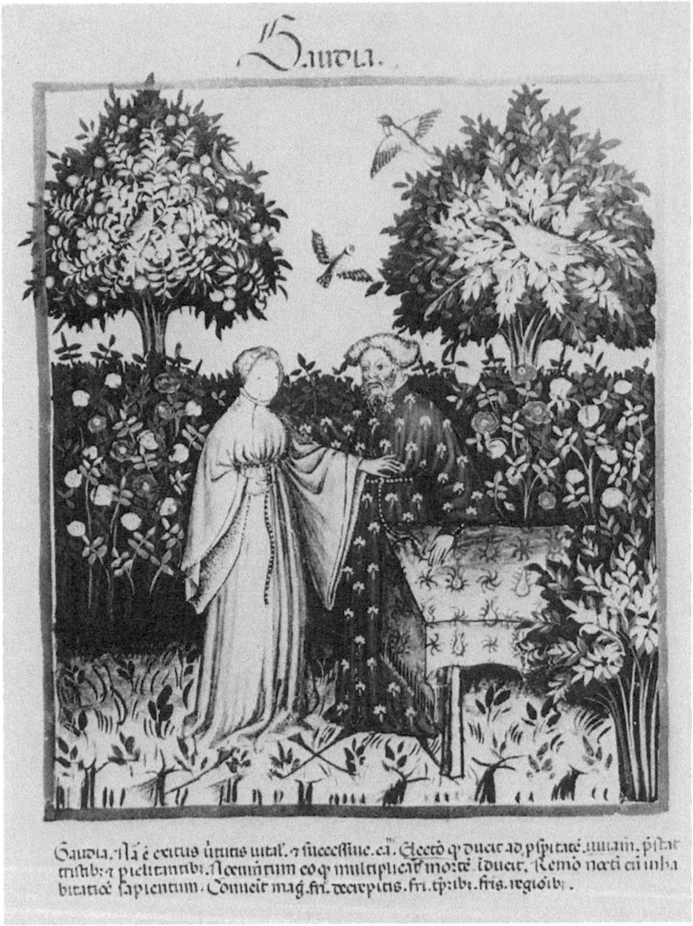

Abb. 41. Umgang mit den Leidenschaften. [Aus „Tacuinum sanitatis in medicina", Cod. lat. 2644, f. 104^v (s. XIV) NB Wien]

ein gemeinsames Fundament, das durch die Theorie gleichlautender Elementen- und Säftelehren wie auch die Praxis einer identischen „Materia Medica" nur noch unterstützt wird.

Es sind demnach drei Quellgebiete, aus denen sich die arabische Diätetik informiert: a) die islamische Lebenskultur, wie sie aus Koran und Prophetenüberlieferung weite Bereiche des privaten wie öffentlichen Leben geprägt hat, b) die hellenistische Überlieferung, wie sie aus Hippokrates und Galen über Alexandreia tradiert wurde, und c) mehr sektiererische Lebensstilisierungen, wie sie etwa durch die Sendschreiben der „Lauteren Brüder"[43] propagiert worden waren. Eine mehr spezifisch ausgerichtete

[43] Zu den Sendeschreiben der „Lauteren Brüder" (Iḫwān aṣ-ṣafā) vgl. G. E. von Grunebaum: Der Islam im Mittelalter, S. 57f. Zürich, Stuttgart 1963.

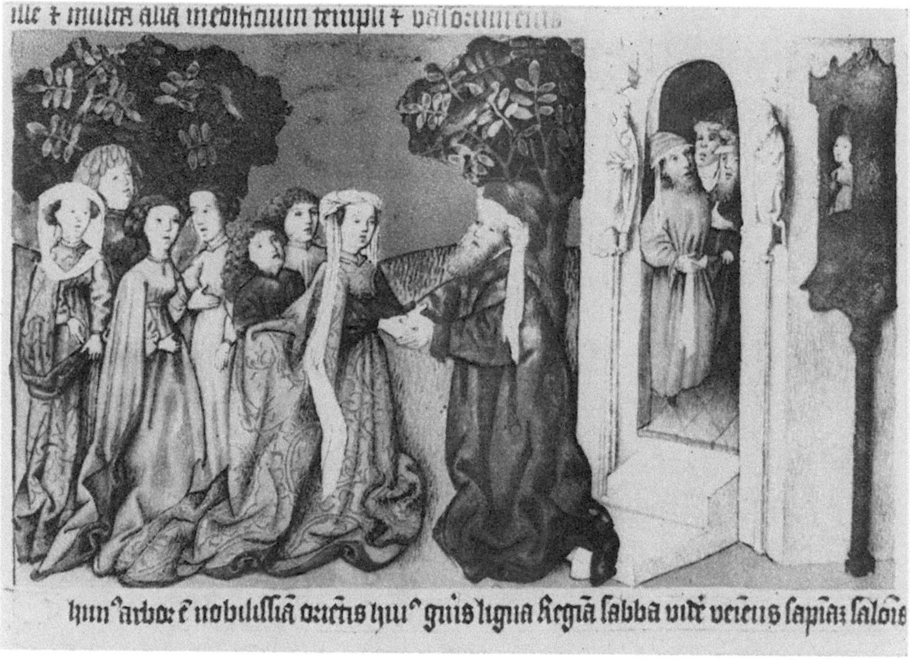

Abb. 42. Die Königin von Saba besucht den weisen Salomon. (Aus „Tacuinus sanitatis" Granada, f. 94^{v})

Diätetik finden wir bei ʿAlī b. al-ʿAbbās, dem Leibarzt des ʿAḍūd ad-Daula, dessen „Kitāb al-malikī" unter dem lateinischen Titel „Liber regius" zu einer wichtigen Quelle der scholastischen „Regimina" wurde.

Als „Regimen sanitatis" ist diese Diätetik dann überraschend reich spezialisiert und systematisiert worden[44]. Das berühmt gewordene Saler-

[44] Ausführlich hierzu Wolfram Schmitt in seiner Heidelberger Habilitationsschrift (1973): Theorie der Gesundheit und „Regimen sanitatis" im Mittelalter. — Wie W. Schmitt (1973) gezeigt hat, sind sowohl die scholastische „Theorie der Gesundheit" als auch die pragmatischen „Regimina sanitatis" vor dem Hintergrund des Arabismus zu suchen und allein aus den Übersetzungen der arabisch-lateinischen Rezeptionsperiode des 11. bis 13. Jahrhunderts zu verstehen. Hierbei stellen im System der Medizin die „res non naturales" ein wichtiges Bindeglied zwischen „theorica" und „practica" dar, wobei diese Diätetik je nach Zielsetzung der Gesunderhaltung, der Krankheitsprophylaxe wie auch der Therapie dienen kann. Nach der Terminologie des Averroës unterscheidet W. Schmitt (1973) ein a) „Regimen conservativum" („res non naturales"), b) „Regimen praeservativum" (res naturales) und c) „Regimen curativum" („res contra naturam").

a) Zu den Regimina der „Res non naturales" rechnen: Regimen der Luft, Jahreszeitregimen, Regimen der Bewegung, Reiseregimen, Heeresregimen, Regimen für Seereisende, Speiseregimina, Regimen des Abführens oder des Erbrechens, Baderegimina, Regimen des Koitus, Regimen der Gemütsbewegungen.

b) Die Regimen der „res naturales" erstrecken sich auf Körpergestalt, Körperteile, Temperamente, Lebensalter, auf Regimen der Berufstätigen, Schwangerenregimen, Regimen

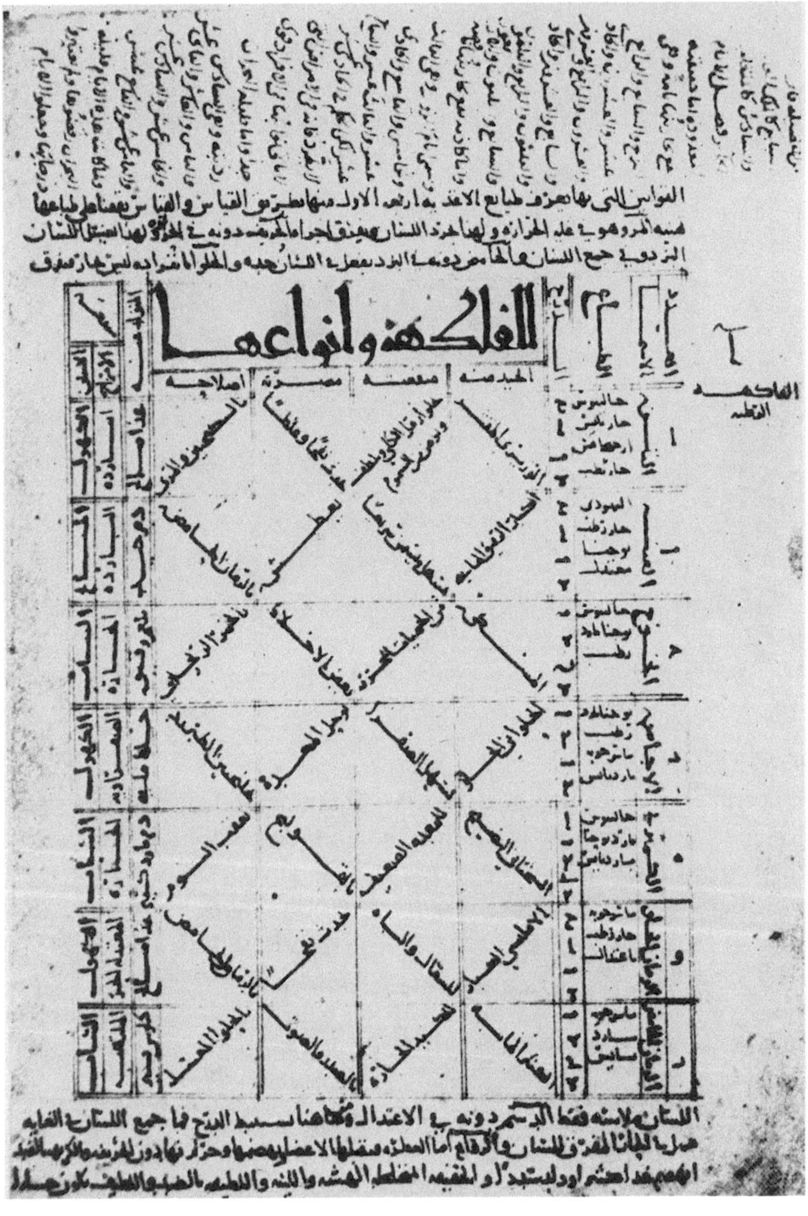

Abb. 43. Schachtafelblatt aus einem arabischen Tabellenwerk (Cod. arab. 821, f. 3v München)

der Gebärenden, Säuglingsregimen, Regimen der Amme, Kinderregimina, Regimen des Jugendalters, Greisenregimen.

c) Regimen der „res contra naturam": Rekonvaleszentenregimen, Regimen der Krankheitsfrühstadien, Pestregimina, Regimen der akuten Krankheiten, Kranken-Regimen (regimen infirmi).

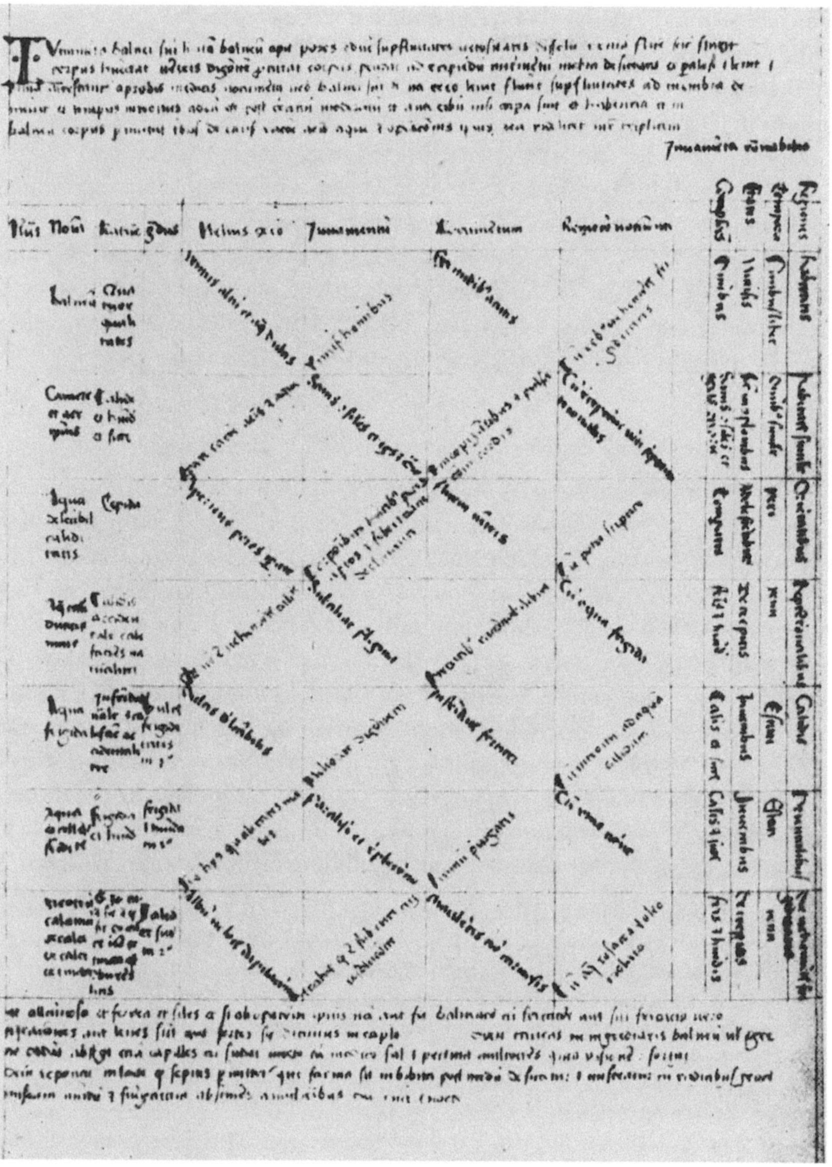

Abb. 44. Schachtafelblatt aus einem lateinischen Tabellenwerk (Cod. lat. 28, f. 106v München)

nitaner Lehrgedicht (mit seinem „Nach dem Essen sollst du ruhn / oder tausend Schritte tun“ oder „Gegen den Tod, ach, den harten / Kein Kraut ist gewachsen im Garten“) ist nur ein blasser später Abklatsch, der dieser so imponierenden, einer heute völlig vergessenen Lebensstilistik eher Abbruch getan hat[45]. Auch das „Regiment der Gesundheit" bei Paracelsus[46] ist nur eine Episode geblieben, und die berühmte „Makrobiotik" von Hufeland[47] ist nicht — wie man immer wieder lesen muß — der Beginn einer modernen Gesundheitslehre, sondern der drastische Endpunkt der zweitausendjährigen, kontinuierlichen Überlieferung einer Heilkultur.

Mit dieser therapeutischen Trias erst ist die Rezeption abgeschlossen und gefestigt: keine flatternde Renaissance, sondern gefügte Scholastik, ein Schulsystem, das sich in der Medizin bis in das 19. Jahrhundert gehalten hat. Auch die späten Fakultäten beschränken sich noch auf zwei Ordinariate, eines für Theorica und eins für Practica. Beide vertreten wechselseitig die Grundfächer: Diätetik, Pharmazeutik, Chirurgie!

3. Die Institutionen arabistischer Heilkunde

Für das abendländische Medizinalwesen haben wir vor allem drei Institutionen mit ihren islamischen Vorbildern zu vergleichen, die Schule (madrasa) als Matrix scholastischer Zentren, die Krankenanstalt (bīmāristān) als Modell europäischer Spitäler und das Bad (hammām) als Keimzelle hygienischer und gesundheitspolitischer Einrichtungen. Die Schule, eingeschlossen in den Raum der Moschee, basiert auf hellenistischer Überlieferung und fand frühe Vorbilder in den Akademien zu Alexandreia. Über Nisibis, Edessa und Ǧundīšāpūr kam es im 10. und 11. Jahrhundert zu mehr oder weniger fest organisierten Zentren, wie im „Haus der Weisheit" zu Bagdad, die sich später nach Cordoba oder Toledo verlagerten, um von dort — auf vielen Zwischenstufen und über zahlreiche Mischformen — ein europäisches Schul-Haus zu bilden: scholastische Zentren! Mit

[45] Zum „Regimen sanitatis Salernitanum" vgl. die deutsche Nachdichtung von Rolf Schott: Die Kunst sich gesund zu erhalten. Rom 1954. — Aus diesem Quellenbereich lebt auch die spätmittelalterliche Literaturgattung, die unter Titeln läuft wie „Ordnung der Gesundheit", „Regel der Gesundheit", „Lebensordnung", so besonders eindrucksvoll, wie Christa Hagenmeyer nachgewiesen hat, im „Regimen sanitatis" des Konrad von Eichstätt, einem „Schlüsseltext" der spätscholastischen Regiminaliteratur, wo etwa die Traktate zu „exercitium", „cibus", „potus", „somnus et vigilia", „evacuatio" und „aer" dem Liber I, Fen III/IV des Canon Avicennae entnommen sind, bereichert durch Stellen aus dem „Liber ad Almansorem" des Rhazes und dem „Colliget" des Averroës. Demgegenüber erscheint hier das in späteren Phasen zu einer reinen „Nahrungsmitteldiätetik" verkümmerte „Regimen" hauptsächlich nach dem Lib. V, cap. 31—42 des „Colliget", seinerseits wieder bereichert durch Rhazes und Avicenna (Vgl. Christa Hagenmeyer: Die „Ordnung der Gesundheit" (1972)). — Vgl. auch Maimonides: Regimen Sanitatis (Ed. S. Muntner). Basel, New York 1966. — Zur Nahrungsmitteldiätetik im arabischen Kulturkreis vgl. M. Ullmann: Die Medizin im Islam, S. 199—203 (1970).

[46] Zum „Regiment der Gesundheit" bei Paracelsus s. H. Schipperges: Paracelsus. Der Mensch im Licht der Natur, S. 169—179. Stuttgart 1974.

[47] Hufelands „Makrobiotik" liegt neuerdings in Auswahl und mit Kommentar von K. E. Rothschuh vor: Christoph Wilhelm Hufeland: Die Kunst, das menschliche Leben zu verlängern — Makrobiotik. Hrsg. K. E. Rothschuh, Stuttgart: Hippokrates Verlag 1975.

diesen Schulbildungen sind die weiteren Institutionen arabistischer Heilkunde — vor allem die Krankenanstalten und das Badewesen — unmittelbar verknüpft.

a) Schulbildungen

Analog den christlichen Dom- und Klosterschulen war im islamischen Kulturbereich die „*madrasa*" das Zentrum aller höheren Bildung. In den dominierenden Disziplinen, der Theologie und Rechtskunde einerseits und andererseits der Naturphilosophie und Medizin, wurde doziert nach dem Modell der Koran-Exegese, die sich auf Grammatik, Philologie und Lexikographie stützt. Als Grundschule diente der islamischen Welt die Koranschule (maktab), in der man lesen lernte und den Koran erklärt bekam. Die Schulräume waren in Privathäusern und Läden untergebracht, später auch im Bereich einer Moschee. Auf dieser Basis baute sich seit dem 10. Jahrhundert die höhere Schule auf, die „madrasa", eine Fachhochschule zunächst für die eine Sparte der beiden Grundfächer, die Theologie und Jurisprudenz. Auf dieser philosophisch-theologischen Basis — dem Artes-Studium vergleichbar — bauten sich die naturwissenschaftlichen und medizinischen Studien auf, die sich auf antike Autoritäten stützten, aber auch durch die Tätigkeit der Meister im Krankenhaus empirisch bereichert wurden.

Was die Schule an Bildungselementen zunächst zu vermitteln hatte, waren Weisheit (ḥikma) und Wissenschaft (ʿilm). Um diese Disziplinen bildete sich bald eine eigene Zunft von Gelehrten (ahl al-ʿilm). Lehrer wie Studenten zogen von Ort zu Ort, je nach dem Ruf eines Gelehrten oder einer Bildungsstätte. In der Fāṭimiden-Zeit erst gab es eigene Lehrstühle, bald auch eine Art von „venia legendi", eine Lehrerlaubnis (iǧāza).

Dieser akademische Modus änderte sich nur wenig, als mit der Rezeptionsbewegung des 9. Jahrhunderts die antiken Bildungsstoffe ins Arabische aufgenommen und kanonisiert wurden. In der Praxis wie im Unterricht herrschte allgemein rassische und religiöse Toleranz. Auf dem Gebiete der Medizin lag es nahe, daß sich auf das literarische Fundament praktische Übungen aufbauten. Es kam zur systematischen Teilnahme an Konsultationen und Visiten, später auch zu regelrechten klinischen Kursen und zu einem Praktizieren im Hospital. Schon frühzeitig schlossen sich die Ärzte zu zunftartigen Organisationen zusammen, den „raʾīs al-aṭibbāʾ". Innerhalb solcher früher Ärztekollegien war die Möglichkeit zur Spezialisierung und zur Aufteilung der Kompetenzen besser gegeben; gleichzeitig gliederte sich eine Kontrollinstanz der praktischen Heilkunst heraus. Vom 11. Jahrhundert an organisiert sich die arabische Schule (madrasa) mehr und mehr um in eine regelrechte Akademie, an die sich weitere feste Korporationen angliedern, Lehranstalten in der Art von Kollegs mit Pensionaten, mit Bibliotheken, mit Spitalanlagen oder auch Apotheken.

Eine Sonderstellung nimmt die berühmte Akademie zu Bagdad ein,

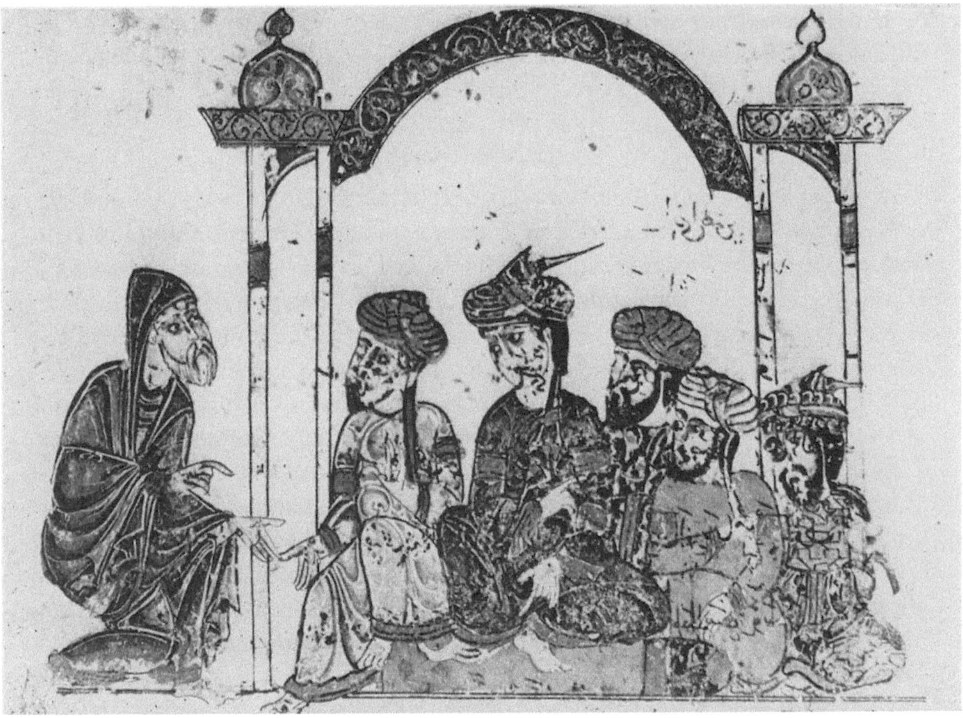

Abb. 45. Vortrag aus den Versammlungen (maqāmāt) des al-Harīrī. [arab. Hs. aus Syrien (1222); jetzt Cod. arab. 6094, f. 147r BN Paris; nach Ettinghausen, 79 (1962)]

die um 830 von dem siebenten ʿAbbāsiden-Kalifen al-Maʾmūn als „Haus der Weisheit" (bait al-ḥikma) gegründet worden war. Auch hier ist es wahrscheinlich, daß das Modell der Akademie zu Ǧundīšāpūr als Vorbild gedient hat. Gleichwohl gab es hier nicht, wie in der persischen „Academia Hippocratia", eine medizinische Lehranstalt, sondern lediglich eine Übersetzerschule, eine Bibliothek sowie eine Sternwarte (marṣad), während das Bagdader Hospital offensichtlich keine Verbindung zu dieser Akademie hatte. Wir hätten demnach lediglich eine „Forschungsstätte" ohne Lehrbetrieb vor uns[48]. Das „Haus der Weisheit" (bait al-ḥikma) geht dennoch vermutlich auf eine Anregung des Arztes Ǧibrīl b. Buḫtīšūʾ aus Ǧundīšāpūr zurück, der im Jahre 827 starb. Als Begründer dieser Bagdader Schule wird Salim al-Ḥarrānī genannt, der ein Buch „Über die Natur der Dinge" schrieb sowie einen Traktat „Über die Elixiere". Erster Leiter des „bait al-ḥikma" wurde der ehemalige Sekretär des Barmakiden Sahl b. Ḥārūn (gest. 830).

[48] Zu den ersten Schulgründungen im Islam vgl. Hans L. Gottschalk: Die Rezeption der antiken Wissenschaften durch den Islam. Graz, Wien, Köln 1965. — A. Mez: Die Renaissance des Islâms. Heidelberg 1922. — S. auch aus architekturgeschichtlicher Sicht St. Bianca: Architektur und Lebensform im islamischen Stadtwesen, S. 38ff. Zürich 1975.

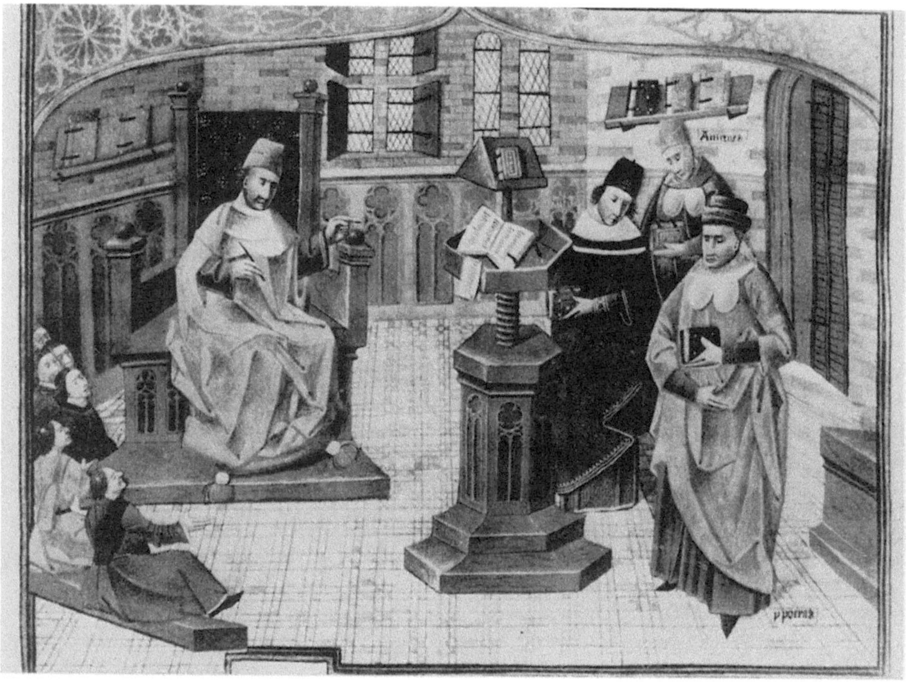

Abb. 46. Bernhard von Gordon liest aus griechischen und arabischen Autoritäten. (Aus Cod. lat. 6966 BN Paris)

Er galt als typischer Vertreter des neuen Bildungsideals (adab), das sich vertraut zu machen suchte mit der hellenistischen „Wissenschaft der Alten" (ʿulūm al-awāʾil). Es ist bezeichnend für diese Richtung, daß Begriffe wie „paideia" und „phronesis" beide mit „adab" übersetzt wurden.

Während die Schule von Bagdad in der direkten Tradition von Ǧundī-šāpūr gesehen werden muß, geht eine zweite „Akademie" mehr auf die alexandrinische Überlieferung zurück, die Schule von Ḥarrān. Zu Beginn des 8. Jahrhunderts war diese alexandrinische Gelehrtenschule nach Antiochia in Nordsyrien verlegt worden; um die Mitte des 9. Jahrhunderts kam sie nach Ḥarrān, von wo aus zahlreiche Gelehrte nach Bagdad zogen. Diesem Kreis standen Al-Fārābī (gest. 950) und Al-Manṭiqī (gest. um 985) nahe, ferner Ibn an-Nadīm, der 987 seinen „Fiḥrist" schrieb, sowie der Historiker Al-Masʿūdī. Zu diesem akademischen Zirkel gehörten im 11. Jahrhundert der Arzt Ibn al-Ḫammār (gest. um 1010) und der Polyhistor Ibn Miskawaih (gest. 1030).

Daneben hatte sich ein weiteres akademisches Zentrum in Kairo gebildet, wo der Fāṭimidenkalif Al-Ḥākim im Jahre 1005 ein „Haus der Wissenschaft" (bait al-ʿilm) gegründet hatte, von dem der Historiker Al-Maqrīzī (gest. 1442) zu berichten wußte, daß es mit seinen Schätzen

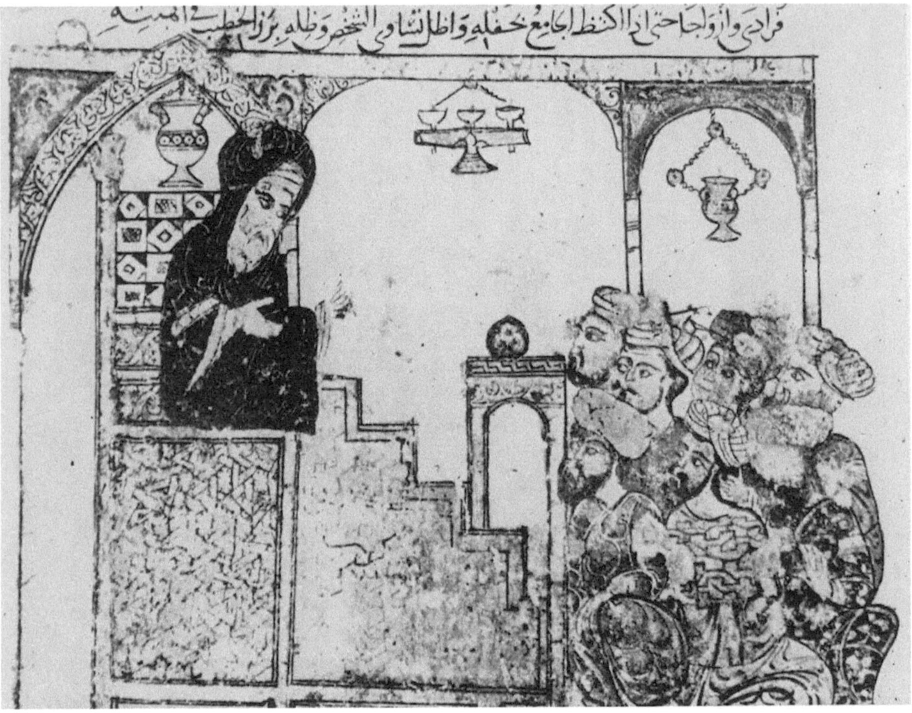

Abb. 47. Vortrag in einer Moschee aus dem Maqāmāt des al-Harīrī. [arab. Hs. aus Syrien (1222); jetzt Cod. arab. 6094 BN Paris; nach D. Talbot Rice: Die Kunst des Islam, München, S. 108. Zürich 1967]

die Tradition der Bibliothek von Alexandreia fortsetze. Hier haben wir am ehesten eine Brücke zwischen der spätantiken Akademie und ihren Nachbildern zu sehen. An dieser Akademie arbeitete auch der große Physiker und Physiologe Ibn al-Haiṯam, der Alhazen der lateinischen Scholastik[49].

Als ein Vorbild für die „Hochschulen" (madāris) im gesamten arabischen Kulturraum kann die Madrasa an-Niẓāmīya gelten, die im Jahre 1065 von Niẓām al-Mulk, dem gebildeten Wezir des Sultans Alp Arslan, gegründet und 1067 eingeweiht wurde[50]. Diese riesige Schulanlage war im Viereck um einen Garten gebaut, hatte zahlreiche Konferenzzimmer und Hörsäle, eine Bibliothek, Depots und Magazine, eine Küche und eine Badeanstalt. Für die Gelehrten wurden eigene Appartements errichtet. Unter den ersten Professoren finden wir Abū Isḥāq aš-Šīrāzī sowie seinen Nachfolger Abū

[49] Zu Ibn al-Haiṯam vgl. M. Schramm: Ibn al-Haythams Weg zur Physik. Wiesbaden 1963; ders.: Zur Entwicklung der physiologischen Optik in der arabischen Literatur, in: Sudhoffs Arch. **43**, 289—316 (1959).

[50] Vgl. hierzu Asad Talas: L'enseignement chez les Arabes. La madrasa Niẓāmiyya et son histoire. Paris 1939. Hiernach waren neben Religion und Sprachwissenschaft auch die exakten Disziplinen vertreten, insbesondere Medizin, Pharmazie und Hygiene.

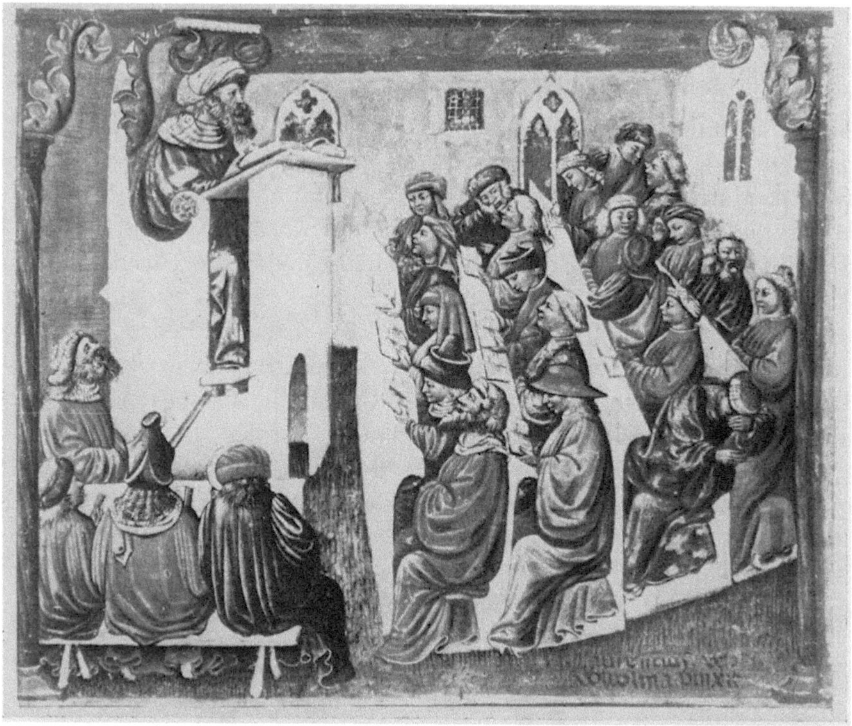

Abb. 48. Schulszene nach einer Miniatur (s. XIV) aus dem „Liber Ethicorum" des Frater Henricus de Allemania. [jetzt Berlin, ehem. Staatl. Museen; nach H. Boekhoff (Hrsg.): Weltgeschichte der abendländischen Kultur, S. 285. Braunschweig 1963]

Naṣr b. aš-Ṣabbāġ. Die Ernennung der Professoren erfolgte durch einen Ministerialerlaß. Die Antrittsvorlesung fand im Beisein hoher Würdenträger statt, mit einem Disput zu Ehren des Frischberufenen, oft im Beisein des Kalifen. Anschließend veranstaltete dieser ein Festbankett. Aufgelöst wurde diese Niẓāmīya erst Ende des 15. Jahrhunderts. Über diese Schulanstalten, die im Zusammenhang mit der dialektischen Methodik eine zunehmende Rezeption des aristotelischen Wissenschaftsgutes erstrebten, ist erstmalig ein systematischer Generalplan in das islamische Schulwesen gekommen. Dies gilt besonders von der Madrasa Mustanṣirīya, die im Jahre 1227 durch den Kalifen al-Mustanṣir (1226—1242) am linken Ufer des Tigris gegründet und im Jahre 1234 vollendet wurde. Auch hier hören wir von den vier großen Gebäuden, eins davon für den Unterricht in der Medizin, der Pharmazie und Naturwissenschaften; angeschlossen waren auch hier ein Hospital, eine Küche, die Bäder und die Depots. Zu den Unterrichtsfächern zählten neben Religion, Mathematik und Sprachen auch die Medizin, die Hygiene, die Pharmazie und die allgemeine Naturkunde. Diese Schule wurde zwar beim Mongoleneinfall im Jahre 1258 teilweise zerstört, bald aber von den Eroberern reorganisiert.

Einer größeren Moschee war in der Regel eine *Bibliothek* angeschlossen, die meist aus privaten Stiftungen hervorgegangen war. Diese Bibliotheken wurden nicht nur zu einem Organ permanenter kritischer Kontrolle, sie blieben auch der Garant einer kontinuierlichen geistigen Entwicklung. Eine Hofbibliothek hatte bereits Harūn ar-Rašīd (768—809) errichten lassen, wohl die Matrix für jene spätere Akademie (bait al-ḥikma), die vom Kalifen Al-Ma'mūn (813—833) zu Bagdad gegründet worden war. Es ist sicherlich kein Zufall, daß auch für diese Bibliothek als Modell die „Academia Hippocratica" diente, die in Ǧundīšāpūr, in der persischen Provinz Ḫuzistān, von dem Sassaniden Ḫusrau Anūšarwā (531—579) ins Leben gerufen war. Damit hatte weiterhin ein neuartiger wissenschaftlicher Typus Pate gestanden, in welchem der medizinische Unterricht in engster Verbindung mit einem Krankenhaus (bīmāristān) gepflegt wurde.

Hier sind vermutlich auch durch die meist nestorianischen Magister und Ärzte die wichtigsten Werke des Galen und Hippokrates aus dem Griechischen ins Syrische übersetzt worden[51].

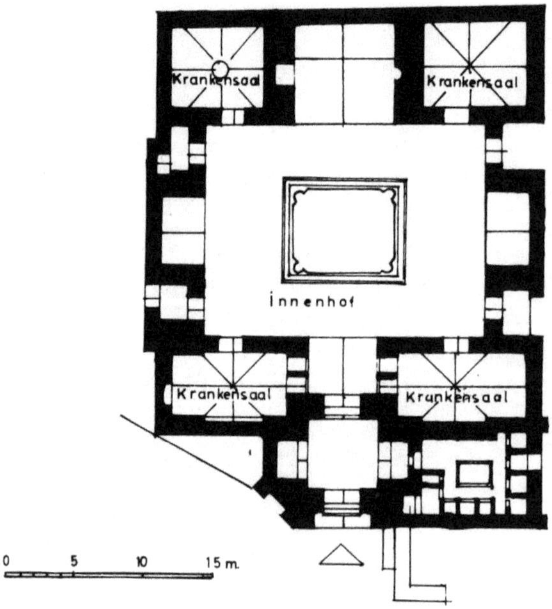

Abb. 49. Grundriß des Bimaristan El Nuri in Damaskus, gegr. 1154. [Nach Terzioğlu, 81 (1968)]

[51] Die Übersetzungen aus dem Griechischen, vor allem der Schriften des Hippokrates und des Galen, aber auch des Rufus von Ephesos, des Soranos und der byzantinischen Autoritäten findet man im einzelnen bei Ullmann: Die Medizin im Islam , 25—100 (1970). — Hier heißt es zusammenfassend über die Bedeutsamkeit des griechischen Einflusses auf die arabische Medizin (l. c. 97): „Tatsächlich verhält es sich so, daß die Araber das gesamte medizinische System der Griechen übernommen haben. Das gilt besonders für die Humoralphysio-

b) Krankenhauswesen

Für die Medizin wurde vor allem das Spital zu einer festen Institution, der neben der Schule und den Bibliotheken schon frühzeitig Apotheken und Kräutergärten angegliedert waren. Wir besitzen detaillierte Pläne, etwa der berühmten Mustanṣirīya mit Spezialkliniken und Hörsälen, Depot und Magazinen, nicht zu vergessen die Küchen und Bäder. Über diese Spitalanlagen kursieren märchenhafte Berichte, aber auch bei nüchterner Reduktion auf die Daten, die Fakten, die Pläne bleibt das Phänomen erstaunlich genug. Während das alte Hellas kein Spital kannte und Rom nur seine Valetudinarien zur Rehabilitation siecher Legionäre, und während das frühe christliche Mittelalter sich mit Motiven der „misericordia" begnügte, erwächst hier die Formation einer kompletten Krankenhausanlage, differenziert auf Spezialfächer, versehen mit Chefärzten und administrativem Management, mit reichhaltigen Bibliotheken und einem ausgesprochenen Bed-side-teaching.

Über das gelehrte Leben in solchen Schulanstalten und Hospitalanlagen berichten die islamischen Reisenden des 12. und 13. Jahrhunderts voller Bewunderung. So besuchte der maurische Reisende Ibn Ǧubair den vom Emir ʿAḍūd ad-Daula zu Bagdad errichteten „Bīmāristān ʿAḍudī". Innerhalb dieser Akademie waren vierundzwanzig Ärzte angestellt, die unter der Leitung des Abū' l-Ḥasan Ṯabit b. Sinān standen. Ibn Ǧubair berichtet anschaulich, wie sich hinter dem Fluß eine ganze Flucht von Krankensälen aufgebaut habe, ihnen vorgelagert pavillonartige Stationen mit Spezialabteilungen und Diätküchen, darum Dutzende von Arzneiläden geschart, die staatlich beliefert und beaufsichtigt wurden.

Die Vorgeschichte solcher Krankenanstalten liegt freilich noch weitgehend im Dunkel. Reine Kranken-Hospitäler entstanden erstmals in byzantinischen Großstädten, so um 1136 der Pantokrator in Byzanz, wobei hellenistische, persische und auch islamische Vorbilder durchaus herangezogen werden dürfen, etwa in Bagdad und bald darauf auch in Damaskus und Kairo. Eine Krankenpflege war den islamischen Ärzten von Anfang an aus dem Geiste des Koran zur Berufspflicht gemacht worden. Daß jeder neugegründeten Moschee ein Spital anzugliedern sei, geht aus einem Erlaß des Kalifen Hārūn ar-Rašīd hervor, der selber im Jahre 786 ein Krankenhaus (bīmāristān) angelegt hatte. Aber aus dem Jahre 107 bereits hören wir von einer Spitalstiftung des Kalifen Al-Walīd in Bagdad, ohne daß uns ein näherer Einblick in die Institution gegeben wurde. Um das Jahr 800 wird von ähnlichen Krankenanstalten aus Damaskus berichtet. Im alten Kairo

logie. Diese wird zuerst bei den Hippokratikern formuliert, sie wird von Aristoteles und den verschiedenen medizinischen Schulrichtungen, z. B. den Pneumatikern, modifiziert, wird von den Methodikern angegriffen und schließlich von Galen zu einem spekulativ bis ins einzelne durchdachten System ausgebildet. In dieser Form wird die Humoralphysiologie für die gesamte arabische Medizin maßgeblich".

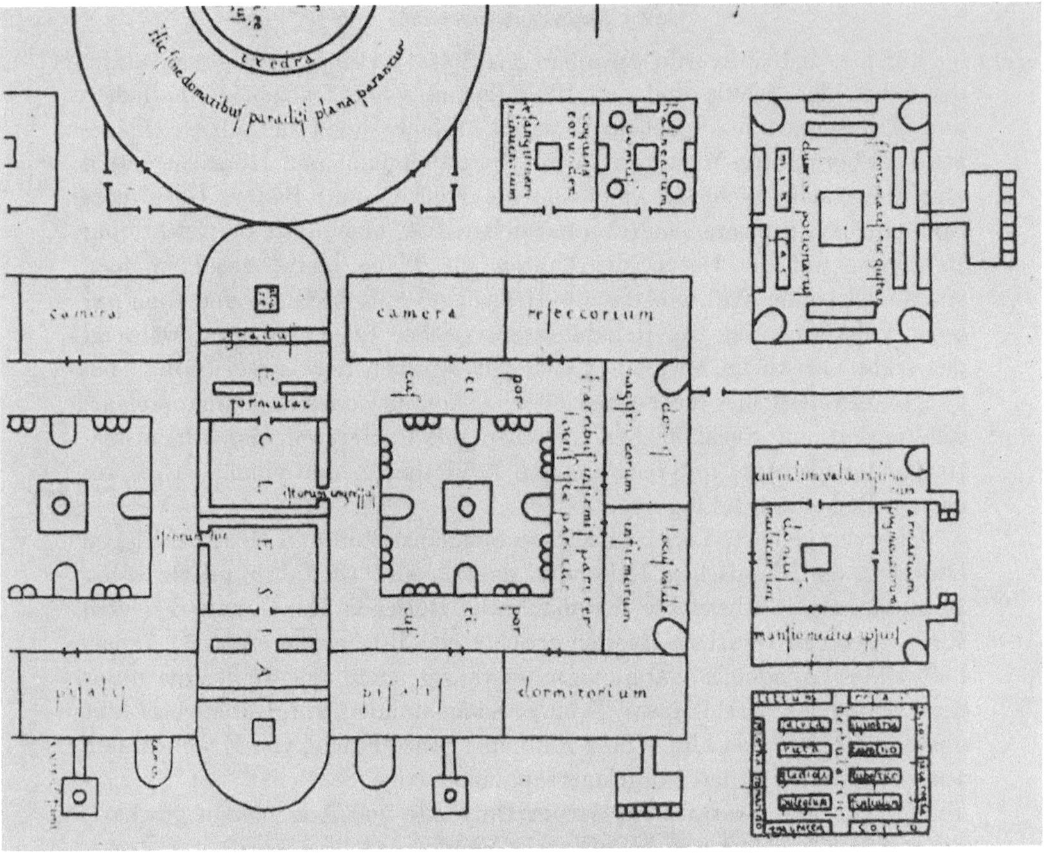

Abb. 50. Medizinischer Trakt des Klosterplans zu St. Gallen (um 800); nach einer Faksimile-Ausgabe des St. Gallener Klosterplanes; vgl. auch J. Duft: Studien zum St. Galler Klosterplan. St. Gallen 1962

(Fustat) entstand 875 eine spitalähnliche Institution, die von Ibn Tulūn, dem Statthalter des Kalifen Al-Muʿtamid, üppig ausgestattet wurde. Im tunesischen Qairuwān wurde um 850 von dem Ağlabiden Ziyādat ein Krankenhaus eingerichtet, zu dem auch eine Leprastation gehört haben soll.

Im Jahre 982 gründete in Bagdad ʿAḍūd ad-Daula die schon erwähnte Krankenanstalt, die bis zum Mongoleneinbruch im Jahre 1258 eine führende Rolle spielte; ihrer Großräumigkeit wegen wurde sie mit einem Fürstenpalais verglichen. Nach anderen Quellen soll Bagdad bereits im Jahre 765 ein Irrenspital gehabt haben. Jedenfalls hören wir von einem eigenen Irrenhaus aus dem 10. Jahrhundert, dem „Dair Hizkīl", das im alten Ezechielkloster südlich der Stadt an einer Handelsstraße angelegt worden war[52].

[52] Zu islamischen Krankenanstalten vgl. A. Issa Bey: Histoire des bimaristans à l'époque islamique, in: Congr. Intern. Med. Trop. Hyg. au Caire (1929). — Dieter Jetter:

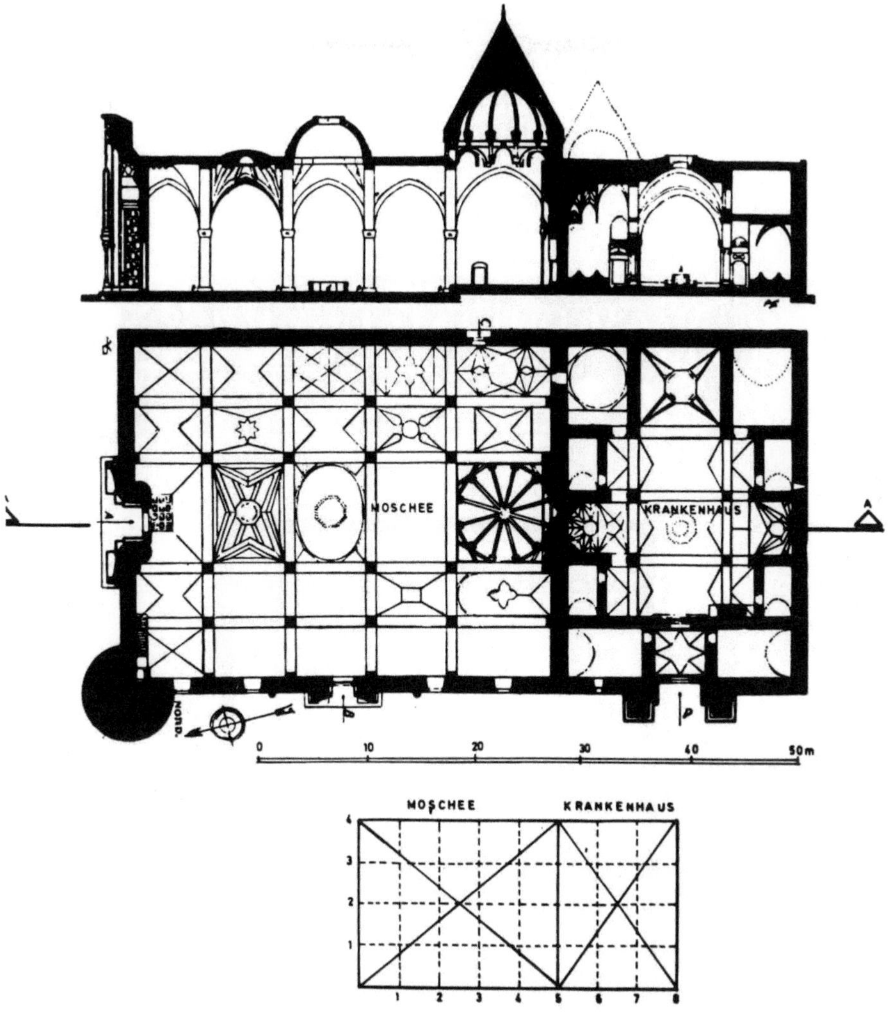

Abb. 51. Grundriß des Divriği-Krankenhauses, gegr. 1228 (unten: Grundriß und Proportionen beim Moschee- und Krankenhauskomplex). [Nach Terzioğlu, 123 (1968)]

Zur Architektur islamischer Krankenhäuser, in: Sudhoffs Arch. **45**, 261—273 (1961). — Zu einzelnen Gründungen vgl. Sami Hamarneh: Development of Hospitals in Islam, in: J. Hist. Med. **17**, 366—384 (1962). — Arslan Terzioğlu: Mittelalterliche islamische Krankenhäuser. Diss. TU Berlin 1968. — Ferdinand Wüstenfeld: Macrizi's Beschreibung der Hospitäler in el-Câhira, in: Janus **1**, 28—39 (1846). — Vgl. auch Stefano Bianca: Architektur und Lebensform im islamischen Stadtwesen. Zürich 1975.

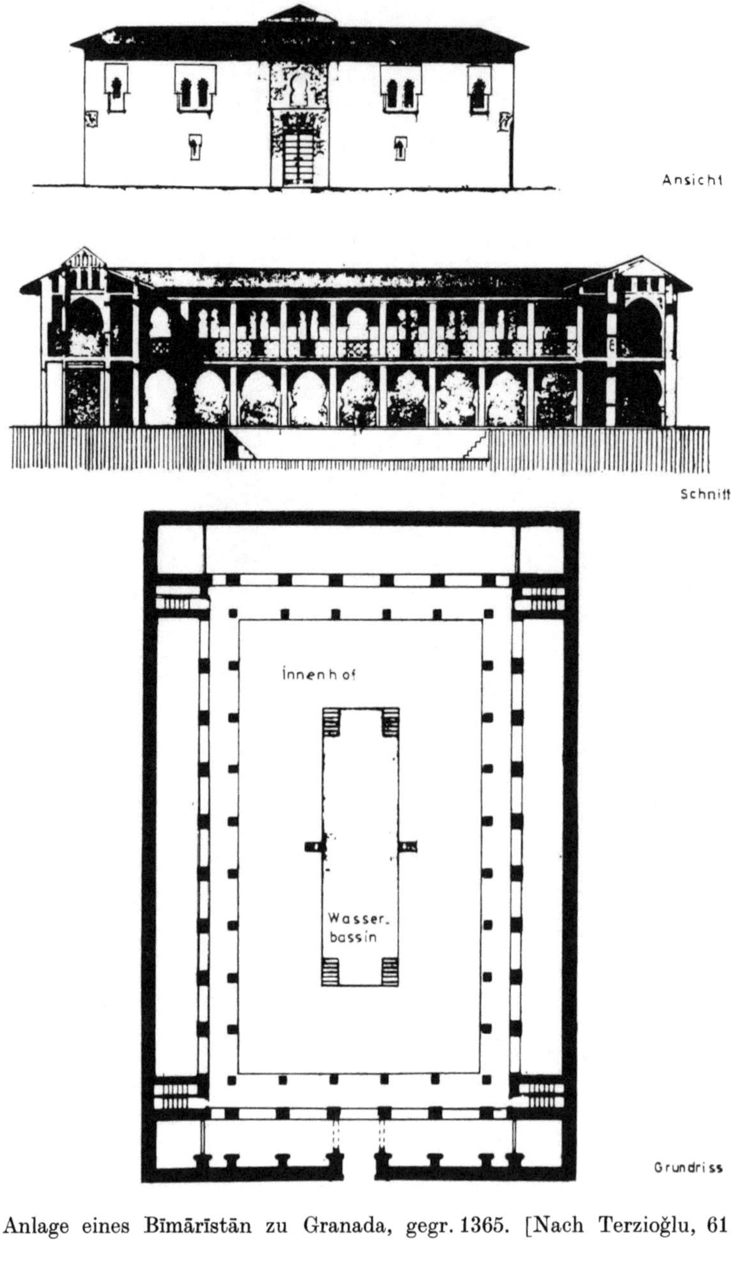

Abb. 52. Anlage eines Bīmāristān zu Granada, gegr. 1365. [Nach Terzioğlu, 61 (1968)]

▶

Abb. 54. Lage der Krankenhäuser zur Zeit der Nasriden in Granada. [Nach Terzioğlu, 57 (1968)]

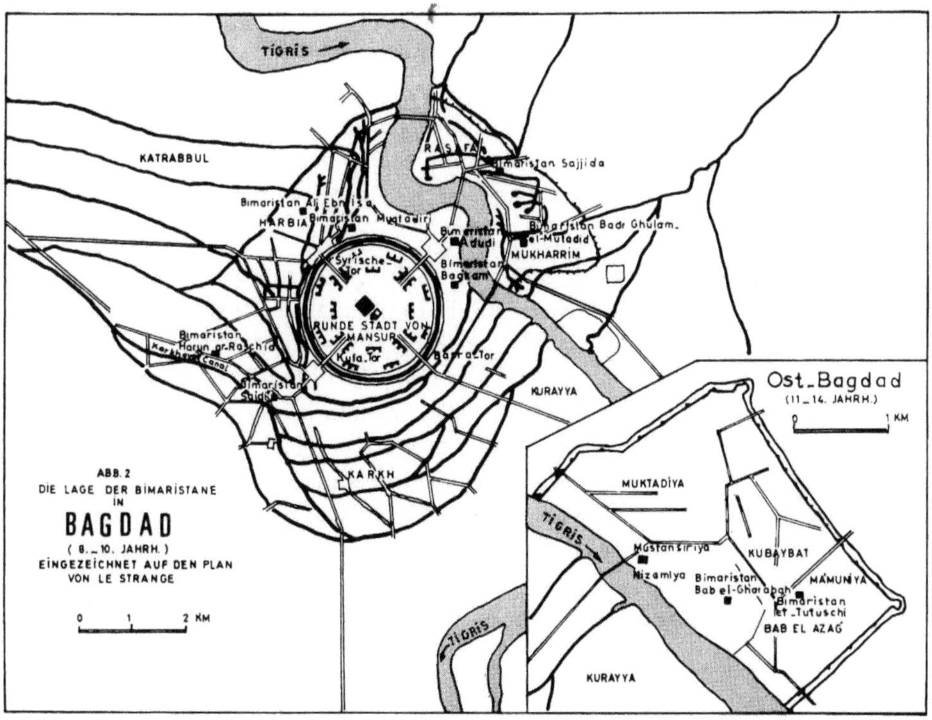

Abb. 53. Lage der Krankenhäuser im islamischen Bagdad, etwa 8.—10. Jhd. [Nach Terzioğlu, 38 (1968)]

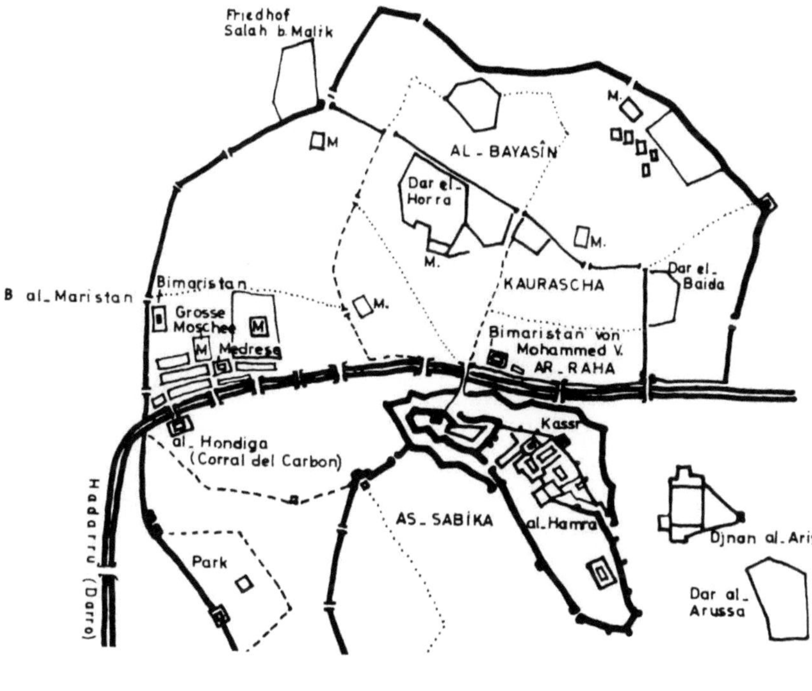

Die Geisteskranken wurden in besonderen Abteilungen isoliert. Es gab regelmäßige Kontrollen, durchweg am Ende eines jeden Monats, unter Entlassung von sozial Angepaßten. Die Kontrolle erstreckte sich auf die formale Unterbringung in Wohnung und Verpflegung, auf die diätetische Spezialbehandlung auf der Basis der Humoralpathologie sowie auf eine Therapie mittels Musik, Tanz, Theater, Bäder und einer gesonderten Arbeitstherapie[53].

Mit dem 11. Jahrhundert entstanden riesige Krankenhausanlagen, die immer wieder die Bewunderung von Reisenden und Mekkapilgern erregt haben. So berichtet ein maurischer Weltreisender, Benjamin von Tudela, in seinem ,,Itinerarium" von einer großen Krankenherberge zu Bagdad, die er im 12. Jahrhundert besucht hatte, womit offensichtlich das Spital des Būyiden ʿAḍūd ad-Daula (945—983) gemeint ist, von dem Benjamin bewundernd schreibt: ,,Ich besuchte dort auch einen Palast, der den Namen ,,Dār al-marḥāna" trägt, was soviel heißt wie ,,Haus der Barmherzigkeit". In diesem Hause halten sich alle Wahnsinnigen der ganzen Gegend auf, und zwar in geschlossenen Abteilungen, sofern sie nicht einer besonderen Kur unterliegen. Vereinzelt hatte man sie auch angebunden, bis sie ihre Besinnung wiedererlangten. Wenn aber einer einigermaßen geistig geordnet war, durfte er nach Hause gehen. Die Kur war damit abgeschlossen, oder eine spezielle Prüfung gestattete dies. Einmal im Monat nämlich hatten behördliche Gutachter eine solche Revision durchzuführen. Dies hat die Obrigkeit aus Motiven der Barmherzigkeit und zu Zwecken der Wohltätigkeit errichtet. Sie soll allgemein denen zugute kommen, die an Wahnsinn und ähnlichem leiden. Die Obrigkeit ist nämlich, wie ich schon betonte, beherrscht von einem Geiste barmherziger Gesinnung und von durchaus humaner, wohlwollender Gesittung". Eine solche kultivierte Ritterlichkeit wie auch die Brüderlichkeit mit den Armen und Irren, so berichtet uns Kāzarūnī, geschieht lediglich als ,,reine Freundschaft um Allahs Willen".

In Damaskus wurde 1156 das Krankenhaus an-Nūrī vollendet, die wohl größte Hospitalgründung des islamischen Mittelalters, benannt nach Nūr ad-Dīn Zinkī und unter der ärztlichen Direktion des Abū' l-majd al-Bāhilī. Das Ansehen dieser Anstalt, die von Ibn Ǧubair (1184) als ,,eine der größten Ruhmestaten des Islam" gepriesen wurde, zog bedeutende Lehrer und zahlreiche Schüler an, unter ihnen auch den bekannten Medizinhistoriker Ibn abī Uṣaibiʿā (1203—1270) und ʿAlā ad-Dīn b. an-Nafīs (gest. 1288), den Entdecker des Kleinen Blutkreislaufs.

[53] Zur Therapie von Geisteskranken s. H. Schipperges: Der Narr und sein Humanum im islamischen Mittelalter, in: Gesnerus 18, 1—12 (1961). — Vgl. auch Ellen Bay: Islamische Krankenhäuser im Mittelalter unter besonderer Berücksichtigung der Psychiatrie. Diss. med. Düsseldorf 1967.

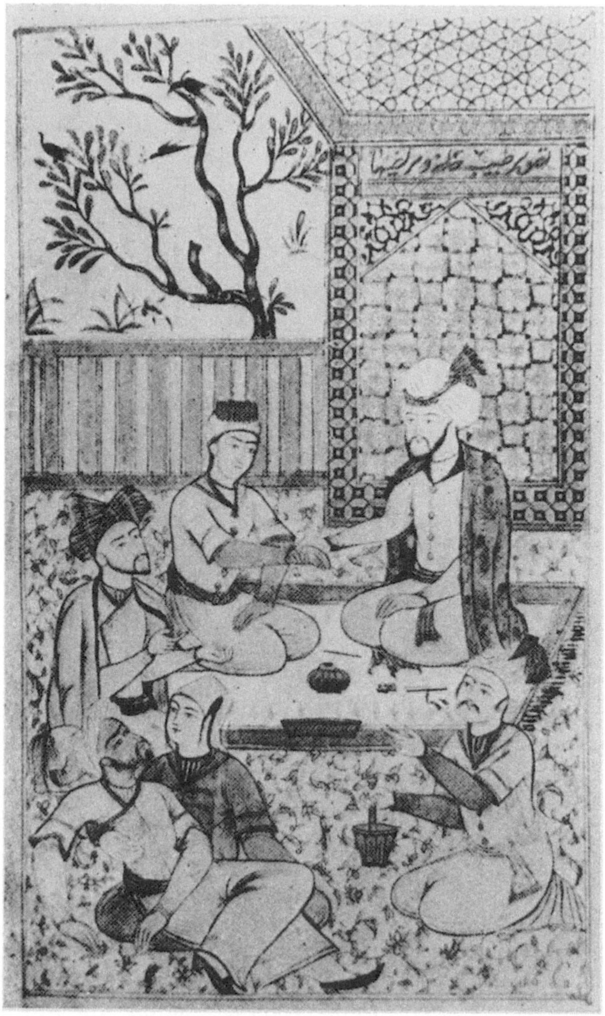

Abb. 55. Arabischer Arzt bei der Untersuchung des Patienten. [Aus einer arab. Hs. 139, f. 19^{b} des Sálár-i-Jang Museum (1280); nach M. Zubayr Siddīqī: Studies in Arabic and Persian Medical Literature, Calcutta 1959, Titelbild]

Bei al-Maǧūsī (um 980) lesen wir von Ausbildungsvorschriften in solchen Anstalten: „Zu den Dingen, die dem Medizinstudenten obliegen, gehört, daß er ohne Unterlaß die Hospitäler (bīmāristānāt) und Pflegehäuser (dūr al-ʿilāǧ) besucht, dem Zustand und dem Befinden ihrer Insassen unablässige Aufmerksamkeit schenkt in Begleitung der scharfsinnigen Professoren der Medizin; daß er sich häufig nach dem Zustand der Kranken und den an ihnen sichtbaren Symptomen erkundigt, wobei er sich daran erinnern soll, was er über diese krankhaften Veränderungen gelesen hat und

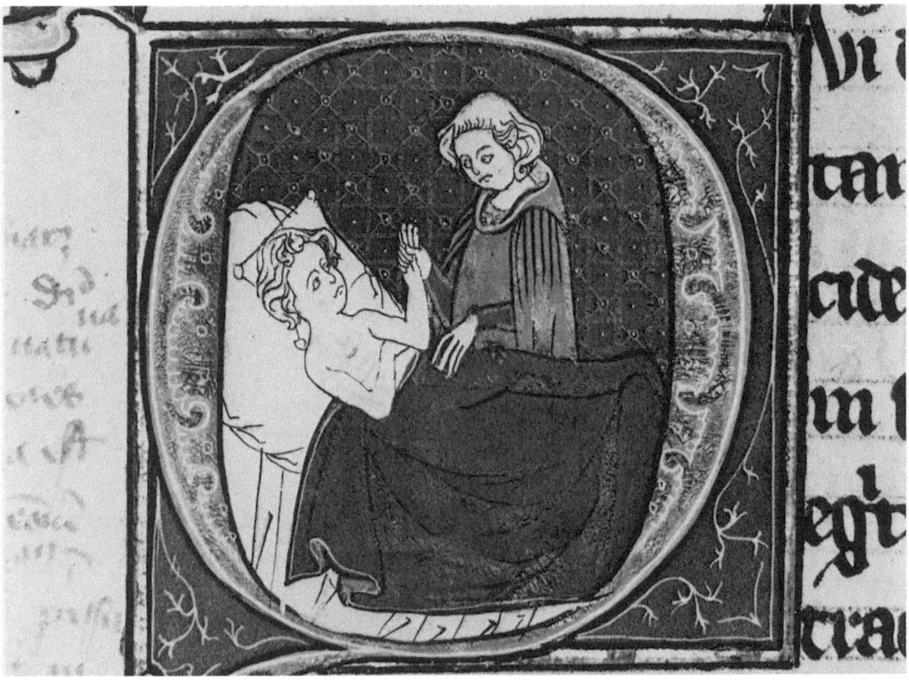

Abb. 56. Arzt am Krankenbett bei Inspektion, Exploration und Palpation. [Aus Cod. lat. 1003, f. 185v Reims (s. XIV); mit freundlicher Genehmigung der Stadtbibliothek Reims]

was sich an Gutem und Schlechtem aus ihnen ergibt. Handelt er auf diese Weise, so wird er in dieser Kunst einen hohen Rang erreichen".

Über die klinische Ausbildung in Akademien und Spitälern hat uns ʿAlī b. al-ʿAbbās in seinem „Liber Regius" einen ausführlichen Bericht gegeben. Er schildert die klinischen Instruktionsstunden, die Lebensbedingungen der Patienten, die Begleitung des Schülers durch die Professoren, die Beobachtung des Krankenverlaufs, die Aufzeichnungen über Krankheiten und die nachfolgende Lektüre der Autoritäten. Bei den Lesungen assistierten bisweilen geschulte Grammatiker, die auf korrekte Textinterpretationen und eine saubere Aussprache zu achten hatten[54]. Ibn abī Uṣaibiʿā berichtet, daß sich die Ärzte nach der Visite zur Diskussion über besondere Fälle in der Bibliothek versammelten[55]. ʿAmmar b. ʿAlī aus Mosul erzählt, daß stets zwei oder drei Studenten seinen Operationen beigewohnt

[54] Ali Abbas: Liber Regius I, 2; vgl. E. G. Browne, Arabian Medicine, p. 56. Cambridge 1921.

[55] Ibn Abī Uṣaibiʿa: ʿUyūn al-anbāʾ; ed. A. Müller, Königsberg II, 155 (1884). — Vgl. auch Cyril Elgood: A. Medical History of Persia, p. 237f. Cambridge 1951.

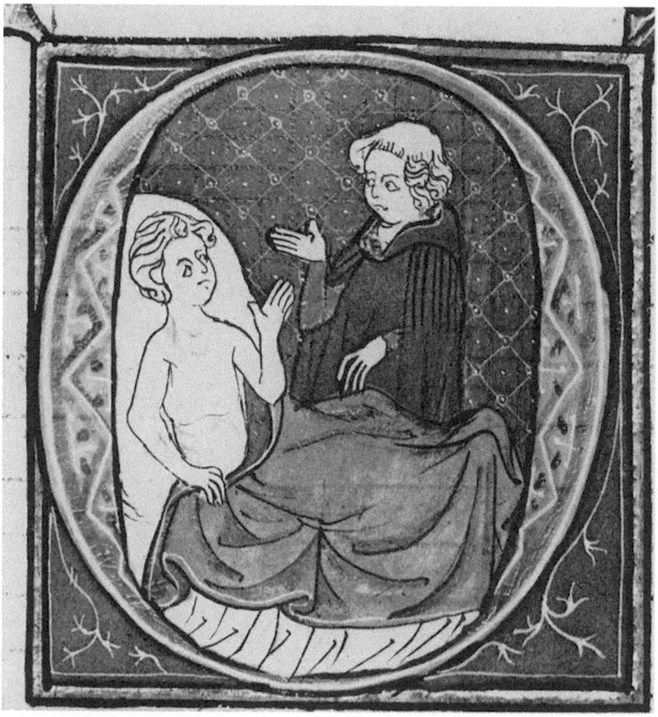

Abb. 57. Arzt am Krankenbett bei der Prognose. (Aus Cod. lat. 1003, f. 79r Reims)

hätten[56]. Auch der jüdische Arzt Schemtob ben Isaac (ca. 1200—1277) aus Tortosa schätzte Praxis und Erfahrung mehr als bloßes Bücherwissen und drängte stets die jungen Leute ins Spital.

Dieser Typus einer therapeutischen wie didaktischen Zwecken gewidmeten Krankenanstalt finden wir im abendländischen Kulturraum erst viele Jahrhunderte später, wobei eine ,,Geschichte des europäischen Hospitalwesens", mit ihren anders motivierten Gründungen, ihrer regionalen Ausbreitung und einer fachlichen Entwicklung solcher Spitäler vom medizinhistorischen wie auch sozial- und kulturhistorischen Aspekt aus nur in Ansätzen vorliegt[57].

[56] Nach Elgood, 236 (1951).

[57] Zur Geschichte des europäischen Hospitalwesens vgl. Dieter Jetter: Geschichte des Hospitals, Bd. 1: Westdeutschland von den Anfängen bis 1850, S. 11—62 (1966). — Ulrich Craemer: Das Hospital als Bautyp des Mittelalters. Stuttgart 1963. — Vgl. als Überblick auch D. Jetter: Das Krankenhaus: Geschichte und Gliederung, In: Handbuch der Sozialmedizin, Bd. III, Stuttgart 1976. — Zum Thema im ganzen s. Siegfried Reicke: Das deutsche Spital und sein Recht im Mittelalter, 2 Bde., Stuttgart 1932. — Vgl. ferner Christian Probst: Das Hospitalwesen im hohen und späten Mittelalter und die geistliche und gesellschaftliche Stellung des Kranken, in: Sudhoffs Arch. **50**, 246—258 (1966).

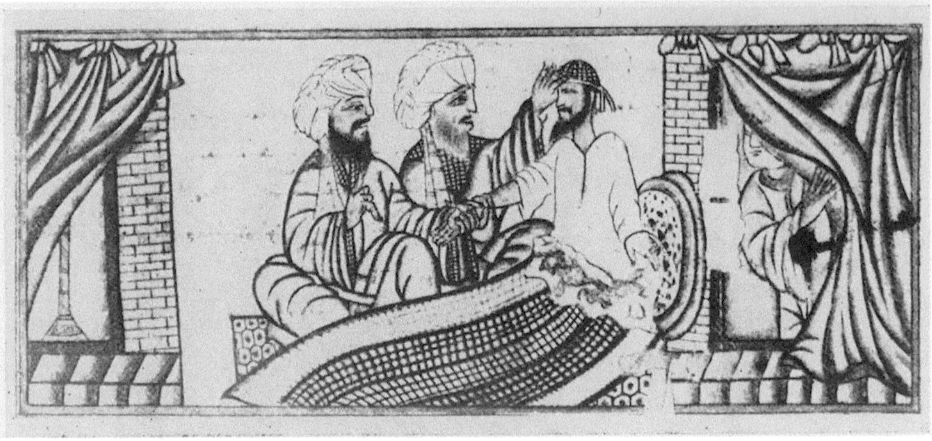

Abb. 58. Konsultations-Szene im Krankenhaus. [Aus arab. Hs. 1863, Bibl. Hazne, Topkapū Sarayi (1151); nach A. Süheyl: Zur Geschichte der Medizin und der Hygiene in der Türkei. Ciba-Zschr. **15**, 515 (1934)]

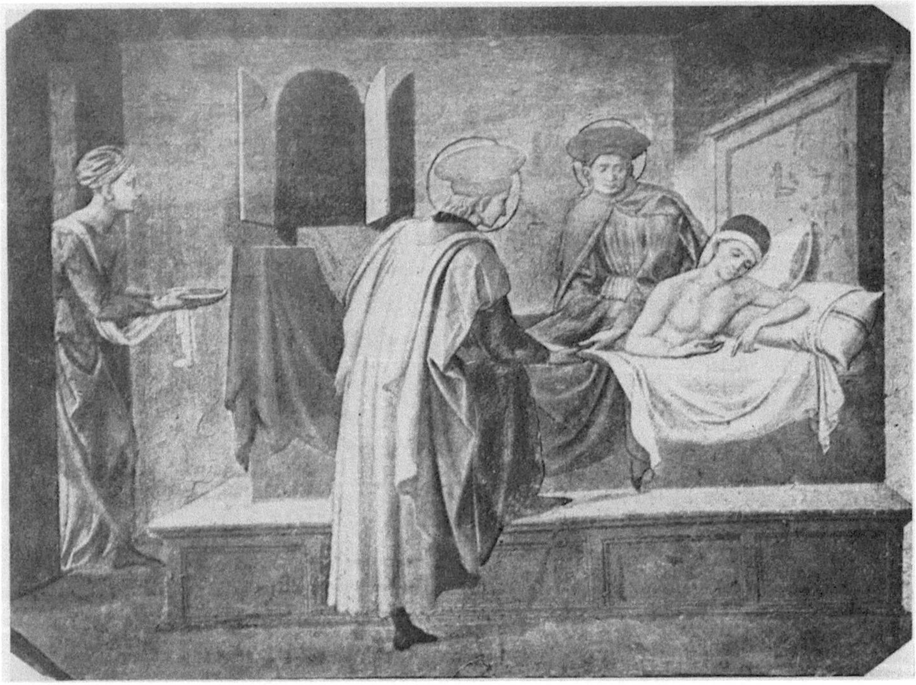

Abb. 59. Szene in einem spätmittelalterlichen Krankenhaus mit den hl. Kosmas und Damian. (Aus einem Gemälde von Pesellino im Musée du Louvre, Paris; nach Laignel-Lavastine: Histoire générale de la médecine, Tome II, 164/65)

c) *Badekultur*

Als dritte der medizinisch relevanten Institutionen sehen wir in den Badeanstalten eine zivilisierte Alltagskultur zum Aufblühen kommen, die alle Muster der alten Diätetik umfaßt. Essen und Trinken, Waschungen und Atemhygiene, Bewegung und Entspannung bilden hier ein Zentrum gebildeter Geselligkeit. Bücher mit Titeln wie „Von den Prinzipien der Kochkunst und ihren bemerkenswerten Verästelungen“ gehörten zur seriösen Medizinliteratur. Maßhalten in allem galt als Gipfel jeder Kultur, so wie es Ḥasan al-Baṣrī anzuraten wußte: „Iß ein Drittel, trink ein Drittel, ein Drittel laß leer für das Nachdenken“.

Dieses Badewesen sollte nicht mit unseren Sportanlagen, Schwimmbädern oder Kosmetiksalons verwechselt werden, und es läßt sich auch keineswegs einschränken auf rein hygienische Prozeduren. Hier begegnen wir einer wirklich umfassenden Badekultur, für die auch das hohe Mittelalter noch Zeugnisse in Hülle und Fülle bietet. Und erst die Masseninfektionen mit der Syphilis und nicht zuletzt der puritanische Affekt einer sogenannten Aufklärung haben dieser geradezu omnivalenten Kultur des Leibes ein Ende gemacht.

Im Bereich der orientalischen Hochkulturen hatte sich schon frühzeitig das Badewesen zu einem kultursoziologischen Ordnungsfaktor ersten Ranges entwickeln können, der mit seinen hygienischen Aspekten immer auch ein Teilbereich der Medizin geblieben ist. Die hygienischen Maßnahmen der arabischen Badekultur beruhen auf ritueller Grundlage, ebenso wie auch dem abendländischen Mittelalter vielfach die körperliche Reinigung als Symbol für geistige Läuterung galt. Die Bedeutung des Wassers innerhalb der Kulturkreise des Orients muß zunächst ganz vom Religiösen her interpretiert werden. Nach den altindischen Veden war das Wasser heilkräftig gegen alle Krankheiten. Im Alten Testament ist von einem Engel die Rede, der unser Brot und unser Wasser segnet und damit alle Krankheit von uns fernhält. Aus dem Vermächtnis altpersischen Glaubens wissen wir, wie gerade aus diesem zarten Element die Allgegenwart Gottes sich in seinen sinnlichen Werken dokumentiert. Die äußere Reinigung dient damit immer auch der inneren Heiligung. Der Mensch soll untertauchen in den geistlichen Fluß, in die Tiefe des Lebensbrunnens, von dem die arabischen Märchen Wunderbares zu berichten wissen. Wasser ist innerhalb dieser mythischen Lebenswelt immer beides: der Mutterstoff und die Zeugungskraft.

Vor diesem weltanschaulichen Hintergrund werden wir auch die Bedeutung des öffentlichen Badewesens im Islam zu würdigen haben. Es überrascht uns dann nicht mehr, daß der Prophet die tägliche Körperwaschung elementar mit dem täglichen Ritualgebet verbunden hat (Koran 4, 44; 5, 7 u.a.). In diesen Ritus sind Elemente des altarabischen Heidentums, des Judentums sowie des christlichen Taufkults aufgenommen worden; rituelle und hygienische Prinzipien sind in diesem Raum kaum zu trennen.

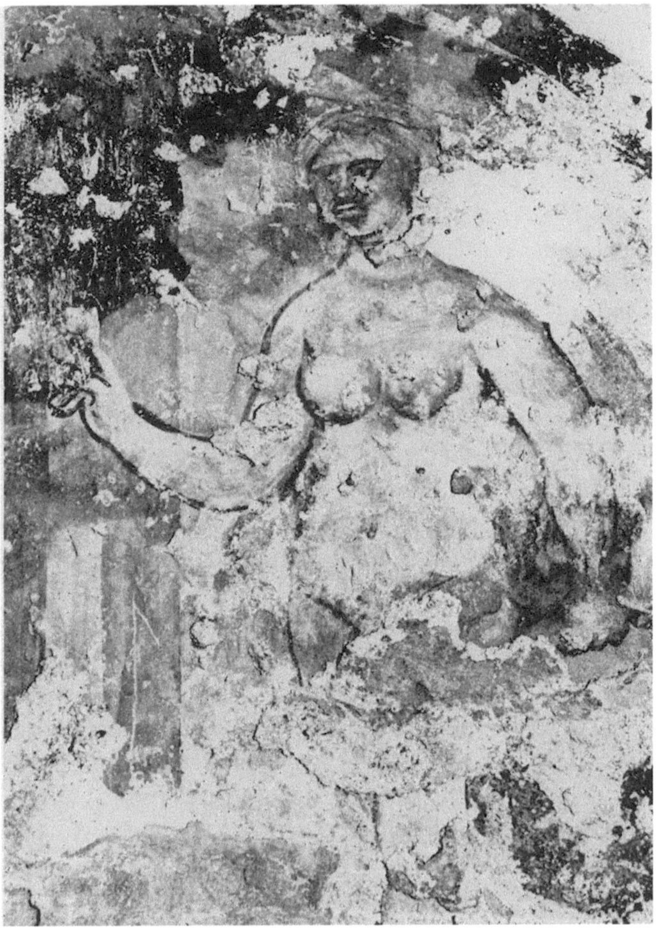

Abb. 60. Badende Frau auf einer Wandmalerei an der Südseite des jordanischen Tepidariums in Qusayr ʿAmra um die Mitte des 8. Jahrhunderts. [Nach Ettinghausen, 31 (1962)]

Damit wird verständlicher, warum im ersten islamischen Jahrhundert auch die öffentliche Badeanstalten in der Nähe einer Moschee angelegt wurden. Wir finden zahlreiche Reste solcher Anlagen in Nordafrika, im ägyptischen Raum und in Vorderasien. Es ist von großer kulturpolitischer Bedeutung, daß mit der Errichtung der Bäder auch die Konstruktion von technischen Hilfsmitteln zur Beförderung und Verteilung des Wassers verbunden war. Archäologische Funde wie auch zahlreiche Beschreibungen und Skizzen späterer Zeit vermitteln uns ein Bild solcher Badeanlagen. Ihre äußere Fassade ist in der Regel fensterlos und nur durch künstlerische Portale, die denen der Moscheen ähneln, unterbrochen. Ihr eigentliches Merkmal ist eine imponierende Kuppelkonstruktion, die das Bad von weitem her kenntlich macht. Im Gegensatz zur Schlichtheit des Äußeren stand

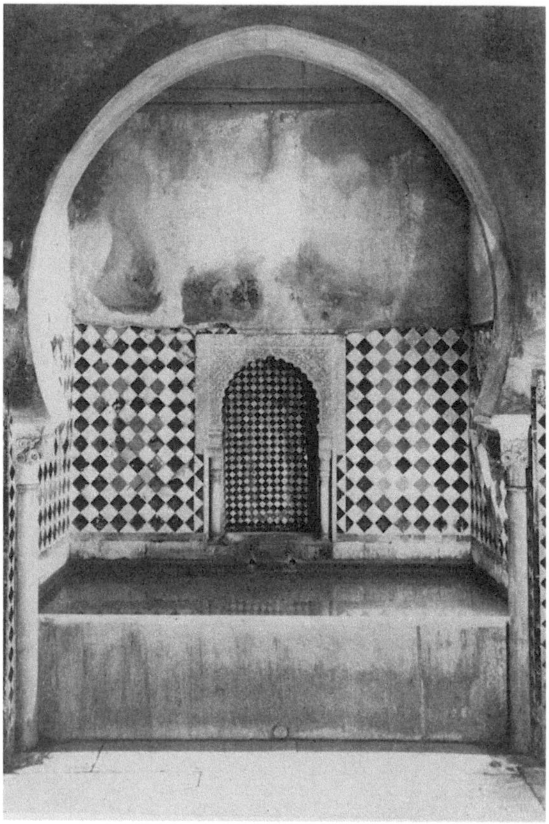

Abb. 61. Badekabine aus der Alhambra in Granada. (Nach E. García Gómez: La Alhambra: la Casa Real, Editorial Albaicīn, p. 26)

die Ausstattung im Inneren. Die Innenräume bestanden aus Ziegelstein; Treppen und Sockel, Becken und Brunnen waren vielfach aus Marmor; Decken und Wände zeigten künstlerische Gipsstukkaturen oder kostbare Mosaikausführungen. Diese Anlagen trifft man gleicherweise im Osten wie im Westen, unter dem Abbasidenkalifat wie bei den Umaiyaden. So hören wir, daß die Stadt Cordoba um die Mitte des 10. Jahrhunderts über 300 öffentliche Bäder besaß; Bagdad soll um dieselbe Zeit an die 2000 Badehäuser gehabt haben. Ungebrochen durch den kulturpolitischen Abstieg der islamischen Reiche blieben diese Badeanlagen bis in die neueste Zeit erhalten. Ägypten kannte im 13. Jahrhundert etwa 80 Badehäuser und zur Zeit der französischen Expedition (um 1798) allein in Kairo noch 100 öffentliche Bäder. Die Benutzung dieser öffentlichen Badehäuser war unabhängig von Klassenunterschieden; jedermann hatte freien Zutritt. Die Bäder selbst waren in der Regel fromme Stiftungen fürstlicher Persönlichkeiten, direkte Moscheebäder oder aber profane staatliche Einrichtungen.

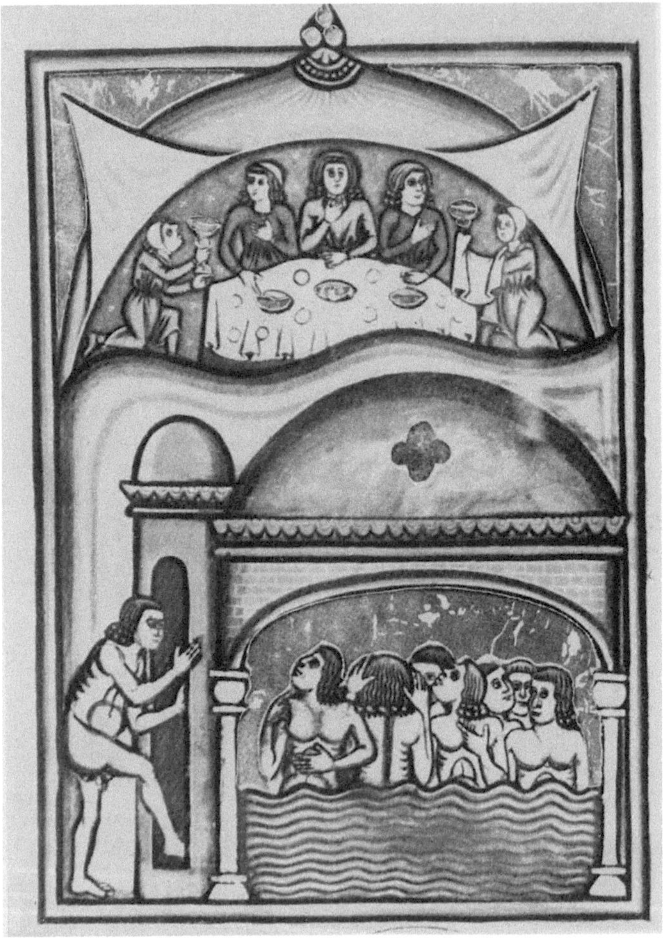

Abb. 62. Badeszene mit „Cibus et potus" aus dem Regimina. [Aus Cod. lat. Angel. 1474, f. 7r Rom (s. XIII) zu Petrus de Ebulo: De balneis]

Wichtiger als die äußerliche Beschreibung der Institution sind die medizinischen Baderegeln, die uns in zahlreichen Schriften überliefert wurden[58]. Die körperliche Verfassung eines Badenden wird zunächst durch die luftklimatischen Verhältnisse im Baderaum alteriert. Hinzu kommt die Eigenqualität des Wassers, wobei Salze und Eisen neben der Temperatur eine Rolle spielen. Als Therapeutikum wird auch das Verhalten des Badenden selbst angesehen, der sich durch Massage und Manipulationen während der Ölung einer Reiztherapie zu unterziehen hat. Als bester Zeitpunkt für ein Bad gilt der Zustand nach einem mäßigen körperlichen Training und vor einer Mahlzeit.

[58] Zur Badetechnik und Badekultur vgl. D. Brandenburg: Hygiene und Medizin im Koran (1968) und H. Schipperges: Das Ideal der feinen Lebensart (1968).

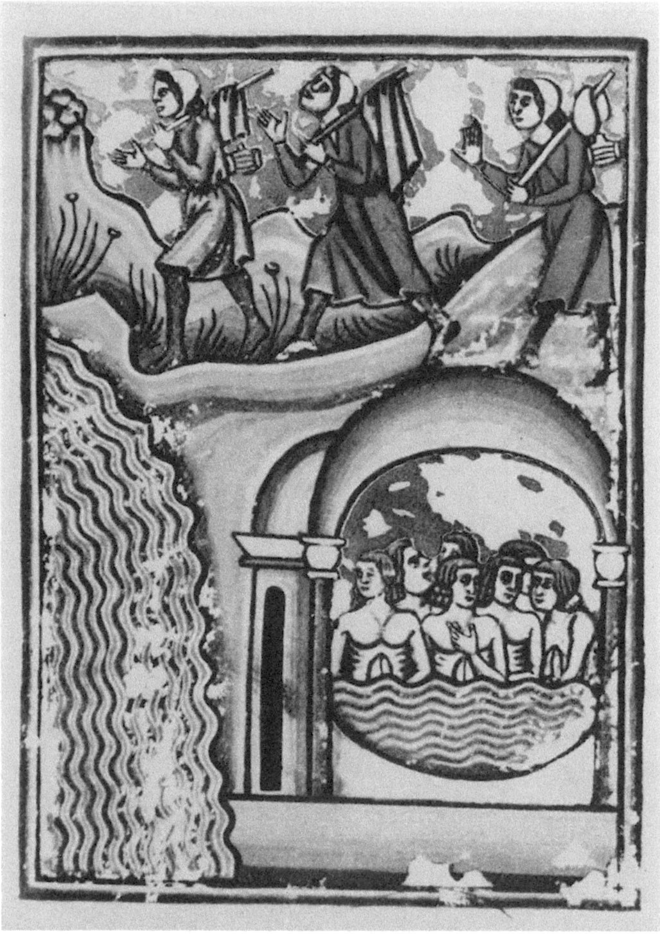

Abb. 63. Badeszene mit „Motus et quies". (Aus Cod. lat. Angel. Rom 1474, f. 12r)

Nahezu allen islamischen Krankenanstalten, so in Bagdad, Damaskus, Kairo oder Cordoba, waren eigene Badeanlagen beigegeben, wie sich aus den Ruinen etwa des Manṣurischen Krankenhauses (1284/85) ersehen läßt. Hier wirkten unter ärztlicher Aufsicht auch geprüfte Aderlasser und Masseure, die in der Kunst des Schröpfens und Aderlassens geübt waren und die auch die diätetischen Aspekte bei den Badeübungen berücksichtigten. Neben sorgfältigen Beobachtungen des Mikromilieus wird auch die seelische Seite des Badenden nicht vernachlässigt. Auf das Singen im Bade wird ein besonderes Augenmerk gerichtet. Auch empfiehlt man das Bad beim Liebeskummer, wobei Wasser und Luft im Baderaum gut temperiert sein sollen, damit das verwirrte Gemüt einen Ausgleich finde.

Im berühmten Tafelwerk (taqwīm) des Ibn Ǧazla wurden alle Vorteile und Nachteile des Badens in anschaulicher Tabellenform gegeneinander

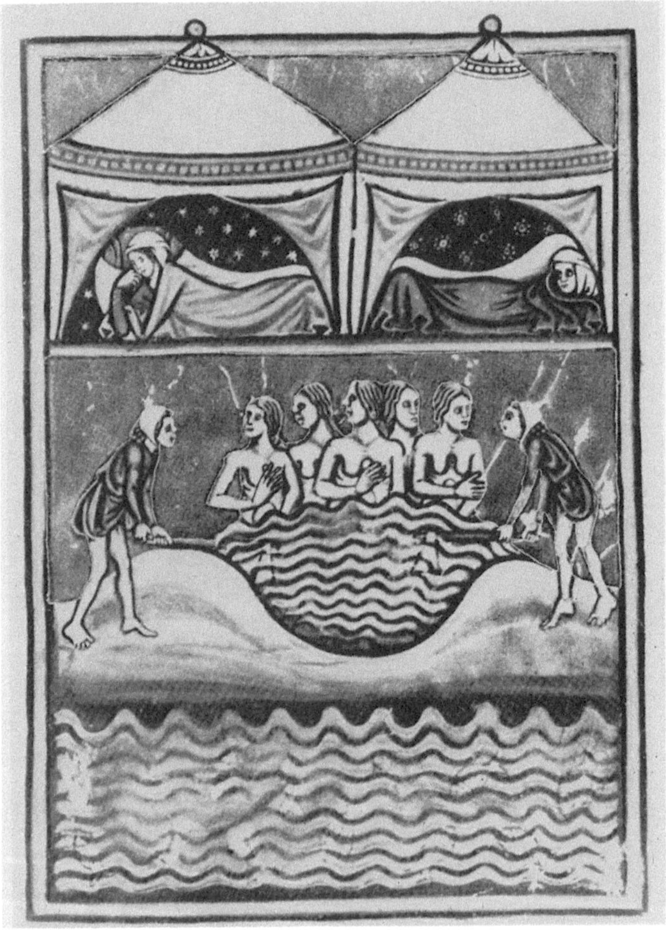

Abb. 64. Badeszene mit „Somnus et vigilia". (Aus Cod. lat. Angel. Rom 1474, f. 8r)

gehalten. Die Vorteile des Badens werden wie folgt beschrieben: „Das Bad öffnet die Poren und leitet die überflüssigen Säfte heraus. Es löst die Winde und läßt den Urin leichter fließen. Bei Verdauungsbeschwerden schnürt es den Bauch zusammen, und es schwemmt den schmutzigen Schweiß ab; es tilgt ferner das Jucken und die Krätze. Ein Bad hebt die Ermüdung auf und durchfeuchtet den Körper, es regt die Verdauung an und bereitet zur Nahrungsaufnahme vor. Weiter lindert es die Schmerzen in den von der Gicht ausgedörrten Gliedern, zersetzt den Katarrh und fördert beim Fieber die kritischen Tage". Dies alles wurde von erfahrenen Ärzten erprobt.

Bekannt sind ihnen aber auch folgende Nachteile des Badens: „Die überschüssigen Säfte fließen leichter den an sich schon geschwächten Organen zu. Das Baden bringt dadurch dem Körper Ermattung, schwächt

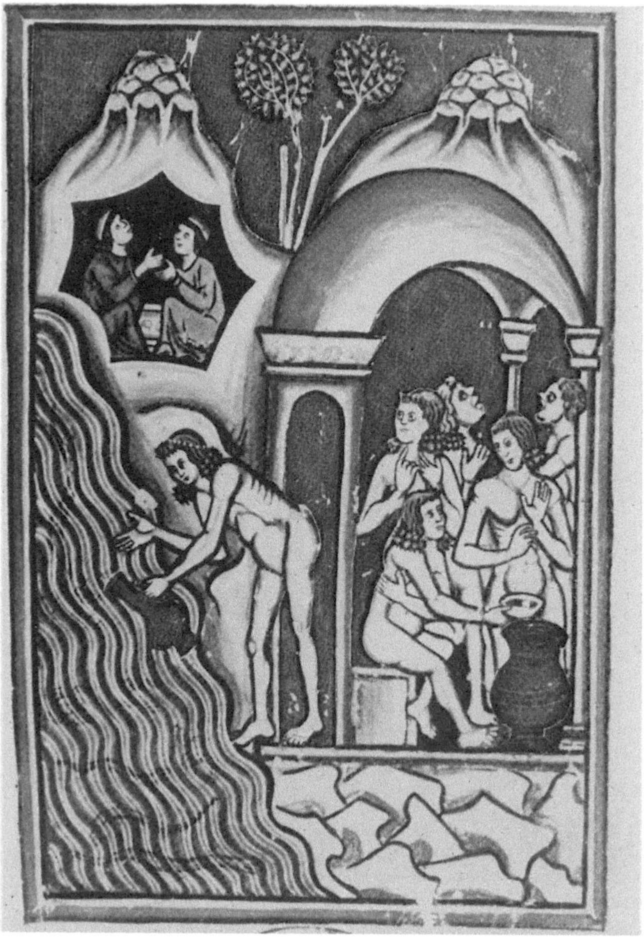

Abb. 65. Bad mit Diskussionsszene. (Aus Cod. lat. Angel. Rom 1474, f. 2^r)

die natürliche Lebenswärme wie auch die muskulösen Glieder; es nimmt den Appetit und beeinträchtigt den Geschlechtsverkehr". Vom Bad als einer psychohygienischen Kur wird ferner berichtet: ,,Es geschah einmal, daß ein Mann von den Philosophen gefragt wurde, woher es komme, daß ein angstverwirrter Zustand schwerer zu ertragen sei als eine andere Last. Und es heißt, daß er folgendermaßen geantwortet habe: Ein solcher Mensch ist voller Angst und Verwirrung, weil seine Last ganz allein auf seinem Gemüte liegt; alle anderen Lasten könne nämlich auf die Seele und den Leib verteilt werden". Auch hier erscheint wieder das typisch arabische Bild vom ,,Verteiler einer Last", wobei für den gebildeten Leser der harmonische Ausgleich im seelisch-körperlichen Haushalt als Gesundheit schlechthin empfunden wurde.

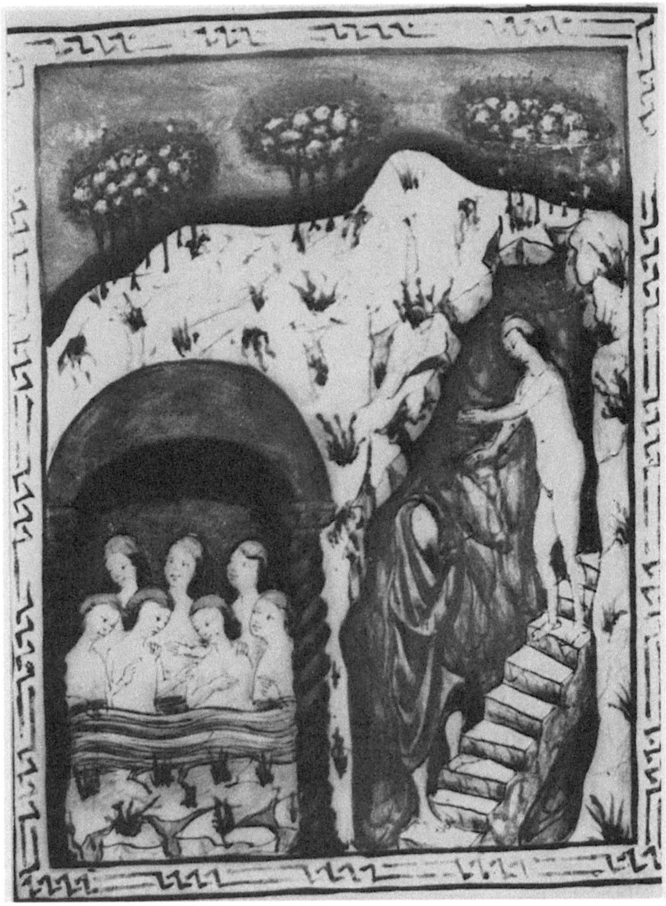

Abb. 66. Eintritt ins Bad. [Aus Cod. lat. Valencia (s. XIV) mit zahlreichen Varianten]

Vor allem aber soll in einem Badehaus neben der Stimme und dem Ohr auch das Auge zu seinem Recht kommen. Der Philosoph Badr ad-Dīn b. Muẓaffar, der Qādī von Baʿlabakk war, hatte in seiner Schrift „Mufriḥ an-nafs“ behauptet: „Alle Ärzte, Philosophen und rechtschaffenen Männer stimmen darin überein, daß die Betrachtung kunstreicher, schöner Bilder die Seele erfreut und aufmuntert, daß sie melancholische Gedanken und Wahnvorstellungen von ihr entfernt und dem Herzen unübertreffliche Kraft dadurch vermittelt, daß es schlechte Gedanken von ihr fernhält“. Ar-Rāzī habe besonders darauf aufmerksam gemacht, wie bestimmte Formen und Farben melancholische Säfte zu beseitigen und die Umdüsterung der Geister zu heilen vermochten. Die Alten hätten daher bei der Erfindung des Bades bereits die schönen Künste einbezogen und deren Thematik auf die Dreiteilung der Seelenkräfte bezogen. „Sie haben es daher so eingerichtet, daß ein jedes Gemäldethema zur Stärkung und Vermehrung einer der drei Potenzen dient. Für die animalische Potenz haben sie Schlachten, Kämpfe, Pferdejagden und Tierhetzen dargestellt. Für die sinnliche Potenz haben sie die Liebe gezeigt, Themen von Liebenden und Geliebten, wie sie sich gegenseitig Vorwürfe machen oder sich umarmen usw. Und für die psychische Potenz haben sie Gärten, lieblich anzuschauende Bäume, eine Menge Blumen in reizenden Farben zur Darstellung gebracht. Solche und ähnliche Bilder gehören zu einem erstklassigen Bad".

Diese Berichte lassen das typische orientalische Bad deutlicher vor unseren Augen erstehen. Es sind Gewölbe mit Springbrunnen, umgeben von einer Estrade. Diese Bäder waren oft mit verschwenderischem Luxus ausgestattet, wie Beispiele in Damaskus oder in Spanien zeigen. Alles soll eine behagliche Atmosphäre vermitteln; alle Sinne sollen gleicherweise in einem Bad berührt und erquickt werden.

B. Die Assimilationsbewegung im 12. und 13. Jahrhundert

Wir fanden auf der gesicherten Basis handschriftlicher Zeugnisse die Rezeptionsbewegung als eine geschlossene Epoche zwischen 1070 und 1170 vor, wobei Salerno und Toledo als die wirksamsten Kristallisationszentren aufzufassen sind. Ihr früher Initiator war Constantinus Africanus, dessen Opus didaktisch geprägt war und zunächst auf Salerno beschränkt blieb, während im frühen Toledo bereits und über den Universalismus des ,,Neuen Aristoteles" auch die Medizin ihren wissenschaftstheoretischen Standort und ein gesamteuropäisches Format gewann. Hierbei muß darauf aufmerksam gemacht werden, daß auch in dieser frühen Rezeptionsepoche bei Constantinus bereits ein bewußter Assimilationsprozeß eingesetzt hatte, wie aus dem systematischen Aufbau eines ,,Corpus Constantinum" und seinem pragmatischen Schwergewicht hervorging. Mit Constantinus waren für die Heilkunde Haly Abbas und Ysaac die Repräsentanten der neuen Wissenschaften geworden.

Um das Jahr 1130 wird die Schule von Toledo ein erstes Sammelbecken für die sich rasch verzweigenden Rezeptionskanäle. Hier entwickelt sich bald ein neues Assimilationszentrum, das Valentin Rose (1874) nicht zu Unrecht als ,,Embryo einer Universität" bezeichnen konnte[59]. Die neu ansetzenden Assimilationsprozesse greifen auf ältere Traditionen bis zu Boethius und Isidorus zurück; sie finden ihren Höhepunkt in den Übersetzungen des Aristoteles und des Avicenna[60].

Der Begriff ,,Rezeption" kann dabei nicht, wie sich besonders deutlich an den Übersetzerschulen von Toledo ablesen läßt, ohne ,,Rezeptivität"

[59] Valentin Rose: Ptolemaeus und die Schule von Toledo, in: Hermes 8, 327 (1874).
[60] Schipperges, 76 (1955)

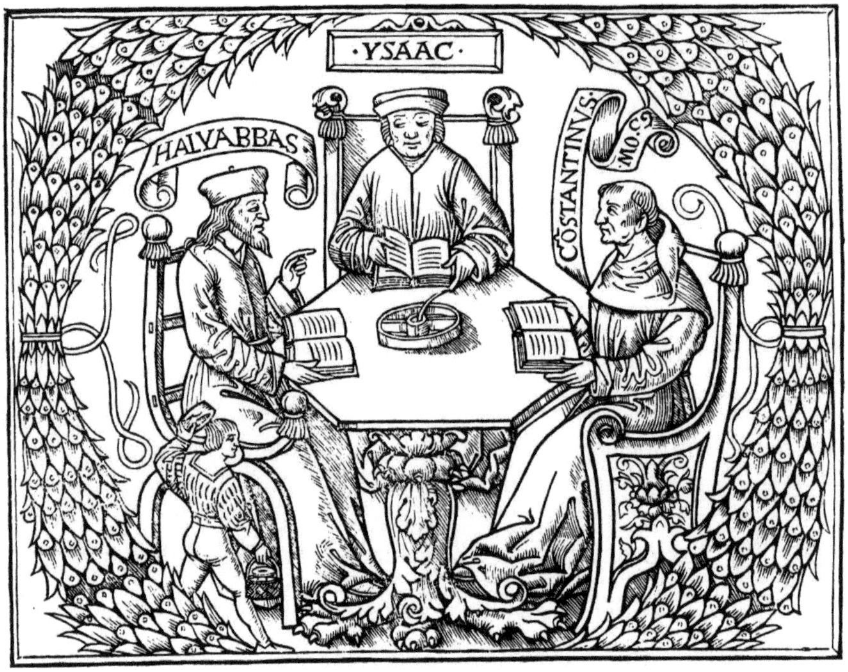

Abb. 67. Titelblatt zu „Omnia opera ysaac“, Lugduni 1515

verstanden werden[61]. Als ein besonders elegantes Modell hierfür dient die Übernahme der „Collectio naturalium“ nach Avicenna aus dem Gesamtkonzept der Wissenschaftssystematik des Aristoteles, auf die wir im einzelnen eingehen müssen. Auf Grund dieses Konzeptes erst war es möglich, der Medizin ihren festen Platz im Gefüge der Wissenschaften zu sichern. Diese wissenschaftstheoretische Topologie wirkte sich nicht nur auf den Standort der medizinischen „facultas“ im „studium generale“ aus, sondern auch auf den organisierten Schulbetrieb mit seinen Lehr- und Prüfungsmethoden[62].

In kaum einem halben Jahrhundert sind die wesentlichen Werke der antiken Medizin und Naturphilosophie legitimes Eigentum des Abendlandes geworden und zu einer adäquaten Repräsentanz an den europäischen Universitäten gekommen. Damit ist ein wahrhafter Einverleibungsprozeß zum Abschluß gekommen, der keineswegs aus dem Aufdrängen eines überfremdeten arabischen Wissensgutes erklärt werden kann, sondern als selb-

[61] Schipperges, 262 (1955). — Hier gilt durchaus analog das, was F. Wieacker in „Privatrechtsgeschichte der Neuzeit“ (Göttingen 1952) konstatiert hat: „Wir verstehen daher die ‚Rezeption‘ besser unter dem Bilde nicht der Aufnahme eines stofflichen Fremdkörpers, sondern eines Entwicklungsprozesses“ (66).

[62] Schipperges, 276 (1955).

ständige Aneignung und Aufarbeitung, als eine Assimilation, verstanden werden sollte. Wir tun dabei gut, möglichst klar zu unterscheiden zwischen bloßen Rezeptionsvorgängen und der auf sie aufbauenden, qualitativ gesteigerten Assimilationsbewegung. Sehr bewußt konnte schon der Pariser Magister Wilhelm von Auvergne formulieren: „Omnis cognitio nostra assimilatio quaedam est." Ohne die dialektische Bewegung ständiger und umfassender Assimilation scheint geistige Bildung nicht möglich, wobei der Impetus des Bildens allein dem Subjekt anvertraut wird, was auch Thomas von Aquin betont, wenn er die andere, die mehr rhetorische Seite unseres Begriffspaares anleuchtet; denn: „Quidquid recipitur, ad modum recipientis recipitur"[63]. Wie intensiv diese geistigen Prozesse verstanden und wie sehr sie sich der bildungspolitischen Situation anzupassen vermochten, zeigt unsere chronologische Übersicht über die Aristotelesrezeption (s. S. 90).

Die Übersicht macht zunächst deutlich, daß und in welchem Ausmaße die Signatur der Scholastik von der Aristoteles-Rezeption gezeichnet war. Sie gibt ferner einen Eindruck von dem Schwergewicht der griechisch-arabischen Naturalia in der Blüte der Assimilationsbewegung. Sie vermag schließlich deutlich zu machen, wie sich im Laufe des 13. Jahrhunderts erst die Rezeption eindeutig zugunsten der griechisch-lateinischen Übersetzungen verschoben hat. Es ist für die Entwicklung der Medizin im ganzen gesehen nicht von ungefähr diese so mustergültig durchgegliederte arabische Heilkunde, überhöht von aristotelischer Naturphilosophie, gewesen, die seit der Mitte des 12. Jahrhunderts die „iuventus mundi" in Bann gehalten hatte.

Mit diesem literarischen Corpus unmittelbar verbunden sind weitere formale Kriterien einer sich bildenden Schulorganisation von Lehrer und Schüler in einen Verband der „universitas". Darüber hinaus haben Stiftungen durch Kaiser oder Papst den universitären Verbund auch juristisch legitimiert. Verbunden damit sind wiederum die Verleihung von Diplomen und einer Lehrbefugnis, nicht zuletzt auch die Organisation der Unterrichtsstoffe und Prüfungsverordnungen. Weitere soziologische Gliederungen sind, wenn auch sekundärer Natur, nicht zu vernachlässigen, so die Bildung von „nationes", Landsmannschaften, und schließlich der „facultates", jener Fakultäten eben, die vor allem den späteren Universitätsgründungen ihr konstitutives Gepräge geben sollten[64].

[63] Wilhelm von Auvergne: De universo II 1, 14: „Omnis cognitio nostra assimilatio quaedam est ad ipsa cognita secundum eam vim vel partem, per quam cognoscuntur". Vgl. auch Chenu, l.c. 210.

[64] Zur soziologischen Situation der Universitätsgründung vgl. Kristeller (1945; 1959) und Schmidinger (1965). — Vgl. insbesondere Peter Classen: Die Hohen Schulen und die Gesellschaft im 12. Jahrhundert, in: Arch. Kulturgesch. 48, 155—180 (1966). — Classen (1966) 156 f. macht darauf aufmerksam, daß die genossenschaftliche Verfassung der Schule wie auch ihre internationale Wirksamkeit dem frühen Mittelalter „durchaus fremd" gewesen sei; dann aber, im ausgehenden 11. Jahrhundert, „blühen plötzlich an zahlreichen Orten Frank-

Chronologischer Index der Aristotelesrezeption

Zeit	Arabisch-lateinische Übersetzungen	Griechisch-lateinische Übersetzungen
1120		Iacobus Veneticus: Logica Nova
		— Metaphysica vetustissima
1140	Johannes Hisp: De obs. diete	
	— De diff. spir. et anime	
1150	Gundissalinus: Liber de causis	
	— Liber sufficientie	Anonymus: Fragmenta physice
	— De meteorologicis I—III	
	— De celo et mundo	— De anima
	— De anima	Henricus Aristippus:
1170	Alfredus Angl.: De vegetabilibus	Meteorol. IV
	— De congelatis (Meteorol. IV)	Physica vetus (bei Ursus u. Maurus von Salerno erwähnt)
1175	Gerhard von Cremona: Naturalia	
	— Analytica posteriora	
	— De proprietatibus elementorum	
	— Parva naturalia	Alfredus korrigiert De gen. et corr.
1185	— Metaphysica nova	
ca. 1200	Anonymus: De memoria	Anonymus: Ethica vetus
		— Parva naturalia
1217	Michael Scotus: De animalibus	— Metaphysica media
	— De celo et mundo	— Physica media
	— De anima	— Ethica nova
	— Metaphysica nova	
	Philippus: Secretum secretorum	
1230	Michael Scotus: Abbreviatio Avicennae	
	— Liber particularis	Anonymus: Metaphysica vetus
	— Liber introductorius	
	— De secretis nature (Physiognomia)	Robert Grosseteste: De celo et mundo
1240	Hermannus Alem.: Ethica	— Ethica
1243	— Summa Alexandrinorum	Bartholomaeus von Messina: Magna moralia
1254	— Rhetorica Averrois	— Problemata, Physionomia
	— Poetica	Wilhelm von Moerbeke: Ethica, Poetica (1248), De
1260		animalibus (1260), Parva naturalia (1260), De anima (1268)
		— Metaphysica
1270		— Naturalia, Politica, Rhetorica
1295		Durand von Auvergne: Oeconomica
ca. 1300		Anonymus: Rhetorica, Oeconomica

1. Die Medizin im Rahmen der Artes liberales

a) Zum Aufbau der Wissenschaften im Artes-Schema

Bevor wir die Schwerpunkte, die Motive und die Tendenzen der einzelnen Assimilationsprozesse im hohen Mittelalter verfolgen, sollten wir kurz noch an die Quellen der Schulbildung im frühen Abendlande erinnern. Während die griechisch-arabische Rezeption — vielfach über syrische Vermittlung und getragen von rassischen Randgruppen — erstaunlich schnell zu einer geschlossenen Assimilation der hellenistischen Naturphilosophie und Medizin gekommen war, blieb die abendländische Bildungswelt für Jahrhunderte unter dem Einfluß eher spärlicher antiker Quellen. Die Medizin vermochte sich gleichwohl im Rahmen der Artes liberales und im Ensemble der enzyklopädischen Summen zu entwickeln und zu einer erstaunlich eigenständigen Anthropologie zu gelangen[65].

Die äußere Tradition geht auf Martianus Capella zurück, der um 430 sein Lehrgedicht „De nuptiis Philologiae et Mercurii"[66] verfaßt hatte. Nach dieser Klassifikation vermittelte das „Trivium" mit Grammatik, Dialektik und Rhetorik die formale Bildung und war mehr „ad eloquentiam" gedacht, während das „Quadrivium" mit Geometrie, Arithmetik, Musik und Astronomie die Realwissenschaften verkörperte[67]. Die Medizin sollte als achte Kunst an der Hochzeitstafel erscheinen, kam aber aus äußeren Gründen nicht mehr zum Zuge.

Für die nächsten Jahrhunderte zählte die Medizin zu den törichten Jungfrauen, die den Ruf des Bräutigams verschlafen haben. Alle Versuche — vor allem in der Karolingischen Renaissance — diese verschlafene Jungfrau doch noch wach und hoffähig zu machen, sind nicht recht gelungen. Zwar fordert zur Zeit Karls des Großen der irische Mönch Dungal offiziell die Heilkunde als eine achte Kunst zu den sieben freien Künsten. Servatus Lupus von Ferrières, der ebenfalls zum Kreis der Karolinger Hofschule gehörte, sieht im Studium der „Artes liberales" nicht nur ein Mittel zum Verständnis der Heiligen Schrift; er findet in der Weisheit auch „einen Wert für sich". An anderen Versuchen zu einer Assoziation der Medizin

---

reichs in großer Zahl Schulen neu auf". — Was die Schule von Salerno anbelangt, so kann im Gegensatz zu Kristeller (1945), der Salerno „the earliest university of medieval Europe (p. 138) genannt hatte, Cobban (1975) mit guten Argumenten glaubhaft machen, daß die Medizinschule von Salerno kein „studium generale" gekannt hat, daher lediglich als „proto-university" (36—47) bezeichnet werden sollte. — Zur Problematik einer eigenständigen abendländischen Bildung, zur „Renaissance" des 12. Jahrhunderts und zu den Fragen einer „translatio studii" vgl. zusammenfassend Cobban, 3—16 und 22 (1975).

[65] Zu den „Artes liberales" vgl. J. Koch: Artes liberales. Von der antiken Bildung zur Wissenschaft des Mittelalters. Leiden-Köln 1959. — J. Dolch: Lehrplan des Abendlandes. Zweieinhalb Jahrtausende seiner Geschichte. Ratingen 1959.

[66] Martianus Capella: De nuptiis Philologiae et Mercurii libri duo. Ed. A. Dick (1925).

[67] Vgl. Guy Beaujouan: L'enseignement du „Quadrivium", in: Settimane di studio del Centro italiano di studi sull'alto medioevo **19**, 639—667 (1972).

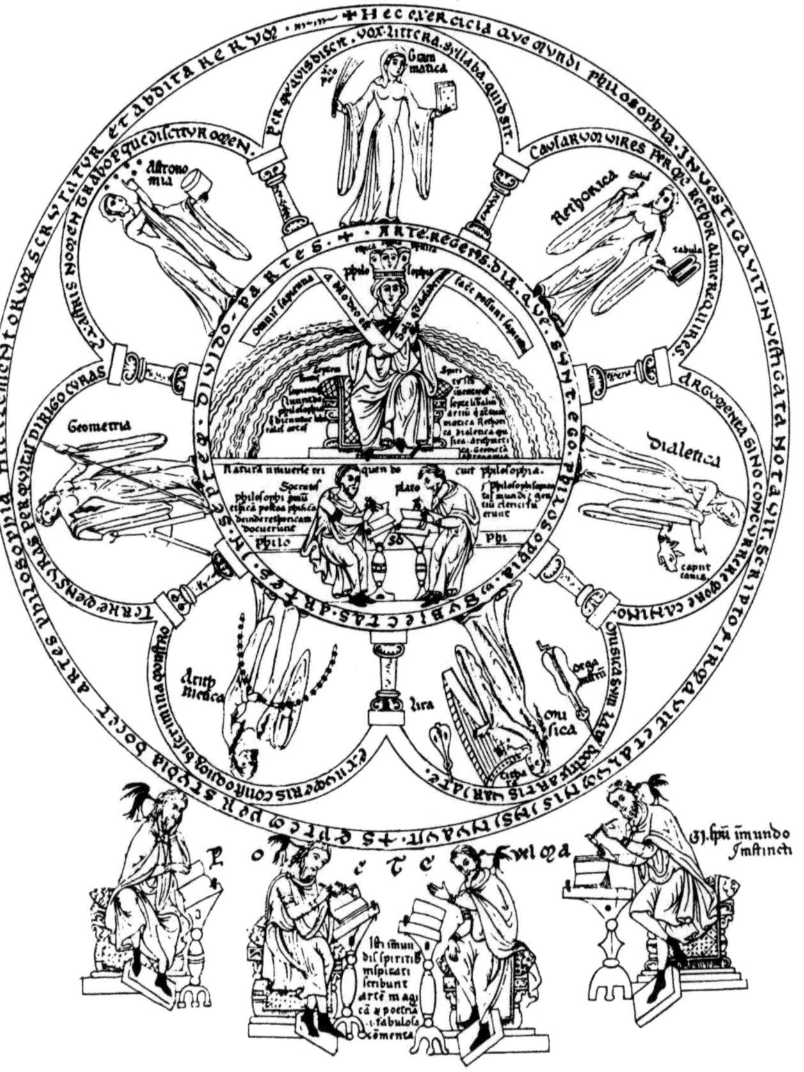

Abb. 68. Allegorische Darstellung der sieben freien Künste. Miniatur aus Herrad von Landsberg: Hortus deliciarum (s. XII); nach der Faksimile-Ausgabe von Straßburg 1879/99, Tafel XI

ins Gefüge der Wissenschaften hat es nicht gefehlt. So meint der Bischof Theodulf von Orleans (gest. 821), man dürfe ruhig die Heilkunde als eine „ars socia“ zu den sieben freien Künsten hinzurechnen[68]. Selbst der gelehrte Alkuin, der Bildungsstern am Hofe Karls des Großen, rechnet die Medizin schon ganz natürlich — mit der Musik und Astronomie, mit Astrologie und Arithmetik und Mechanik — zur „physica“, zu einer allgemeinen

[68] Theodulf von Orleans, in: Carmina 108; MG Poetae I, 629.

Naturwissenschaft[69]. Der angelsächsische Abt Aldhelm von Malmesbury (gest. 709) zählt Mechanik und Medizin zu den Artes. Und der Passauer Bischof Ermenrich schreibt um die Mitte des 9. Jahrhunderts an den Abt Grimaldus von Sankt Gallen: ,,Die Naturkunde (physica) gliedert sich in Arithmetik, Astronomie, Astrologie, des weiteren in Mechanik und Medizin, schließlich in Geometrie und Musik''. Theodulf von Orleans stellt schließlich noch einmal einen indirekten Bezug zur Medizin her, wenn er die ,,Artes liberales'' als Bilder auslegt, die unserer Bildung zur Nahrung dienen. Der ganze Erdkreis ist uns in diesen Künsten gleichsam wie in einer gemalten Figur leibhaftig zugegen; in diesem kleinen Körper wird uns eine gewaltige Sache, ein universeller Sachverhalt, zu erkennen gegeben.

Die etwas verschlafene Jungfer Medizin war nicht mehr rechtzeitig zur Stelle gewesen, um das Hochzeitslager der Gelehrsamkeit zu schmücken. Der Arzt stand draußen, in der bescheidenen Rolle eines biederen Klosterbruders, der seine Heilkräuter pflanzt, seine einfachen Schnitte legt, seine Pflaster schmiert und immer wieder von neuem die alten Weisheiten der Bücher abzuschreiben hatte. Und niemand hätte erwarten können, daß dieser Heilkunst einmal der Ruhm aller Wissenschaften zugeschrieben werden sollte: daß sie es sein sollte, die als eine der tragenden Säulen der Universität, als ,,facultas'' im ,,studium generale'', das Licht der Natur in die moderne Welt hineinzutragen berufen war.

Daß sie dies zu werden vermochte, verdankt sie nicht zuletzt einem weiteren Sachbuch des Mittelalters, den ,,Origines'' des Isidor von Sevilla, das auch den Titel trug: ,,Etymologiae''[70], das Buch von der Bedeutung der Begriffe. Bereits den Namen ,,Medizin'' leitet Isidor etymologisch ab von ,,modus'' oder ,,temperamentum'', da am Maß die Natur allein ihr Genüge findet[71].

b) Der Arzt und die sieben freien Künste

Der Medizin hat Isidor in seinem monumentalen Werk, einem wirklichen Reallexikon des Mittelalters, ein eigenes Buch gewidmet, in welchem er mit einem eleganten Argument die plumpe Heiltechnik der rein empirisch eingestellten Volksmedizin zu einer eigenen ,,ars magistralis'' erhebt: ,,Von einigen ist die Frage aufgeworfen worden, warum unter den übrigen freien

---

[69] Zur Tradition im ganzen vgl. H. Schipperges: Die Benediktiner in der Medizin des frühen Mittelalters. Leipzig 1964.

[70] Isidor von Sevilla: Etymologiarum sive Originum libri XX. Ed. W. M. Lindsay. Oxonii 1911. — Wir kennen an die 1000 Handschriften und 7 Inkunabeln; noch um 1800 wurde das Werk Isidors in Rom (1797—1803) gedruckt.

[71] ,,Nomen autem Medicinae a modo, id est temperamento, inpositum aestimatur, ut non satis, sed paulatim adhibeatur. Nam in multo contristatur natura, mediocriter autem gaudet''. (Lib. IV, cap. 2).

Künsten die Heilkunde nicht enthalten ist"[72]. Darauf folgt als Antwort, daß jene nur die einzelnen Grundlehren enthalten, diese aber das Gesamt. Alle Trivial- und Realwissenschaften sind nur die Schemata und Figuren eines enzyklopädischen Wissens, die mit Blut, Leben, Sinn und Zweck erst durch die Medizin erfüllt werden, durch das Verstehen und das Behandeln des praktischen Arztes. „Denn auch die Grammatik muß der Arzt kennen, damit er einsehen und auseinandersetzen kann, was er studiert. Gleicherweise bedarf er der Rhetorik, damit er mit glaubwürdigen Argumenten zu vertreten versteht, was er verordnet. Nicht weniger muß der Arzt mit der Dialektik vertraut sein"[73].

Mit diesen ersten drei Künsten ist das Trivium durchlaufen, sind die Trivial-Wissenschaften erschöpft, wurde das Collegium Logicum abgehandelt. Man hat im Umgang mit dem Logos den Syllogismus, das logische Schlußverfahren über Begriff und Wort, Urteil und Satz, Prämisse und Beweisführung, erlernt, aus dem sich später die scholastische Methodik mit ihrem „quaerendum est" und „sed contra", ihrem „nos autem dicimus" und ihrer „solutio" strukturieren sollte. Auf diesem elementaren scholastischen Formalismus aber bauen sich nunmehr — nach Isidor — die fundamentalen Realien auf.

„Der Arzt soll die Arithmetik kennen, um die Stunden zu zählen, in denen sich ein Leiden entwickelt und um vom Rhythmus der kritischen Tage zu wissen". Unter dem Stichwort „quid sit numerus" wird der Arzt weitschweifig aufmerksam gemacht auf die Monaden und Diaden und Triaden, auf Tetrade, Pentade, Hexade, Heptade, Oktade, Enneade und Dekade. Aus dem Steigen und Fallen der Stunden und in der Rhythmik der Zeit, über das Steigen und Fallen der Leidensphasen, macht der Arzt seine Erfahrungen, in denen es immer nur auf Krisis und Kairos ankommt.

In den „Institutiones" des Cassiodorus wird die Arithmetik daher als eine Kunst gepriesen, die keiner anderen Wissenschaft bedarf und durch die wir im Wechselspiel der Zeit vor Verwirrung bewahrt bleiben. „Deshalb ist die Arithmetik eine ebenso großartige wie auch unserem Leben nützliche Lehre. Denn durch sie werden wir uns am sichersten unserer selbst bewußt, und sie läßt uns auch durch abwägende Berechnung das Maß der Aufwendungen bestimmen". Dies gilt in gesunden Tagen, besonders aber im Zustand innerer oder äußerer Gebrechlichkeit.

---

[72] Isidor, De Medicina, cap. 13: „Quaeritur a quibusquam quare inter ceteras liberales disciplinas Medicinae ars non contineatur. Propterea, qua illae singulares continent causas, ista vero omnium".

[73] l. c. IV, 13: „Nam et Grammaticam medicus scire debet, ut intellegere vel exponere possit quae legit. Similiter et Rhetoricam, ut veracibus argumentis valeat definire quae tractat. Necnon et Dialecticam propter infirmitatum causas ratione adhibita perscrutandas atque curandas ...".

„In gleicher Weise muß der Arzt sich mit der Geometrie beschäftigen, um die qualitative Beschaffenheit der einzelnen Erdzonen und die jeweilige Lage jeder Gegend kennenzulernen, aus denen ihm gezeigt wird, was es hierbei alles für die Medizin zu berücksichtigen gilt“. Die Geometrie wird als Meßkunst aufgefaßt: Sie mißt und beschreibt das irdische Terrain; sie beobachtet die Witterungsverhältnisse und den Einfluß jeder Höhenlage. Das gleiche macht die Medizin: Auch sie ist eine Umweltlehre, die mit den elementaren Kräften zu rechnen hat, denen der gesunde wie kranke Organismus angepaßt und eingestimmt werden muß. Es ist außer der Geographie und einer allgemeinen Anthropologie die Meteorologie und die Pharmakognostik, welche dieses Fach in eine nahe Verwandtschaft zur Medizin rückt. Und so lernen wir gerade im Vermessen und Berechnen der Schöpfung den Schöpfer selber kennen, der für uns so große und tiefe Geheimnisse in das Weltmaß eingehüllt hat.

Vermag der Arzt sich schon mit dieser Kunst ständig in wachsenden Einklang mit der kosmischen Ordnung zu versetzen, so mehr noch mit der nächsten der freien Künste, mit der Musik. „Daher darf einem Arzt die Musik nicht unbekannt bleiben. Ist es doch gerade diese Kunst, mit der so vieles für den kranken Menschen geschehen kann. So hört man überall. So weiß man von David, daß er durch die Kunst der Modulation den Saul von seinem unreinen Geist befreit hat. So hat auch der Arzt Asklepiades einen Irrsinnigen durch die Musik wieder in seinen früheren Gesundheitszustand zurückgebracht“. Hat doch der Arzt wie kein anderer Beruf ein ursprüngliches Verhältnis zur Musik. Er ist der Fachmann für Proportionen und Disproportion; er hat es in seiner Hand, Mißstimmungen zu harmonisieren und auf mannigfache Weise aufzulösen, was im Grunde schon das Wesen der Heilkunst ausmacht. Deshalb wird die Medizin als eine Musik verstanden, weil sie aus sich selbst heraus alle Dinge vollkommen macht. Diese an sich schon antike Tradition wurde von Boethius in fünf Büchern über die Musik zusammengefaßt und über die Klostermedizin, über Agrippa von Nettesheim und Athanasius Kircher hinaus bis zu Kepler und weit in die Romantik hinein tradiert. Es ist immer die Proportionskunde einer „musica humana“, die analog der „musica mundana“ verstanden wird, während sich der dritte Teil dieses Lehrstücks, die „musica instrumentalis“, erst im Ausgang des Mittelalters durchsetzt, dann aber so überlegen den Bildungsraum der klassischen Musik erobert, daß von jenen fundamentalen Theorien keine Spur mehr übrig blieb.

„Schließlich soll der Arzt Kenntnis von der Astronomie haben, um über sie die Struktur der Sternenwelt und den Gang der Zeiten studieren zu können. Wie denn auch einige der Ärzte sogar behaupten, daß unsre Leiblichkeit sich wandle entsprechend dem Stand der Sterne“. Unter diesem Passus ist weniger eine astrologische Konstellation als vielmehr die Abhängigkeit unserer Gesundheit von den Gesetzmäßigkeiten der großen Welt zu verstehen. Der Arzt soll sich mit jener kosmischen Harmonik vertraut zeigen, die in der Entsprechung einer ,,musica humana" und ,,musica mundana" zu walten scheint. So interpretiert es das Lehrbuch der freien Künste, wenn es unter der Sammelwissenschaft einer Astronomie den Tatbestand vermittelt, daß unser Weltall von den vier Elementen gebildet wird. Elemente sind aber nicht nur Erde, Wasser, Feuer und Luft, sondern auch Sonne, Mond und Gestirne, kurzum das Firmamentum als Inbegriff des natürlichen Gefüges, dem der Arzt so sehr zugehört, daß man ihm den Ehrentitel eines ,,physicus", eines Naturphilosophen, verliehen hat. Auch daran mag Isidor gedacht haben, wenn er nach seinem Durchgang durch die sieben freien Künste kategorisch erklärt: ,,Daher hat man die Medizin eine zweite Philosophie genannt. Denn auch diese Disziplin verpflichtet sich den gesamten Menschen".

In dieser mittelalterlichen Anthropologie kommt aber auch schon jene dritte, ebenfalls unendliche Welt zum Tragen, für die Paracelsus später das Wort ,,astrum" angewendet hat. Neben dem unendlich Großen des Makrokosmos und dem unendlich Kleinen unserer Erde erscheint das unendlich Komplexe, das den Organismus im Prozeß kennzeichnet. Daher mag es als selbstverständlich erscheinen, wenn die Heilkunde an die Astronomie angrenzt, wenn sie sich der Musik anvertraut, selbstverständlich auch, daß sie sich einer Länder- und Erdkunde, einer Zahlenkunde bedient, nicht zuletzt dann auch der Philosophie. Denn diese Medizin stammt nach Isidor von Sevilla vom ,,modus"; Kranksein ist ,,immoderatio"; und der Arzt kann nichts anderes sein als der ,,moderator", der Maßhalter par excellence. Und so wird denn auch die Medizin definiert: Sie ist die Kunst der ,,moderatio".

c) Die Medizin als ,,philosophia secunda"

Nach seinem Durchgang durch die sieben freien Künste kann Isidor erklären: ,,Daher hat man die Medizin eine zweite Philosophie (secunda philosophia) genannt. Denn auch diese Disziplin verpflichtet sich den gesamten Menschen"[74]. Die Heilkunde berührt alle Wissenschaften und Künste, und es ist wiederum der Arzt, der es — essentiell und nicht bloß zufällig — mit allen Bereichen der Kultur zu tun hat. ,,Denn da ist nichts in der Welt, das nicht seine Entsprechung im Menschen hätte", schreibt um das Jahr 1150 der Rabbi Joseph ben Jacob ben Zaddik in seiner Mikrokosmos-Lehre, und er führt das im einzelnen auf: ,,Der Mensch ist in allem gleich der räumlichen Welt. Er besteht aus den vier Elementen. Er hat die Natur der Pflanzen und der Tiere. Er ist allen Dingen des Universums ähnlich: Aufrecht steht er da wie eine Terebinthe; sein Haar gleicht dem Gras und den Kräutern, die Blutgefäße den Flüssen und so fort. Er ist mutig wie ein Löwe, furchtsam wie der Hase, geduldig wie ein Lamm, schlau wie ein Fuchs".

[74] l. c. IV, 13: „Hinc est quod Medicina secunda Philosophia dicitur. Utraque enim disciplina totum hominem sibi vindicat".

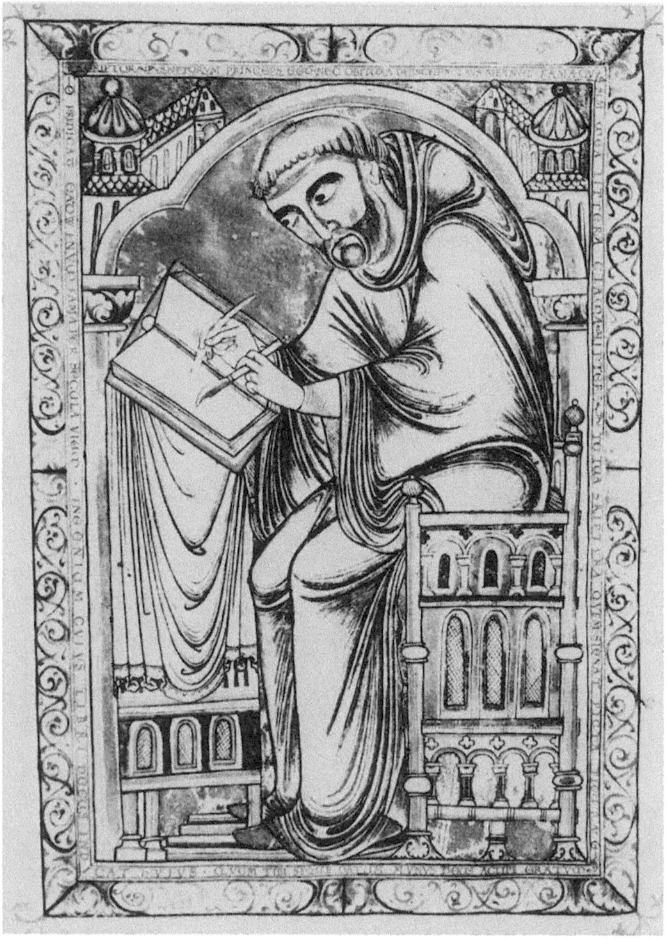

Abb. 69. Frühmittelalterlicher Gelehrter in seiner Schreibstube. Miniatur aus dem Eadwine-Psalter, Cod. lat. R. 17. I, f. 283v Canterbury (um 1500); nach H. Fillitz: Das Mittelalter I, Propyläen Kunstgeschichte, Bd. 5, Tafel LVI. Berlin 1969

Mit dem Ausgang des 12. Jahrhunderts erst und offensichtlich unter dem Eindruck des „neuen Aristoteles" sollte es mehr und mehr zu einem Abbruch der „Artes"-Schematik kommen und im Assimilationsprozeß der neuen Wissenschaften auch zum Aufbau einer anspruchsvolleren „Ars magistralis", wie sie sich wohl am eindrucksvollsten im Konzept der „Collectio naturalium" repräsentiert. Schon Thomas von Aquin hat um die Mitte des 13. Jahrhunderts zugeben müssen, daß die „Artes liberales" nicht mehr dem Gehalt der wissenschaftlichen „Theorica" gerecht werden[75].

[75] Thomas von Aquin: In Boethium De trinitate, q. 5 a. 1 ad 3: „Septem artes liberales non sufficienter dividunt philosophiam theoricam". — Vgl. zur Einstellung des Thomas von Aquin zum Artistenstudium und zum Arabismus M.-D. Chenu: Introduction à l'étude de

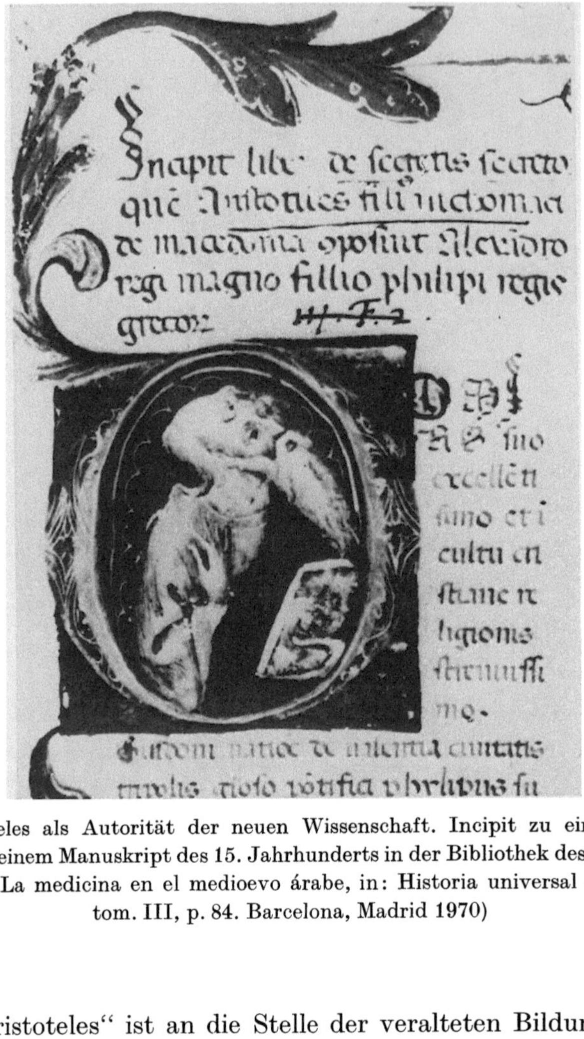

Abb. 70. Aristoteles als Autorität der neuen Wissenschaft. Incipit zu einem „Secretum secretorum“ aus einem Manuskript des 15. Jahrhunderts in der Bibliothek des Escorial. (Nach H. Schipperges: La medicina en el medioevo árabe, in: Historia universal de la medicina, tom. III, p. 84. Barcelona, Madrid 1970)

Der „neue Aristoteles“ ist an die Stelle der veralteten Bildungsschematik getreten. Die neue Epoche verlangte neue Formen, hatte die ausgelaugten Schläuche abzulegen, brauchte eine neues Gehäuse. Wie aber konnte es — so müssen wir nunmehr konkret weiterfragen — innerhalb einer allgemeinen Bildungsreform zu einer derart typischen Organisation kommen, wie wir sie bald als „Universitas magistrorum et discipulorum“ vor uns haben?

2. Heilkunde im Konzept des „neuen Aristoteles“

Unter den formalen Kriterien der aristotelischen Enzyklopädie und den überraschend reichen Materialien aus dem arabischen Heilschatz bekommt

saint Thomas d'Aquin. Paris, Montreal 1950 (übers. in: Deutsche Thomas-Ausgabe, 2. Erg. Bd., 1960).

die scholastische Medizin am Ausgang des 12. Jahrhunderts ihren festen Platz im Katalog der Wissenschaften. Die Wissenschaftssystematik nach Aristoteles wird auch das methodische Leitbild für die Medizin, die sich fortan prinzipiell in eine Theorica und in die Practica gliedert und die als ein eigener Wissenschaftsbereich, als eine „facultas", zu Beginn des 13. Jahrhunderts mehr und mehr in das „studium generale" der Universitäten aufgenommen wird. Die Vorrangstellung der Naturwissenschaften erfolgt dabei zunächst aus rein didaktischen Gründen. Neben den Einzelwissenschaften nach arabischem Muster, vor allem nach Avicenna, Al-Fārābī, Al-Kindī, bleibt aber auch die abendländische Linie, nach Boethius, Cassiodorus und Isidor, stets zu erkennen. Aus beiden Strömungen heraus erhält nun die Medizin einen ausgesprochen bevorzugten Platz und rangiert an der Spitze der Naturalia. Vor der Mitte des 12. Jahrhunderts bereits informiert uns Dominicus Gundissalinus nicht nur über den Ursprung der Wissenschaften (De ortu scientiarum), sondern auch über dessen Stufenbau (De divisione philosophiae). Sein System geht offensichtlich auf Al-Fārābī zurück, der sich wiederum auf ein alexandrinisches Kompendium stützen kann.

a) Zur Toledaner Wissenschaftslehre

Bereits in der frühesten Übersetzungsperiode zu Toledo stand die Rezeption des gesamten Aristoteles auf dem Programm. Über das logische „Organon" hinaus sollen nun auch die „Collectio tertia" (Mathematik) und „quarta" (Metaphysik) übernommen werden. So geht es eindeutig aus der Vorrede zu „De anima" hervor, in welcher der Übersetzer Ibn-Dāwūd dem Erzbischof Johannes von Toledo die Enzyklopädie des Avicenna empfiehlt[76], woraus sich folgender Katalog der Wissenschaften nach der Klassifikation des Aristoteles und in der Fassung des Avicenna ergibt:

Katalog der Wissenschaften

A. *Theorica*

- I. Logica:
  Organon (Hermeneutik, Analytik, Topik, Elenchik = Lehren vom Satz, vom Schluß, vom Beweis und den Widerlegungen)
- II. Physica:
  1. Naturkunde: Physik, Mechanik, Kosmologie, Meteorologie
  2. Biologie: Naturgeschichte der Tiere, Entwicklungslehre
  3. Physiologie: Psychologie (De anima), Parva Naturalia
- III. Metaphysica: Philosophia prima

B. *Practica*

- I. Aesthetica: Rhetorik, Ästhetik, Poetik
- II. Ethica (Nikomachische und Eudemische Ethik)
- III. Politica: Politik, Ökonomik

[76] Zu „De anima" des Ibn Dāwūd vgl. H. Schipperges, 266—268 (1955).

Mit der Toledanischen Wissenschaftslehre bekommt die Medizin erstmalig ihren systematischen Standort und eine verbindliche Nomenklatur. Sie ist nicht länger mehr ein kümmerliches Surrogat der „Artes liberales", sondern eine integrierende Struktur der Schulfächer. In eigener Position behauptet sie in den „Naturalia" des neuen Aristoteles ihren Platz und geht damit auffallend systematisch in den Universitätsbetrieb der europäischen Hochschulen ein. Dieses Ereignis ist für die Rezeption und Assimilation von ausschlaggebender Bedeutung gewesen. Das rezipierte Bildungsgut wurde von nun an unmittelbar zu einem Ferment der Assimilationsbewegung[77].

Dieser griechisch-arabische Wissenschaftsbegriff innerhalb einer geschlossenen Wissenschaftssystematik hat die neue Medizin des hohen Mittelalters entscheidend geprägt. In der aristotelischen Enzyklopädie nach Alfarabi und Avicenna rangieren die Naturalia als Collectio secunda gleichrangig neben den Logica, den Mathematica und Metaphysica. Ihre Theorie unterteilt sich in „scientia physica sive naturalis", „scientia mathematica sive disciplinalis" und eine „scientia prima sive philosophia sive metaphysica". Die Ordnung der Practica fußt auf der „scientia politica", einer „ordinatio familiaris", worunter wir dann die Ökonomik samt den Artes mechanicae finden, sowie einer „scientia ethica sive moralis". Diese Klassifikation wird komplettiert durch die propädeutischen Fächer: die Grammatik, Rhetorik, Historik und Poetik samt ihrem Instrumentum, der Logik[78].

Als „physica" ist die Medizin in ihrer Theorie „scientia conservandi sanitatem et curandi infirmitatem"; ihr „genus" ist die Natur des Menschen, ihre „materia" sind Pathologie und Therapie. Ihre „species" sind die körperlichen Dispositionen: „sanitas, aegritudo, neutralitas". Als Praxis gliedert sich die Heilkunde in Diätetik als „regula" oder „observatio vitae", in Pharmazeutik als „medicamentum" und in die Chirurgie als „manus operatio". Träger der Heilkunst ist der „artifex", der den Namen „medicus" führt, der freilich seit dem ausgehenden 12. Jahrhundert in starke Konkurrenz zu dem wissenschaftlicheren „physicus" gerät[79]. Sein „officium" geht über „sana conservare" und „aegra vel neutra ad sanitatem revocare" auf ein „finis" zu, welches Ziel dann heißt: „per regimen sanitatis cor

[77] H. Schipperges, 148 (1962). — Wie sehr auch bereits Constantinus Africanus über die reine Rezeption hinweg zur Assimilation vorangeschritten ist, hat Gerhard Baader mit seinem Beitrag „Zur Terminologie des Constantinus Africanus" [Med. hist. J. 2, 36—53 (1967)] eindrucksvoll gezeigt.

[78] Dominicus Gundissalinus: De divisione Philosophiae. Ed. L. Baur, in: Beitr. Gesch. Phil. MA 4, Münster 1903. — Vgl. auch Clemens Baeumker: Alfarabi, Über den Ursprung der Wissenschaften (De ortu scientiarum), in: Beitr. Gesch. Phil. MA 19, Münster 1916.

[79] Zur Kontroverse zwischen „medicus" und „physicus" vgl. Schipperges (1972), in: III° Congreso Nacional de Historia de la Medicina, Valencia 1969, Vol. III, 321—327 (1972).

servatio“ und „per curationem sanatio“. Dieser ihrer Natur wegen überragt die Medizin alle Naturwissenschaften[80].

Unter diesen Kriterien erst ist die Medizin die vornehmste der Naturwissenschaften geworden, wobei noch einmal auf den Adel ihrer Materie, den menschlichen Körper nämlich, aufmerksam gemacht wird, der alle anderen Materialien des Kosmos so weit überragt. Die neue Wissenschaftstheorie ist somit nicht allein das Ergebnis des ungeheuren Stoffzuwachses, der seit der Mitte des 12. Jahrhunderts auf die Schulen einbricht, sondern auch Resultat ihrer theoretischen Fundierung. Die Fachgebiete der Medizin waren gegeben durch ihr Objekt; ihre Disziplinen werden deutlich nach den verschiedenen Seinsklassen unterschieden; Formalkriterium für die Wissenschaftlichkeit ist immer das Kausalgesetz, Materialkriterien sind Identität und Widerspruch. Nach dem arabischen Modell wurden schließlich alle Gemeinsamkeiten und Verschiedenheiten diskutiert, wie sie sich etwa auf den Feldern der Medizin und der Ethik ergeben können. Es ist im Grunde das Toledaner Übersetzungsprogramm, wie es bereits von den Kollegen des Gerhard von Cremona am Schluß seines Schriftenverzeichnisses auf die klassische Formel gebracht wurde: „Rasis abubecri fecit alhangui et almansorem et divisiones. Albucasin fecit azaugi et ejus cirurgiam, Avicenna aboali fecit canonem[81].

Dieser neue Wissenschaftsbegriff hat in der Philosophie über Albertus und Thomas, in der Naturkunde über Michael Scotus in Palermo, Adam von Bocfield in Oxford, Petrus Hispanus in Siena oder Johannes von Dakien in Paris die klassische Scholastik erobert und durchgehend geprägt, ehe er um 1600 durch das „Novum Organum“ aufgelöst wurde[82]. Es ist alles in allem der „neue Aristoteles“, der den abendländischen Wissenschaften keineswegs einen antiken Humanismus, im Sinne der Frührenaissance, hatte vermitteln können, der aber dafür das geschenkt hat, was weitaus praktischer und für die Zeit wirkungsvoller war als alle klassische Antike, nämlich Begriff und System einer durchrationalisierten Wissenschaft, wie sie für die Medizin im Programm der „Collectio naturalium“ zum Durchbruch kamen.

b) Das Programm der „Collectio naturalium“

In seinem „Buch der Genesung der Seele“ (Kitāb aš-šifā’) hatte Avicenna das Corpus Aristotelicum in vier Collectiones aufgegliedert: in die „Collectio prima“ mit der „Logica“ als dem „organum scientiarum“, in

[80] Gundissalinus, De divisione philosophiae; Ed. Baur 84,9: „Medicina igitur inter scientias naturales precellit nobilitate sue materie scilicet corporis humani“.

[81] Karl Sudhoff: Die kurze „Vita“ und das Vermächtnis der Arbeiten Gerhards von Cremona, in: Arch. Gesch. Med. 8, 73—82 (1914). — Vgl. auch Ilona Opelt: Zur Übersetzungstechnik des Gerhard von Cremona, in: Glotta 38, 135—170 (1959).

[82] Zur Tradition des arabischen Wissenschaftsbegriffs vgl. Schipperges, 21—29 (1970).

die „Collectio secunda" mit den „Naturalia", in eine „Collectio tertia" mit den mathematischen Wissenschaften und die „Collectio quarta" mit der Metaphysik, der „philosophia prima"[83]. Die „Naturalia" basieren auf der „physica", in der Aristoteles in die allgemeinen Prinzipien der Naturlehre eingeführt und die Bedingungen für Raum, Zeit und Bewegung dargelegt hatte. Es folgen die kosmologischen Schriften („De caelo et mundo", „De generatione et corruptione" und „De meteorologicis") sowie der oftmals kommentierte Traktat „De animalibus". Herausragt der „Liber sextus naturalium", der die aristotelische Psychologie vermittelt und in der „De anima"-Tradition große Bereiche der griechisch-arabischen Physiologie überliefert hat. Abgeschlossen wird die „Collectio naturalium" mit den „Parva naturalia", ein nichtaristotelischer Terminus, unter dem wir eine ganze Schriftengattung, von „De sensu et sensato" über „De somno et vigilia", „De morte et vita" bis zu „De iuventute et senectute" wiederfinden.

Der entscheidende Assimilations-Sprung bei diesem Programm ergibt sich aus einem Vergleich mit dem älteren „Corpus Constantinum"[84]:

Struktur des Corpus Constantinum

I. Die Anknüpfungsliteratur an das lateinische Schrifttum
1. Liber de urinis
2. Liber febrium
3. Liber dietarum universalium et particularium
4. Liber de virtutibus simplicium medicinarum

II. Die Eingangsliteratur in das klassische Schrifttum
5. Isagoge in artem parvam Galeni
6. Aphorismi Hippocratis
7. Liber prognosticorum Hippocratis
8. Regimentum acutorum Hippocratis

III. Die großen Kompendien des Arabismus
9. Liber pantegni
10. Practica Constantini
11. Liber megatechni
12. Viaticum

IV. Parva Medicinalia
13. Liber de oculis
14. De melancolia
15. De coitu
16. De elephantiasi
17. De stomacho
18. Libellus de oblivione

V. Bruchstücke und Irrläufer
19. Chirurgia Constantini
20. De humana natura
21. Liber de animalibus
22. Summula de infirmitatibus
23. Liber pauperum
24. Liber experimentorum
25. Microtegni Galieni

[83] Siehe hierzu im einzelnen: Das Buch der Genesung der Seele. Eine philosophische Enzyklopädie Avicennas. Hrsg. M. Horten. Nachdruck: Frankfurt: Minerva 1960.

[84] Zu diesem Vergleich von Salerno und Toledo s. H. Schipperges: Die Assimilation ..., 26f. u. 62f. (1964).

Klassement des Aristoteles Latinus

I. Logica
1. Praedicamenta
2. Peri hermeneias
3. Analytica priora
4. Analytica posteriora
5. De sophisticis elenchis
6. Topica

II. Naturalia
7. Physica
8. De caelo et mundo
9. De generatione et corruptione
10. De meteorologicis
11. De animalibus
12. De anima
13. Parva naturalia

III. Mathematica
14. Arithmetica
15. Geometria
16. Musica
17. Astrologia

IV. Metaphysica
18. Philosophia prima

V. Practica
19. Ethica Nicomachi
20. Ethica Eudemia
21. Magna moralia
22. De virtutibus et vitiis
23. Politica
24. Oeconomica vulgata
25. Rhetorica vulgata
26. Poetica

IV. Pseudo-Aristotelica
27. Liber de causis
28. De vegetabilibus et plantis
29. De lapidibus
30. De causis proprietatum elementorum
31. De differentia spiritus et animae
32. De regimine sanitatis (Secretum secretorum)
33. Problemata
34. Physiognomia
35. De pomo sive de morte Aristotelis
36. De inundatione Nili
37. Alchimia, astrologia, anatomia, aenigmata Aristotelis
38. Liber de vita Aristotelis

Damit haben wir ein „Corpus Toletanum" in geschlossener Form vor uns, das vor allem für die Akademisierung der Medizin von Bedeutung wurde. Wir greifen noch einmal auf seine wesentlichen Strukturen und Funktionen zurück: Von neuem wird durch Marcus von Toledo die Isagoge des Ḥunain b. Isḥāq übersetzt, die hier den Titel „Liber introductorius" bekommt. Neben den „Divisiones" und der Masernschrift des Rhazes übersetzt Gerhard von Cremona (um 1175) den „Liber de medicina ad Almansorem" und die antike Elementenlehre nach Isaac Iudaeus. Zum „Canon medicinae" des Avicenna tritt schließlich noch die „Chirurgia Abulcasis", die später unter diesem Titel bei Guy de Chauliac erscheint. Im Gegensatz zum frühen Rezeptionsprogramm, wie es durch das „Corpus Constantinum" repräsentiert ist, bleibt der Toledaner Bildungsplan nicht regional beschränkt, sondern vermochte eine gesamteuropäische Bewegung auszulösen, wie sie sich etwa in den Pilgerfahrten der „iuventus mundi" nach Toledo dokumentiert[85].

[85] Vgl. Schipperges: Die Assimilation ..., 101—103 (1964).

c) Das Konzept des „Canon Avicennae"

Als der klassische Vertreter der arabischen Medizin gilt durch das ganze Mittelalter und bis in die neueste Zeit Avicenna, dessen „Gesetzbuch der Medizin" (al-qānūn fi'ṭ-ṭibb) als die Quintessenz des griechisch-orientalischen Heilwissens angesehen wurde. Abū ʿAlī al-Ḥusain b. ʿAbd Allāh b. Sīnā wurde um 980 in Afšana bei Buḫārā in der persischen Provinz Ḫurasān geboren und starb 1037 auf einem Feldzug des ʿAlā' ad-Daula. Schon zu Lebzeiten erhielt Ibn Sīnā den Titel eines „ra'īs", was soviel heißt wie: der Kopf, der Chef, der Erhabene und Ehrwürdige; als „princeps medicorum" ist Avicenna (aus Ibn Sīnā über Abencena) in die lateinische Literatur eingegangen[86].

Neben der Rationalität der Sprache ist es vor allem die geniale Assimilationskraft, die den Geist des avicennischen Schrifttums prägte. Diesen Geist atmen seine 105 Schriften über alle Wissensgebiete, insbesondere auch eine achtzehnbändige enzyklopädische Zusamenfassung der Wissenschaften unter dem Titel „Buch der Genesung der Seele" (Kitāb aš-šifā'). Hier werden neben den Grundwissenschaften der Logik und Mathematik auch Physik und Astronomie behandelt sowie in aristotelischer Syllogistik die Theologie. Zu allen diesen Gebieten hat Avicenna sich in etwa 80 weiteren Abhandlungen geäußert.

Aus den zahlreichen Traktaten zur Heilkunde ragt deutlich sein „Canon medicinae" heraus, der „Kitāb al-qānūnī fi'ṭ-ṭibb". „Qānūn" bedeutet dem arabischen Wortlaut nach die Norm, das Recht, die Regel, die Satzung, das statuierte Gesetz, das Gesetzbuch, der Kodex also, und demnach der Kanon der Heilkunde. Es erhebt den Anspruch, der endgültige Abschluß des heilkundlichen Wissens der alten Welt zu sein und wurde mit diesem Anspruch zur Autorität für ein ganzes Jahrtausend. In der Tat zeigt dieses Riesenwerk von einer Million arabischer Wörter auf über tausend Folioseiten eine mustergültige Ordnung, Gliederung und Untergliederung bis ins Kleinste und in jedem Detail eine bewundernswerte Übersicht. Jedes Einzelteil konnte herausgenommen und Gegenstand des medizinischen Unterrichts werden. Auf diese Weise sind immer wieder Riesenkommentare zu einzelnen Kapiteln des Kanon verfaßt worden. Es ist offensichtlich die reife Verbindung der Theorie mit den Prinzipien der Praxis, die der Medizin einen festen Platz im System der Wissenschaften eingeräumt hat. Dieses Gleichgewicht zwischen „theorica et practica" sollte auch für die abendländische Scholastik zum Muster der akademischen Medizin werden.

In klassischer Weise behandelt der Kanon das gesamte Gebiet der Medizin. Buch I legt die Anatomie und Physiologie dar; das Buch II bringt

[86] Zu Leben und Werk des Avicenna vgl. S. M. Afnan: Avicenna. His Life and Works. London 1958. — Boubaker Ben Yahia: Avicenna médecine, in: Rev. d'hist. sciences **5**, 350—358 (1952). — P. Kraus: Eine arabische Biographie Avicennas, in: Klin. Wschr. **11**, 1880—1894 (1932). — M. Ullmann: Die Medizin im Islam, 152—156 (1970).

die Arzneimittellehre. Die Krankheiten von Kopf bis Fuß werden in detaillierter Weise im Buch III abgehandelt. Buch IV befaßt sich mit der Fieberlehre, die schon bei Isaac Judaeus weit über den Rahmen des Stoffgebietes hinausgedrungen war. Das letzte Buch schließt der Kanon mit der Behandlung der Composita ab. Innerhalb der Gliederung bildet den Hauptabschnitt ein Buch (kitāb), das sich in weitere Abschnitte (funūn) unterteilt. Ein Fen wird aufgegliedert in Doktrinen (taʿālīm); die wiederum zerfallen in Summen (ǧumal). Die Summen bauen sich auf aus Abhandlungen (maqālāt) oder Kapiteln (fuṣūl), wobei ein solches Kapitel (faṣl) schließlich das Grundelement des gegliederten Werkes bildet[87].

Abgesehen vom naturphilosophischen Grundkonzept tritt im „Canon medicinae" alles Metaphysische zurück, das in den anderen Schriften eine so große Rolle spielte. Zentralproblem dieser Metaphysik war die Theodizee, die Existenz des Übels in einer vom gütigen, allmächtigen und vorauswissenden Gott geschaffenen Welt. Da Gott nun ewig ist, die Welt aber zeitlich, muß der Mensch sein Schicksal als innere Prägung in sich selber austragen, wobei das Böse als Preis für die Willensfreiheit gilt. Des Menschen Würde liegt demnach allein in seiner sittlichen Verantwortung. Das Übel im Partiellen kann nur Teil eines Guten im Ganzen sein. Auch persönliche Schuld kann daher zum Heil dienen, womit die Tragik des Weltablaufs einer endlichen Versöhnung zugeführt wird. Der ganze Kosmos ist somit lediglich die Manifestation eines universell geordneten Lebensprinzips, dessen exemplarisches Abbild die menschliche Seele ist, die „anima quodammodo omnia", wie sie Thomas von Aquin nach Aristoteles und mit Avicenna genannt hat, wobei beiden Aristoteles als der Meister gilt, als ein Muster, an dem Gott der Welt habe zeigen wollen, was überhaupt ein Mensch wissen kann.

Mit dem „Canon" ist das System der Heilkunst in klassischer Weise kodifiziert worden. Zahlreiche Handschriften und nicht weniger als 15 Inkunabeln sind uns erhalten geblieben. Bereits 1593 konnte in Rom eine „Editio arabica" erscheinen, und die lateinischen Fassungen nach Gerhard von Cremona bilden Prunkstücke des Frühdrucks. Im ausgereiften Assimilationsprozeß der Hochscholastik schien damit auch die Medizin ihr wortwörtlich kanonisches Lehrstück für die akademische Unterweisung zum Arzt erhalten zu haben.

3. Der Einbau der Medizin in die Schulbildung

a) Die Rolle der Isagoge Johannitii

Die scholastische „Introductio in medicinam" geht auf die Einleitungsschrift des Ḥunain b. Isḥāq (9. Jh.) zurück, die den Titel trug: „mudḫal

[87] Zum „Canon medicinae" vgl. Ullmann: Die Medizin im Islam, 152—155 (1970); eine arabische Edition wurde 1593 in der Typographia Medicea zu Rom veröffentlicht. — Vgl. auch O. C. Gruner: A Treatise on the Canon Medicine of Avicenna incorporating a Translation of the First Book. London 1930.

fi'ṭ-ṭibb", wobei „mudḫal" soviel bedeutet wie Vorraum, Eingang (gr. „eisagoge"). Im Wissenschaftskatalog des Al-Fārābī (gest. 950) teilte sich die Medizin in eine „Ars activa" und eine „ars speculativa". Beide Teile bilden von nun an das Ganze, die „regula", den „qānūn". Ähnlich unterscheidet auch der „Canon Avicennae" zwischen einer „scientia scientialis" und der „scientia operativa".[88] Bereits im 11. Jahrhundert ist die „Isagoge Johannitii" an den Schulen von Salerno und Chartres bekannt geworden, und sie dominiert in den scholastischen Lehrplänen bis in die Mitte des 16. Jahrhunderts.

Als „Arbor Divisionis Medicinae" ist diese Gliederung noch in zahlreichen Handschriften des 12. und 13. Jahrhunderts sowie in frühen Drucken zu finden. Als „Theorica" gliedert sich die Medizin in „Res naturales", „Res non naturales" und „Res contra naturam". Mit den „Res naturales" befassen sich die einleitenden Kapitel: „De quatuor elementis", „De commixtionibus", „De humoribus", ferner die Abschnitte über „membra", „virtutes", „operationes" und „spiritus". Angeschlossen sind der Physiologie die Lebensalter, die Farben und Figuren sowie die geschlechtliche Differenzierung. Der zweite Abschnitt befaßt sich mit den „sex res non naturales" nach dem Konzept der antiken Diätetik, wobei Badewesen und Geschlechtsverkehr gesondert berücksichtigt werden. Der „tractatus rerum contra naturam" behandelt alsdann die Stoffgebiete der Allgemeinen Pathologie, eine Fieberlehre sowie die Ätiologie und Symptomatologie. Der Bereich der „Practica" wird mit der „operatio medicinae" eingeleitet, die dreifache Wirkung zu zeitigen hat: Sie schützt die Gesundheit, bringt die Krankheit zum Heilen oder beugt dem Kranksein vor. Basis aller Therapie ist das „regimen sanitatis", die praktische Diätetik in den traditionellen sechs Punkten. Mit ihr verbunden sind Arzneimittel und Chirurgie, die wiederum nach ihrem Eingriff am Knochengerüst oder der Muskulatur gegliedert wird[89].

b) Medizin im Programm der Articella

Das Kompendium der hochmittelalterlichen Schulmedizin ist uns als „Ars medicinae" oder „Articella" überliefert. An seinem Anfang finden wir regelmäßig die „Isagoge in artem parvam Galeni" des Ḥunain b. Isḥāq. Es folgen die Aphorismen und das Prognostikon des Hippokrates sowie

[88] Im einzelnen s. Schipperges, 317ff. (1959) und 1675ff. (1962). — Zu Ḥunain b. Isḥāq vgl. Ullmann: Die Medizin im Islam 115—119 (1970). — Vgl. neuerdings Ḥunayn ibn Isḥāq. Collection d'articles publiée à l'occasion du onzième centenaire de sa mort. In: Arabica **21**, 229—330 (1975).

[89] Hysagoge Joannitij in medicina. In: Articella nuperrime impressa cum quamplurimis tractatibus ... Lugduni 1534, f. 2^r—8^v. — 1476 wurde die Articella bereits bei Nicolaus Petri in Padua gedruckt.

MEDICINA

Theorica			*Practica*
Naturalia	*Nonnaturalia*	*Praeternaturalia*	
1. Elementa	1. Aer	1. Morbus	
2. Temperamenta	2. Motus et quies	2. Causa (occasio)	
3. Humores	3. Cibus et potus	3. Signum	*Diaeta*
4. Membra	4. Somnus et vigilia		*Pharmacia*
5. Virtutes	5. Excreta et retenta		
6. Actiones	6. Affectus animi		*Chirurgia*
7. Spiritus			
Additiva			
1. Aetates			
2. Colores			
3. Figuras			
4. Sexualitas			

Res Naturales Additae

Aetates	*Colores*	*Figurae*	*Sexualitas*
Adolescentia (→25) (calida + humida)	cutis: inter. exter.	crassitudo	(= discrimen inter masculum et feminam)
		macies	masculus / femina
Juventus (→40) (calidus + siccus)	capillorum (niger, rubeus, glaucus, canities)	synthesis	
Senectus (→60) (frigidus + siccus)		squalliditas	calidior + siccior / frigidior + humidior
Senium (→ ×) (frigid. + humid.)	oculorum (tunica, humores, colores)	aequalitas	

„De regimine acutorum“ in der Übersetzung des Constantinus Africanus. Aus byzantinischen Quellen erscheinen in der Regel der Pulstraktat des Philaretos sowie die Urinschrift des Theophilos. Jüdisch-arabischer Überlieferung entstammen der „Liber de urinis“ des Isaac Iudaeus sowie der „Liber dietarum universalium et particularium“. Als „Pantegni“ in der Übersetzung des Constantinus Africanus ist ein Traktat des Haly Abbas anzusehen. Schließlich findet sich noch des öfteren das „Viaticum“ des Al-Ǧazzār, das in der Fassung des Constantinus Africanus zu einem beliebten Handbuch praktischer Medizin werden konnte. Gelegentlich kam noch ein „Antiditarium Nicolai“ hinzu, das in Salerno entstanden sein dürfte. Teile des „Canon Avicennae“ wurden erst später — in Paris um 1330 — aufgenommen.

Als ein kürzeres und faßliches Handbuch diente auch gesondert das „Viaticum“, das von Ibn al-Ǧazzār (gest. 1004), einem Schüler des Isaac Iudaeus, stammt. Auch hier hat sich Constantinus klar als Übersetzer tituliert. Das Werk wurde bereits im Jahre 1124 aus dem Lateinischen ins Hebräische übersetzt; 1259 ist es durch Mose ben Tibbon aus dem Arabischen ins Hebräische gekommen. An kleineren Schriften seien weiterhin erwähnt eine Augenheilkunde, die Ḥunain b. Isḥāq zum Autor hat, eine Schrift über die Melancholie, die nach Rufus von Ephesos durch Isḥāq b. ʿAmrān bearbeitet wurde, eine Schrift „De coitu“, die Alexander von Tralleis zum Vorwurf nahm, ein Traktat „De elephantiasi“ sowie ein relativ selbständiger und dem Erzbischof Alphanus von Salerno gewidmeter „Liber de stomacho“.

Bei der „Articella“ handelt es sich somit um eine geschlossene „Ars medicinae“, eine wohlüberlegte Komposition von Unterrichtstexten und damit um ein planmäßig strukturiertes Bildungsprogramm, das trotz zahlreicher Variationen bis zum 15. Jahrhundert als der „ungebrochene Überlieferungsträger“ salernitanischer und insbesondere constantinischer Medizin angesehen werden muß. Paul Oskar Kristeller hat diese Schriftengruppe das „Rückgrat des medizinischen Unterrichts“ genannt, das nicht nur für Salerno gültig wurde, sondern auch für den frühen Unterricht an den Fakultäten im Rahmen des „Studium Generale“ maßgebend blieb.

Der Einfluß des neuen Bildungsgutes und seiner Formalien auf die Schulliteratur machte sich bald bemerkbar. An die Stelle pragmatischer Information tritt die systematische Instruktion. Die Methode des Kommentierens verleiht den Traktaten ein höheres Niveau. Bereits Musandinus soll in Salerno Articella-Kommentare verfaßt haben. Ein eigenes „Corpus medicinae Salerni“ ist die Folge dieser neuen Schulmedizin. So führt der Codex 1302 der Stadtbibliothek Breslau aus dem ausgehenden 12. Jahrhundert einen „Liber de febribus“ des Magister Ferrarius, die „Curae“ des Johannes Afflatius, ein alphabetisches Herbarium-Verzeichnis, Glossen zum Antidotarium des Matthaeus Platearius und einen „Liber de urinis“ des Maurus.

In eine erweiterte „Articella“ wurden erst relativ spät aufgenommen: das „Jusiurandum Hippocratis“ und seine „Epidemien“, ein Traktat „De natura hominis“, „Flosculi medicinales“ des Celsus, die „Parabolae“ des Arnald von Villanova, eine „Summula Jacobi de Partibus“, die „Capsula Eburnea“ sowie Teile aus dem „Secretum secretorum“[90].

[90] Zur „Articella“ vgl. Baader (1967) sowie Lauer (1968) 68—80 mit eingehenden, handschriftlich dokumentierten Aufzählungen der Unterrichtsstoffe. — In Bologna hatte Taddeo di Alderotti (1223—1303) um 1277 die Isagoge Johannitii disputiert und kommentiert (Ed. Venedig 1527).

Erwähnt werden müssen ferner breitangelegte, erstaunlich beständige Literaturgattungen wie die „De anima"-Traktate, mehr Physiologie als Psychologie, sowie eine unerschöpfliche „De animalibus"-Tradition, eine Fundgrube an morphologischem und pathologischem Wissen. Die Tierbücher des Aristoteles[91] sind unter dem Kalifat des Al Maʾmūn (813—833) durch Ibn al-Batrīq aus dem Griechischen ins Arabische übertragen worden, um 1220 durch Michael Scotus aus dem Arabischen ins Lateinische, während eine griechisch-lateinische Fassung erst um 1260 durch Wilhelm von Moerbeke erstellt wurde.

Neben Albertus Magnus ist unter den Exegeten vor allem Petrus Hispanus zu erwähnen, in dessen „Opera Medica" wir die Texte integriert und zu einer erweiterten „Articella", einer „Summa medicinae", kompiliert fanden[92]. Petrus macht eigens auf die anthropologische Relevanz dieser Tierbücher aufmerksam, aber auch schon auf eine kritische Weiterführung, ganz ähnlich, wie auch Guy de Chauliac († 1368) eine Aristoteles-Kritik gefordert hatte: Man habe seinen Meister nur schlecht gelesen, wenn man die Autorität über die Wahrheit stelle, während doch „experimentum" und „ratio" allein einen sicheren Weg des Wissens bieten könnten.

Seit dem 13. Jahrhundert finden wir an allen Universitäten das medizinische Curriculum rein arabistisch ausgerichtet: aufbauend auf die Isagoge des Johannitius, mit Hippokrates und Galen nach arabischen Übersetzungen, dem Canon Avicennae und mit Teilen aus Rhazes, dem Corpus Constantinum und Lehrstücken des Isaac Iudaeus. Es stellt dieses Schulprogramm der „Articella" keineswegs das Assimilationsspektrum im ganzen dar, es ist vielmehr auf praktische Lehrzwecke zugeschnitten, ganz und gar auf den werdenden Arzt. Ende des 16. Jahrhunderts erst kam es in Montpellier zu einem Absetzen der Prüfungsstoffe nach Avicenna. Noch Ende des 17. Jahrhunderts gab es in Valladolid eine offizielle Lehrkanzel „in Avicennam"!

c) Medizinische Prüfungsordnungen

Bereits der große Übersetzer Ḥunain b. Isḥāq hatte für einen befreundeten Gouverneur eine Schrift verfaßt mit dem Titel: „Wie der Arzt geprüft werden soll" (kaif yanbaġī anyumtaḥan aṭ-ṭabīb), die leider nicht erhalten blieb. Dafür finden sich bei Isḥāq b. ʿAlī ar Rūhāwī konkrete Angaben über die Prüfungsstoffe der Ärtze[93].

Der sich rasch durchsetzende neue „Ordo docendi et discendi" hatte auch im Abendland bald schon verbindliche Lehr- und Prüfungsordnungen

[91] Zu den Tierbüchern des Aristoteles s. Wingate (1931); vgl. auch Jean Théodoridès: La zoologie au moyen âge. Paris 1958.

[92] Opera Medica Petri Hispani (nach Cod. Matr. 1877 (s. XIII); vgl. im einzelnen Schipperges, Grundzüge ... (1967).

[93] Vgl. Bürgel, 341 u. 356f. (1966).

erforderlich gemacht. Die Formeln dafür lauten: „Quis sit ordo discendi“ (so bei Wilhelm von Conches) oder „Quo ordine legenda sit“ (so bei Dominicus Gundissalinus). Kirchliche, vereinzelt auch staatliche Stellen haben immer wieder in diese Regularien eingegriffen, so in Paris: „ut uniformitas docendi, discendi, disputandi certam redigatur ad formam“[94].

Von besonderer Bedeutung in diesem Lehrprogramm wurde der „Liber nonus ad Almansorem“, den man als das Lehr- und Prüfungsbuch der lateinischen Scholastik bis weit ins 16. Jahrhundert hinein bezeichnen kann. Es handelt sich dabei um die spezielle Therapeutik des „Kitāb aṭ-ṭibb al-Manṣūrī“ des Rhazes (gest. 925), der als „Liber de medicina ad Almansorem“ noch 1175 von Gerhard von Cremona in Toledo übersetzt worden war[95]. Für die Verbreitung des „Liber Nonus“ zeugen zahlreiche Inkunabeln (Mediolani 1487; Venetiis 1483, 1494, 1497; Padua 1480) und Frühdrucke (Lugduni 1511; Argentorati 1531; Basileae 1544). Eine lateinische und arabische Version wurde noch 1776 zu Halle von Reiske herausgegeben. In seiner Form einer speziellen Krankheitslehre ist der „Liber Nonus“ schon früh als „Liber salutis“ bezeichnet worden, so in einem der frühesten Kommentare des Magister Sillanus de Papia, der bereits 1476 in Padua gedruckt werden konnte[96].

Für die Medizinschule in Montpellier waren nach einer Bulle Clemens V. (vom 8. 9. 1308) vorgeschrieben: Galens „De complexionibus“, „De malicia complexionis“, De ingenio sanitatis“, „De simplici medicina“, „De morbo et accidenti“, „De crisi et criticis diebus“, jeweils nach arabischen Fassungen. Es folgten der „Canon Avicennae“ und Teile aus Rhazes, ferner Isaac Iudaeus nach Constantinus Africanus[97]. Im „Liber lectionum“ der Universität Montpellier finden wir 1533 noch: Traktate aus dem Kanon des Avicenna, die Mikrotechne Galens und arabische Hippocratica.

Von Salerno sind wir durch eine Handschrift aus Pommersfelden (1190) unterrichtet, wie dort die Erringung der akademischen Grade gehandhabt wurde. Der Anwärter, „qui magisterium petiit“, trat vor den Conventus, wo die Literatur zusammengetragen war, etwa das Viaticum oder eine Ars medicinae oder die Diaetae universales, „de quibus oportet legere coram magistris“. Eine Seite wurde blind aufgeschlagen und von dem Prüfling frei kommentiert. Wir haben damit also eine öffentliche Diskussion „in aula medica“ vor uns. Danach konnte der Magistrandus mit der akademischen Würde ausgezeichnet werden: „ipsum in honorem magisterii sublimabant“, wenn er sich nicht bei einem Durchfallen etwa mit der Er-

---

[94] Nach Stephen d'Irsay **I**, 66 (1933).

[95] Vgl. Schipperges, 373ff. (1963).

[96] Almansoris liber Nonus cum expositione Sillani, Venetiis 1490, f. 2^r: „Quia in libro Almansoris ponitur modus salutis satis brevis in omnibus egritudinibus. Ideo hunc librum salutis volo nuncupari“.

[97] Nach Germain, 3 (1879).

mahnung begnügen mußte: „Frater adhuc stude, quia non es repertus ita sufficiens ut deceret“.

Ein Manuskript des Caius College Cambridge Nr. 385 bringt einige bemerkenswerte Glossen, die dem Alexander Neckam (gest. 1217) zugeschrieben werden und die ohne Titel beginnen mit „Sacerdos ad altere accessurus“. Dieses Fragment enthält einen kurzen Abschnitt „De phisica“, in welchem es heißt: „Wer sich dem Studium der Medizin, das für die Kinder Adams durchaus nutzbringend ist, zu unterziehen trachtet, der soll hören: zunächst den Johannitius, dann sowohl die Aphorismen als auch die Prognostik des Hippokrates, ferner die Techne des Galen und das Werk Pantechne. Der Autor dieses letzteren Werkes ist Galen, sein Übersetzer aber Constantinus. Er lese auch die Einzelstücke wie das Gesamt der Diätetik des Ysaac, ferner das Buch über den Urin und den Puls, sodann aber auch den Dioskurides und den Macer floridus, in denen die Natur der Heilkräuter abgehandelt werden und schließlich die Bücher des Alexandros“. Weiterhin werden von Alexander Neckam dem medizinischen Studenten zur Lektüre empfohlen: die diätetischen Schriften des Isaac Iudaeus sowie das „Viaticum“, jenes kleine praktische Reisehandbuch für Ärzte, das in verschiedenen Handschriften vorhanden ist und das erst in der gedruckten Ausgabe von Lyon 1515 den tendenziösen Titel trägt: „Viaticum ysaac quod constantinus sibi attribuit“. Nach weiteren Puls- und Urintraktaten, an denen in den frühmittelalterlichen Handschriften auch vor den Arabern schon kein Mangel herrschte, geht dann die Empfehlung an den Medizinstudenten auf pharmakologische Texte über. Hier beherrscht die „Materia medica“ des Dioskurides das Feld.

Das Fragment des Alexander Neckam zeigt uns bereits das ganze Feld des medizinischen Unterrichts, verrät aber wenig von der inneren Strukturierung der Fächer und von der intensiven Versenkung in die einzelnen Disziplinen. Die später so straff durchgeführte Systematik der Fächer Diätetik, Pharmazie und Chirurgie, wobei fraglos der Diätetik die Hegemonie zugesprochen wurde, läßt sich als didaktisches Leitbild schon deutlich erkennen. Dieser Studienplan aus dem Jahre 1190, vielleicht auch etwas später zu datieren, ist nicht nur repräsentativ für die Schulen zu Beginn des Universitätsunterrichtes, er blieb auch — jedenfalls in Paris — maßgebend bis in die Mitte des 14. Jahrhunderts[98]. Er darf als Überleitung in eine Epoche angesehen werden, wo das alte Gut mittelalterlicher Bildung durch die Kriterien neuer Sachgesetzlichkeiten ersetzt wurde.

Die Lehr- und Prüfungsordnungen waren damit erstaunlich rasch zu einem festen Bestandteil des „ordo scholasticus“ geworden und wirkten

[98] Das Chartularium Parisiense I, 517 führt etwa auf: Theophilus, De urinis; Constantinus, Viaticum; Alia Ysaac; De dietis particularibus; Antidotarium Nicolai; Versus Egidii. — Vgl. Seidler, 107 (1967), wonach um 1275 in Paris ein Magister Jacobus de Sanatis aus Padua eine „Expositio“ gab zum Lib. 4, Fen 1 des „Canon Avicennae“ (nach Cod. 599, Prag).

wiederum konstituierend auf die Korporation eines „studium generale" ein. Innerhalb des „status studentium" erstrebte man zunehmend das Monopol über möglichst viele Wissenszweige und wurde damit eine „schola generalis" innerhalb der „communitas sive universitas scholarium". Auf der anderen Seite organisierten auch die Magister einen eigenen Interessenverband, das Professoren-Collegium, das sich in die Disziplinen Theologie, Jus, Medizin, Artes gliederte und so die Fakultäten verkörperte. Die Professorengilde stellte mehr und mehr die Studienordnung fest und erwarb nach und nach Promotionsrechte und andere Privilegien. Der Professor besaß etwa die Gerichtsbarkeit über die Studenten und garantierte ihnen dafür die so vielzitierte und wenigverstandene „libertas scholarium", die akademische Freiheit. Auch innerhalb der medizinischen Fakultät gab es nach Art der Zünfte Lehrlinge (scholares), Gesellen (baccalaurei) und Meister (magistri, später doctores)[99].

So ist es zur Universität gekommen, einer im „studium generale" sich korporierenden „universitas magistrorum et discipulorum", die später als „universitas facultatum" versachlicht wurde, um endlich in die blasse, moderne Verlegenheitsvorstellung einer „universitas litterarum" überzugehen. Hier aber — zu Beginn und das kann gar nicht scharf genug herausgestellt werden — schufen sich Lehrer und Schüler selber ihre Rechte und Pflichten, unter dem Leitbild eines „amor sciendi". Neben das „Imperium" und das „Sacerdotium" ist die dritte geistige Macht des Mittelalters getreten: das „Studium". Neben den Mönch und den Ritter tritt jetzt der Gelehrte, der in der arabischen Scholastik schon so deutlich vorgeprägt war und der in dem Typus des Arztphilosophen seine erste Verkörperung gefunden hatte.

C. Ansätze zu einer Integration im 13. und 14. Jahrhundert

1. Arabistische Schulzentren an europäischen Universitäten

In seinen „Etymologien" hatte Isidor von Sevilla ausführlich dargelegt, warum auch ein Arzt — neben den selbstverständlichen Disziplinen des Quadrivium — die Grammatik, Dialektik und Rhetorik zu beherrschen habe; er hatte ihres so intensiven Umgangs mit den „Artes liberales" wegen die Medizin eine „philosophia secunda" genannt. Bis zum 12. Jahrhundert

[99] Auf den arabischen Ursprung von Wort und Inhalt des so abendländisch klingenden scholastischen Terminus technicus „baccalaureus" haben kürzlich R. Y. Ebied und M. J. L. Young hingewiesen: New Light on the Origin of the Term „Baccalaureate", in: The Islamic Quaterly **43**, 3—7 (1975). Der üblichen terminologischen Deutung aus dem Begriff „vacca" stellen sie den arabischen Terminus technicus „bi-ḥaqq al-riwāya'" gegenüber, was so viel heißt wie: das Recht, über eine autoritative Lehre zu unterrichten, was unserer „Venia legendi" entspricht. Der Begriff „baccalareus" wird bereits 1231 in der Bulle „Parens scientiarum" Papst Gregors IX. für die Schule von Paris verwendet, dürfte aber schon älteren Ursprungs sein [vgl. Ebied, 4 (1975)].

galt dieses Artes-Schema — nach Ernst Robert Curtius — als die „Fundamentalordnung des Geistes". Die Artes waren der Turm der Bildung, das Haus der Erbauung, ein Bauwerk des Wissens, die sieben Säulen, auf denen „Sapientia" ihren Tempel errichtet.

Trotz einer derart dichten Tradition des Artistenunterrichts der Dom- und Klosterschulen hat sich gleichwohl die genossenschaftliche Verfassung einer „universitas sive communitas scholarium" erst mit dem 12. Jahrhundert entfalten können, wobei — wie Classen nachgewiesen hat[100] — ein wesentlicher Teil der gelehrten Literatur nicht allein den Schulen, sondern auch den Höfen entstammt. Im ausgehenden 12. Jahrhundert kommt denn auch — wiederum 200 Jahre nach der großartigen Wanderbewegung, wie sie der islamische „ordo scholasticus" gefordert hatte — gerade hier die „peregrinatio scholarium et magistrorum" zur Ruhe, zur Reifung, zur Kristallisation, zu einer höchst bedeutsamen Fixierung des Schulwesens, so in Salerno, Chartres, Montpellier, später in Paris oder Oxford, um nur einige Punkte dieser Matrix kommender Hochschulen zu nennen. Um 1400 gab es bereits 64 Universitäten!

Es ist sicherlich kein Zufall, daß die prävalierenden Universitätsgründungen des 13. Jahrhunderts in jenem iberisch-fränkisch-italienischen Einzugsgebiet des Arabismus liegen, das wir mit Bildungszentren wie Salerno, Toledo, Montpellier kurz gezeichnet haben. So finden wir im spanischen Raum Palencia (1212), Salamanca (1254), Coimbra (1288), Valladolid (1304) in Italien neben Bologna vor allem Padua (1222) und Neapel (1224), im Frankenreich Toulouse (1229), Orleans (1235) und Montpellier (1239), ganz zentral aber Paris (1219), von wo aus, vor allem für die Medizin, starke Strömungen nach Oxford und Cambridge (1318) zu verzeichnen sind.

Es bleibt hierbei paradox und überraschend genug, daß die Assimilation an den angelsächsischen Schulen bereits im ausgehenden 12. Jahrhundert abgeschlossen war, mit einem durchgereiften Lehrprogramm des Arabismus, noch vor den gallischen und hispanischen Zentren. Der Einfluß des Arabismus auf das angelsächsische Schulwesen sollte neben den berühmten Namen wie Salerno, Toledo, Montpellier keineswegs unterschätzt werden. Der um das Jahr 1000 erfolgte Einbruch der Normannen hatte nicht nur politischen und wirtschaftlichen, sondern auch wissenschaftlichen und kulturellen Begegnungen zwischen England und Sizilien die Bahn geebnet. An fränkischen Schulen erzogene Kleriker und Mönche bildeten rasch die geistige Oberschicht. Hinzu kamen englische Gelehrte wie Adelard von Bath, Petrus Alfonsi, Robertus Ketensis, Daniel von Morley oder Alfredus Angli-

[100] Vgl. P. Classen, 165 (1966), wo zu Recht ein weiteres Mal die Forderung nach einer „Sozialgeschichte der akademisch Gebildeten" erhoben wurde. — Auch Ebied und Young (1975) machen darauf aufmerksam, wie wichtig weitere Untersuchungen wären, um die Beziehungen zwischen den frühen Institutionen des höheren Unterrichts im Islam und den entsprechenden Einrichtungen im christlichen Mittelalter zu erhellen (l. c. 7).

cus, die durch ihre Vermittlertätigkeit an der Schule von Toledo zu den großen Pionieren des englischen Arabismus wurden. Hinzu trat eine Reihe von anglo-normannischen Gelehrten, die im 11. und 12. Jahrhundert lebendige Kontakte zwischen den Fürstenhöfen unterhielten. Im 13. Jahrhundert leitete Michael Scotus (gest. ca 1235) am Hofe zu Palermo eine neue Übersetzungsperiode ein. Inwieweit in die Assimilationsprozesse des 13. Jahrhunderts auch die neue Medizin einbezogen wurde, läßt sich am ehesten an den umfangreichen Handschriftenfunden in englischen Kloster-, Kathedral- und Spitalbibliotheken nachweisen[101].

a) Die repräsentativen Schulen des Arabismus

Besonders eindrucksvoll läßt sich der Einbau der Medizin in die Scholastik an der Schule von Montpellier verfolgen. Nach frühen Ansätzen, vermutlich unter dem jüdischen Einfluß der Schulen von Lunel, Narbonne und Béziers, tritt die Schule erst mit dem 13. Jahrhundert in das Licht der Geschichte. Die Gründungsurkunde durch den päpstlichen Legaten Kardinal Konrad (1220), die Statuten des Bischofs Jean de Montlaur II. (1242) sowie die Universitäts-Bulle des Papstes Nikolaus IV. (1289) gaben der Schule den konstitutionellen Rahmen[102].

Aber bereits im Jahre 1181 hatte Graf Wilhelm VIII. von Montpellier für die damals bereits florierende Medizinschule die ersten Privilegien gestiftet. Danach wird jedem Dozenten die freie Lehre zugesichert: „omnes homines, quicumque sint vel ubicumque sint"[103]. Das altarabische Experi-

[101] Hans Hugo Lauer: Zur Beurteilung des Arabismus in der Medizin des mittelalterlichen England, in: Sudhoffs Arch. **51**, 326—348 (1967). — In seiner Habilitationsschrift hat H. H. Lauer (1968) aufgrund von eingehenden Handschriftenstudien darauf verweisen können, daß die Zentren der griechisch-arabischen Rezeption zunächst in den Klöstern und Kathedralen lagen, die ihrerseits wieder von einer durchgreifenden religiösen Reformationsbewegung geprägt waren. Hier waren die Sammelstellen und Reproduktionsstätten der neuen Literatur, wobei das „Corpus Constantinum" etwa schon am Ende des 12. Jahrhunderts vollständig assimiliert war, während sich das „Corpus Toletanum", damit auch Avicenna- und Rhazes-Texte, erst gegen das Ende des 13. Jahrhunderts zögernd durchsetzten. Nur so versteht man auch die Schlußfolgerung dieser Literaturanalyse: „Erst im Gefolge dieser Assimilation konnte auch in England die Medizin von einer praktisch verstandenen Klostermedizin zu einer „Facultas", zu einem Lehrfach der Universität, aufsteigen" (l. c. 104).

[102] Zu Montpellier vgl. Louis Dulieu: L'arabisme médical à Montpellier du XIIe au XIVe siècle, in: Les Cahiers de Tunisie **3**, 86—95 (1935). — In den Gründungsstatuten des Konrad ist bereits die Rede von einer „Universitas medicorum, tam doctorum quam discipulorum", einer gegliederten Korporation mit einem „cancellarius" an der Spitze.

[103] In diesem akademischen Toleranzedikt ist weiter davon die Rede, daß jeder, gleich welcher Religion oder Herkunft, die „scolas de fisica in Montepessulano" leiten dürfe. — Zu Montpellier vgl. Jean Astruc: Mémoires pour servir à l'histoire de la faculté de médecine de Montpellier. Paris 1767. — Paul Delmas: La faculté de médecine de Montpellier. Montpellier 1938. — A. Germain: La médecine arabe et la médecine grècque à Montpellier. Montpellier 1879. — Hervé Harant et Yvonne Vidal: Les influences de la médecine arabe sur l'école de Montpellier, in: Les Cahiers de Tunisie **3**, 60—85 (1935). — Lutfi M. Sa'di: Reflection

ment mit der Lehrfreiheit wird hier noch großzügig gehandhabt; die Funktion rangiert offenkundig vor der Struktur. Im Jahre 1289 erst kam es zu einem endgültigen Zusammenschluß der medizinischen mit der juristischen und philosophischen Fakultät. Damit ist die Medizin auch in Montpellier in eine Gesamtuniversität inkorporiert worden. 1340 wurden eigene Statuten festgelegt, die oftmals (so 1534) reformiert wurden. Die Statuten von Montpellier sprechen ausdrücklich von einer „medicinalis scientia", die als ein neues großes Licht am „firmamentum scientiarum" zu preisen sei[104]. Am Ende des 12. Jahrhunderts ist die „Summe von Toledo" bereits voll und ganz in den Unterricht von Montpellier eingebaut, nämlich: Hippokrates und Galen nach arabischen Vorlagen, die Isagoge des Johannitius und der Kanon des Avicenna, Teile aus Rhazes und Isaac Iudaeus sowie der über Salerno bekanntgewordene Constantinus Africanus.

Wie stark in Montpellier über Jahrhunderte hinweg die arabischen Autoritäten dominierten, zeigt das Schwergewicht des Avicenna, der um 1167 übersetzt worden war und erst 1567 abgesetzt wurde. Im Jahre 1492 lasen von sechs Professoren fünf über den Kanon des Avicenna und einer über die Aphorismen des Hippokrates. Um 1560 noch erscheint in den Studienordnungen der „Liber nonus ad Almansorem" oder das „Breviarium" des Mesuë. Im Jahre 1567 heißt es dann allerdings: „Et quia maximum incommodum visum est pro tali examine proponere contextum Avicennae explicandum, quam jam dudum interpretari in hac schola desierunt, et pauci ex studiosis in ejus lectione versati sunt, Galeni potius addicti, statuerunt"[105].

Seit dem ausgehenden 12. Jahrhundert lassen sich auch in Montpellier zunehmend und dauerhaft die nach arabischem Modell verankerten Institutionen nachweisen, wobei Bibliotheken und Spitaleinrichtungen bei der Organisation des akademischen Disputs eine entscheidende Rolle gespielt haben dürften. Allenthalben sehen wir auch in diesem Raum die alten Kloster- und Kathedralschulen in eine lebhafte Auseinandersetzung mit den gelehrten Genossenschaften treten, aus denen sich dann auffallend rasch — und sicherlich unter dem Einfluß des „neuen Aristoteles" — die Universitäten konstituieren sollten.

Neben den Schulen von Salerno und Montpellier sollte für diesen Integrationsprozeß vor allem die Schule von Chartres Beachtung finden, die — regionär wie geistesgeschichtlich — im Fadenkreuz aller Spannungen um

---

of Arabian Medicine at Salerno and Montpellier, in: Ann. Med. Hist. 5, 215—225 (1933). — Heinrich Schipperges: Die Medizinschule von Montpellier, in: Die Waage 1, 8—16 (1959). — Vgl. neuerdings und zusammenfassend Louis Dulieu: La médecine à Montpellier au moyen âge. Avignon 1975.

104 Chartularium Monspeliense I, 4. — Vgl. Cartulaire de l'université de Montpellier, Vol. I/II. Montpellier 1890—1912. — Die einzelnen Regularien vgl. bei Bullough, 53—60 (1966).

105 Zu Avicenna in Montpellier vgl. Germain, 39f. (1879).

den „neuen Aristoteles" liegt[106]. Gerade von den ungemein lebhaften Assimilationsprozessen dieser Schule her gesehen kann die neue Wissenschaft kaum mit einem „Sturm" verglichen werden, der wie mit einem „Zauberschlage" die europäische Wissenschaft verwandelt habe; diese „neue Wissenschaft" war eher der Katalysator für eine eigenständige, kontinuierlich reifende und sich kraftvoll durchsetzende Assimilationsbewegung[107]. Um die Mitte des 12. Jahrhunderts liegt diese Schule bereits im Zentrum der großen geistigen Bewegungen dieses Jahrhunderts, vor allem im Mittelpunkt der Bildungsfahrten der „iuventus mundi" nach dem Süden. Adelardus von Bath, unbefriedigt vom System der fränkischen Schulen, wandert weiter nach Spanien und Sizilien und schreibt hier auf der Rückkehr für seinen Neffen die „Quaestiones naturales". Hermann von Dalmatien und Robertus Ketenensis widmen ihre arabistischen Werke den Lehrern von Chartres; beide hatten mit dem Abt Petrus Venerabilis am Ebro eine historische Konferenz, auf der beschlossen wurde, den Koran ins Lateinische zu übersetzen. Ein weiterer Chartres-Schüler, Rudolf von Brügge, bringt seine Arbeiten nach Toledo und schlägt in Toulouse zwischen Spanien und dem Frankenreich eine Brücke. Daniel von Morley, Übersetzer in Toledo, verlängert diese spanisch-fränkische Brücke bis nach Oxford. Auch vom Süden her sind literarische Einflüsse an diese Schule gedrungen, vor allem aus Salerno und über Montpellier, und sie machen Chartres zu einem ersten Gravitationszentrum des durch Constantinus Africanus übersetzten griechisch-arabischen Bildungsgutes.

Damit stehen wir bereits mitten im Geflecht der mittelalterlichen Kosmologie, die hier an der Schule von Chartres ihre ausgezeichneten Vertreter fand. Mit Platon, vor allem seinem durch Chalcidius bekannten „Timaios" und neuplatonischen Kommentaren wird die Genesis-Interpretation zu einer Konkordanz geführt. Der neue Aristoteles, ebenfalls verfremdet durch einen Neuplatonismus arabischer Provenienz, gerät in Konkurrenz mit den enzyklopädistischen Überlieferungen der Klostermedizin. Für diese Entwicklung wird Chartres ein Sammelbecken, aber auch ein Kristallisationskern und Ausstrahlungszentrum, ein Knotenpunkt zwischen Toledo und England, Paris und Salerno, zwischen Oxford und Montpellier. Über bedeutende Repräsentanten wie Wilhelm von Conches oder Johannes von Salisbury kommt es zu einer Verbindung der alten Schöpfungsgeschichte, des Hexaëmeron, mit der platonischen Kosmologie, wobei der Timaios durch Chalcidius oder Macrobius gesehen wird oder auch durch den Konkordismus des Boethius. Eine lebhafte Auseinandersetzung entwickelt sich zwischen den Dialektikern und Humanisten auf der einen Seite und den

[106] Schipperges, 194 (1959). — Für das Verhältnis dieser geistigen Strömungen an der „Schule von Chartres" zu den Schul-Institutionen in Chartres selbst hat Classen, 175 (1966), Anm. 64 eine eigene Untersuchung gefordert.

[107] Schipperges, 208 (1956).

Antidialektikern, die sich bis in den Universalienstreit fortgesetzt hat. Der Arabismus wird dabei zum Zentralpunkt einer wissenschaftlichen Wanderbewegung und kommt auch hier zu einer eigenständigen Assimilation, ehe die Schule von Chartres am Ende des 12. Jahrhundert, im allgemeinen Übergang auf die Universitäten, von Paris überflügelt wird.

Nicht zuletzt muß auf die Medizinschule zu Paris eingegangen werden, deren dramatische Entwicklung besonders charakteristisch erscheint für eine gelungene Assimilation und eine verfehlte Integration. Mit Bildungsstätten wie Bologna und Montpellier war Paris schon frühzeitig zu den „archetypischen Universitäten"[108] gerechnet worden. Der medizinische Unterricht zu Paris wird erstmals von Alexander Neckam bezeugt, der zwischen 1175 und 1182 in Paris studierte und bereits von einer dort „blühenden Medizin" gesprochen hat. Über die Lehrmaterialien berichtet sein bereits erwähntes Fragment mit dem Incipit: „Sacerdos ad altare accessurus", das allgemein dem Alexander zugeschrieben wird und eine Liste der Lehrmaterialien um 1190 zusammenstellt[109], die durchweg der klassischen „Ars medicinae" (Articella) entsprechen.

Im Jahre 1213 erscheint die Medizin als „phisica" deutlich von anderen Fakultäten abgegrenzt[110], und 1231 bereits ist von einer eigenen Körperschaft, den „magistri artium et phisice facultatis"[111], die Rede, 1254 sind die vier Fakultäten eindeutig konstituiert, wobei die Heilkunst unter „medicina" rangiert. Um den Einbau der arabistischen Lehrmaterialien in das Schulsystem zu gewahren, müssen wir — worauf Eduard Seidler (1965) hingewiesen hat — neben den relativ kümmerlichen Beständen der Fakultätsbibliothek auch die Bibliothek des Königshauses heranziehen, vor allem aber jene rasch anwachsende Bibliothek des theologischen Kollegs des Robert de Sorbon, wo sich nach einem Verzeichnis der „Libri medicinales" aus dem Jahre 1338 nicht nur die Bestände der erweiterten „Articella" finden, sondern auch die Übersetzungen des gesamten „Corpus Toletanum" und damit — im Verein mit den „Libri naturales" — die „Summe

---

[108] Rashdall **I**, 16 (1936). — Vgl. auch Charles Thurot: De l'organisation de l'enseignement dans l'université de Paris au moyen-âge. Paris/Besançon 1850. — Ernst Behler: Die Entstehung der mittelalterlichen Universität von Paris, in: Perennitas, Festschr. Th. Michels, Münster 1963.

[109] Diese Liste zum medizinischen Unterricht lautet: „Studium medicine usibus filiorum Ade perutile subire quis desiderans audiat Ihohannicium et tam aphorismos quam prognostica Ypocratis et tegni Galieni et pantegni. Huius operis auctor est Galienus sed translator Constantinus. Legat enim tam particulares quam universales dietas Ysaac et librum urinarum et viaticum Constantini cum libro urinarum et librum pulsuum et Diascoriden et Macrum in quibus de naturis herbarum agitur et libros Alexandri" (nach Haskins, 374 (1924).

[110] Das erzbischöfliche Mandat vom August 1213 spricht von einem „concordamentum inter magistros et scholares Parisienses".

[111] Aus einem Brief Papst Gregors IX. vom 5. Mai 1231. — Vgl. zu dieser Entwicklung Eduard Seidler: Der literarische Hintergrund der Pariser Medizin im 14. Jahrhundert, in: Gesnerus **12**, 30—58 (1965).

von Toledo". Daß wir diese so planmäßige Anlage einer medizinischen Handschriftensammlung in einer theologischen Bibliothek finden, „dokumentiert einmal die Schlüsselstellung der Heilkunde als integrales Strukturelement", zum anderen aber auch die Bedeutung eines solchen Corpus für die medizinische Lehre und die ärztliche Praxis[112].

Mit dem 14. Jahrhundert haben an der Pariser Medizinischen Fakultät jene schwerwiegenden Standeskämpfe eingesetzt, die bis zum Ende des 18. Jahrhundert nicht zur Ruhe kommen sollten. Unter der besonderen Gunst des Königs hatten die Chirurgen eine korporative Sonderstellung erworben und eine eigene Fakultätsstruktur erstrebt. Bereits 1390 war die Chirurgengilde von Saint-Côme („tamquam veri scholares") anerkannt worden; 1436 verlangten die Chirurgen die gleichen Privilegien wie die Schulmedizin; 1516 konnten sie bei der Fakultät ihre endgültige Akkreditierung durchsetzen[113]. Wie stark auch zu dieser Zeit noch der arabistische Impetus blieb, zeigt das Werk des Jacobus de Partibus (gest. 1458), der 21 Jahre an seinem Kommentar zum „Canon Avicennae" gearbeitet hat und der damit „eine letzte, grandios angelegte Summa der gesamten Traditionsbreite vorgelegt hat, auf der die Medizin seiner Zeit beruhte"[114].

Während das 13. und 14. Jahrhundert noch recht eindrucksvoll das Schwergewicht und die Ausmaße der griechisch-arabischen Schulbildung repräsentiert, vermochte es die Pariser Medizin im 15. Jahrhundert nicht, aus diesen ihren Ansätzen heraus ein Kontinuum zu schaffen. „Das 15. Jahrhundert bietet dann nur noch das Schauspiel einer sich in Äußerlichkeiten selbst depravierenden Korporation, die nicht mehr in der Lage war, die Forderungen der Zeit zu begreifen und sich ihrer politischen und gesellschaftlichen Umwelt in angemessener und fruchtbarer Weise zu stellen"[115].

b) Die Organisation von Lehrern und Schülern

Die neueren Untersuchungen zur Universitätsgeschichte des hohen Mittelalters sind sich darüber einig, daß es die korporative Autonomie in der Genossenschaft der Lehrer und Schüler war, die das „studium generale" verbindlich organisiert und so zum allgemeinen Begriff der Universität geführt hat[116]. Es waren die vielfach in Landsmannschaften zusammenge-

[112] Seidler, 49 (1965). — Auf die sozialgeschichtliche Sonderstellung der Pariser Schulen im hohen Mittelalter hat auch Classen, 175 (1966) hingewiesen.

[113] Vgl. hierzu im einzelnen Eduard Seidler: Pariser Medizin im 15. Jahrhundert, in: Fachliteratur des Mittelalters, S. 319—332. Festschr. G. Eis, Stuttgart 1968. — S. auch Seidler (1967).

[114] Seidler, 331 (1968).

[115] Seidler, 332 (1968).

[116] Vgl. hierzu die Übersicht bei H. Schmidinger, in: Forschung und Bildung, S. 127—129 (1965) mit Hinweisen auf: Denifle (1885); Kaufmann (1896); Rashdall (1895; Neuausgabe 1936); d'Irsay (1933/35); Lampe (1956/59); Petry (1959); Stelling Michaud (1960); Le Goff (1965); Simon (1932); Meister (1957); Grundmann (1957) u.a.

schlossenen Schüler, die im ,,ordo scholasticus" einen festen ,,status studentium" erwarben, wie auf der anderen Seite auch neben dem wachsenden Rechtsschutz der Scholaren die ,,licentia docendi" und sonstige Privilegien der Professoren, das ,,collegium doctorum" also, auch ,,consortium magistrorum" genannt, zur Institutionalisierung der Lehre innerhalb der ,,collegia facultatum" beigetragen haben.

Die Initiative zu dieser ,,universitas magistrorum et scholarium" ging in Bologna etwa von einer autonomen Korporation der Studenten aus, in Paris oder Oxford von einer Korporation der Magister. In diesen und ähnlichen Verbindungen handelt es sich durchweg um freie, aus sich selbst bestehende Körperschaften, die ihre eigenen Rechtsgepflogenheiten und ihre Gerichtsbarkeit hatten, in freier Selbstverwaltung ihre Organe und Vorstände wählten, ihre Mitglieder aufnahmen oder ausschlossen und verbindliche Rechte über Lehrordnungen und Prüfungen besaßen. Die Benennungen gingen in der Regel vom Begriff des ,,studium" oder ,,studium generale" aus und kamen über ,,collegium scholasticum", ,,societas studii" oder auch ,,corpus" nach und nach zu dem allgemein verpflichtenden Terminus ,,universitas magistrorum et discipulorum". Erst mit dem ausgehenden 13. und 14. Jahrhundert wird es üblich, die Konstituierung einer Universitätsgründung mit einer ,,concessio superioris", der Autorität einer kirchlichen oder staatlichen Obrigkeit, zu versehen.

Es ist erstaunlich, daß bis in die Spätscholastik hinein die relativ freien Unterrichtsformen, wie sie durch ein enges Lehrer-Schüler-Verhältnis vorgegeben waren, maßgebend blieben. Bis 1484 erhielten auch in Montpellier noch die Professoren die Unterrichtsgelder direkt durch die Schüler. Der medizinische Unterricht war in Paris während des ganzen 14. Jahrhunderts eng an den Wohnsitz des Lehrers gebunden. Als Versammlungsort dienten zunächst die Kirche Sainte-Geneviève auf der Insel[117], später der Kapitelsaal des Couvent des Mathurins auf dem linken Seine-Ufer, im 15. Jahrhundert auch die Kathedrale Notre-Dame, und dort das große Taufbecken ,,supra cuppam". Ein festes Domizil erhielt die Medizinische Fakultät erst relativ spät, nämlich am 20. März 1470, als sie in der Rue de la Bucherie von den Kartäusern ein eigenes Gebäude erwarb.

Die theoretische Unterrichtsvermittlung paßte sich eng der auch in anderen ,,facultates" üblichen scholastischen Methode an, die sich in ,,lectio" und ,,disputatio" gliederte. Die weitere Erklärung der Texte erfolgte über die ,,expositio" und ein ,,commentum". Über die ,,ars disputandi" wurde der Schüler in die ,,quaestiones" eingeführt, die in Verbindung mit den praktischen Unterweisungen und den Demonstrationen am Fall weiterführten zum ,,consilium". An dieser Stelle sollte auch auf eine praktische Demonstration hingewiesen werden, die seit dem 16. Jahrhundert zum systematischen Aufbau der klassischen Anatomie und Pathologie

[117] Seidler, 18 (1964).

geführt hatte, der Sektion einer menschlichen Leiche nämlich. In Bologna waren bereits im Jahre 1302 Lehrsektionen durchgeführt worden, in Paris erstmals im Jahre 1478, nach neueren Belegen auch schon im Jahre 1407[118].

Nicht übersehen werden sollte die Sorge der Fakultäten für ihre Studenten. In Montpellier wurde 1369 durch Papst Urban V. ein Kollegienhaus für Mediziner gestiftet, mit der Begründung, daß die medizinische Wissenschaft notwendig sei und daß „pauci de presenti studentes existunt". Man kaufte ein Hospiz auf, das päpstlich dotiert wurde und den Namen erhielt: „Collegium duodecim medicorum". Eine ähnliche Studienförderung traf Papst Johannes XXI., der als Petrus Hispanus noch um 1260 „doctor in physica" zu Siena war und von dem es heißt: „Multos egentes studium litterarum amplectentes fovit et in beneficiis ecclesiasticis promovit"[119]. Das „studium" in allen seinen Belangen jederzeit zu fördern, gilt als erste Regentenpflicht, da — wie Aegidius Romanus schrieb — eine Regierung, die nicht das Studium zu ihrer Sache macht, eo ipso als Tyrannei zu betrachten sei[120].

Im Zuge der fester werdenden Organisation von Lehrern und Schülern mußten auch die äußeren Formen stärker beachtet werden, in erster Linie die Titel der Ärzte und ihrer Schüler. Aus dem volkstümlichen Klosterarzt, dem „medicus", ist in wenigen Jahrzehnten der wissenschaftlich gebildete „physicus" geworden, der „prudens physicus", wie er schon bei Wilhelm von Conches heißt. In der gleichen Manier, wie man 200 Jahre zuvor im islamischen Kulturraum den gebildeten „ḥakīm" gegen den „tabīb", den bloßen Medikus, ausgespielt hatte, tritt nun dem „medicus" der „physicus" gegenüber. Bereits in einer anonymen „Microcosmographia" zu Trier erhält ein solcher „physicus" den Ehrentitel eines „philosophus", während der bloß empirisch eingestellte Heilkundige als „odiosophus" verächtlich gemacht wird[121].

Der Titel „physicus" findet sich gelegentlich auch schon in der frühmittelalterlichen Literatur, tritt aber erst in der zweiten Hälfte des 12. Jahrhunderts in Konkurrenz zum Titel „medicus". Im Zeichen des neuen Aristoteles gewinnt er mehr und mehr an Prestige und wertet nach und nach den Heilkünstler ab. Diese Auseinandersetzung dokumentiert sich besonders lebendig im Schrifttum des Petrus Hispanus, der um 1260 in Siena als „doctor in physica" geführt worden war. Als „physicus" gilt in erster Linie der am griechisch-arabischen Bildungsstoff geübte Naturkundige, während

[118] Seidler, 21 (1964).

[119] Nach der Chronik des Martin von Troppau (MG SS XXII, 377). — S. auch Schipperges, Arzt im Purpur, 4 (1961). — Vgl. ferner die Satzungen des „Collegium Sapientiae" zu Freiburg, in Johannes Kerer: Statuta Collegii Sapientiae (1497). Hrsg. J. H. Beckmann. Lindau, Konstanz 1957.

[120] Nach d'Irsay I, 134 (1933).

[121] Cod. Treviranus 1041 (s. XII): Microcosmographia, vermutlich dem Kreis um Wilhelm von Conches an der Schule von Chartres nahestehend.

der „medicus" seine „ars temperata", die sich verschiedener Erfahrungsweisen bedienen kann, rein empirisch ausübt. Bei der häufig vorkommenden „controversia inter philosophum et medicum" gilt Aristoteles nicht nur als der „philosophus", sondern auch als Verfasser des „Liber physicorum", als „physicus", während unter den „medici" immerhin arabische Autoritäten wie Avicenna, Haly, Isaac Iudaeus und Averroës zu verstehen sind[122]. Caesarius von Heisterbach nennt in seinem „Dialogus miraculorum" (1221/22)[123] die Medizinschule zu Montpellier einen ausgesprochenen „fons artis physicae", und auch bei Matthieu Paris (1254) lesen wir über Montpellier: „ubi floret physica"[124].

Ende des 13. Jahrhunderts war es im Rahmen einer zunehmenden Institutionalisierung auch an der Pariser Fakultät zu einer weitgehenden Abgrenzung der Schulmedizin gegenüber den mehr empirisch eingestellten Heilberufen gekommen, vor allem gegenüber den „apothecarii", den „herbarii" und den „chirurgi"[125]. Dieser Umwertungsprozeß wäre an weiteren Texten zu untersuchen, und er sollte auch mit der analogen Professionalisierung der medizinischen Berufe in vorlaufenden Phasen des arabischen Mittelalters verglichen werden[126].

c) Ansätze zu einer Medizinalordnung

Mit der Bildung von Schulzentren, den zunehmenden Organisationen zwischen Lehrern und Schülern, einer damit verbundenen Fixierung von Lehr- und Prüfungsfunktionen innerhalb eigenständiger Fakultäten war es nicht nur zu einer Abgrenzung gegenüber den empirischen Heilberufen gekommen, sondern auch zu einer mit der Professionalisierung einhergehenden Festigung von Privilegien. Wir konzentrieren uns bei unserer Übersicht auf die Konsolidierung einzelner Medizinalverordnungen, weil wir darin nicht nur die Ansätze zu einem Öffentlichen Gesundheitswesen zu erblicken haben, sondern abermals der Verwurzelung einer der wichtigsten Gesundheitsdienste bis in den islamischen Kulturbereich nachzugehen in der Lage sind.

Es ist vor allem die soziale Rolle der musulmanischen Stadtkultur gewesen, die für die Entwicklung eines öffentlichen Gesundheitsdienstes kaum überschätzt werden kann. Um das Jahr 1300 hatte der islamische Historiker Ibn Abī Zaʾr eine Theorie der Städtegründung niedergelegt, wonach eine vollkommene Stadt fünf Dinge aufweisen sollte, nämlich: fruchtbares Umland, nahe Waldungen, solide Mauern, fließendes Wasser und

[122] Vgl. Schipperges, 312—327 (1972).

[123] Ed. Strange, lib. 7, cap. 25.

[124] Astruc, 11 (1767).

[125] Seidler, 23ff.; 28 (1964).

[126] Vgl. Sami Hamarneh: The Physician and the Health Professions in Medieval Islam, in: Bull. New York Acad. Med. **47**, 1088—1110 (1971).

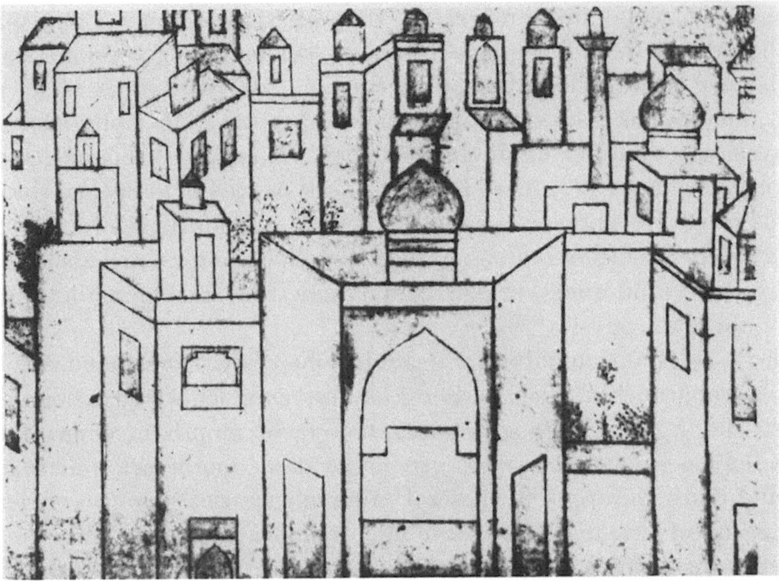

Abb. 71. Schematischer Aufriß einer muslimischen Stadt. Aus dem Saray-Album, Anfang des 15. Jahrhunderts; jetzt Stiftung Preußischer Kulturbesitz, Berlin. (Nach M. S. Ipşiroğlu: Das Bild im Islam, Tafel 71. Wien und München 1971)

einen umsichtigen Stadtdirektor. Unschwer lassen sich in diesen Idealtopos die Schemata der „sex res non naturales" einbauen, die hier nur noch urbanistisch angewandt wurden: Licht und Luft, Nahrungsmittel und Bewegungsraum, Wasser und Abwässer, Raum für den religiösen Ritus und für ein humanes Intimleben.

Die daraus sich ergebenden Lebensformen werden reglementiert durch den „Aufseher der Märkte und Sitten" (muḥtasib), zu dessen Aufgabenbereich gehören: das Überprüfen der religiösen Vorschriften, Kontrolle der Lebens- und Arzneimittel, Aufsicht über Händler und Künstler, Prüfung von Konsumgütern und Verhütung von Betrug, Sauberkeit der Straßen und Plätze. Festgehalten sind diese Vorschriften in einer eigenen Literaturgattung, der „ḥisba", dem Manual eines öffentlichen Aufsehers. Das Amt der „Ḥisba" oder „Iḥtisāb" (= Inspektion) finden wir erstmals unter der Regierung der Abbasiden-Dynastie (um 750), und es entwickelte sich seit dieser relativ frühen Phase bis in die Mitte des 13. Jahrhunderts. Um diese Zeit etwa liegt eine Fassung der „niḥajat ar-rutba" vor, die den ʿAbd Allāh b. Naṣr b. ʿAbd Allāh b. Muḥammad aš-Šiṣarī zum Autor hat[127].

Ein Teil dieser ebenso elementaren wie auch öffentlichen Funktionen ist im spanischen Raum von den spätmittelalterlichen Schwurverbänden

[127] Vgl. Samuel Elazar und Aca Djuričić: Eine arabische Verordnung über das Gesundheitswesen aus dem Jahre 1236, in: Geschichtsbeil. Dtsch. Apotheker-Z. 11, Nr. 3 (1959).

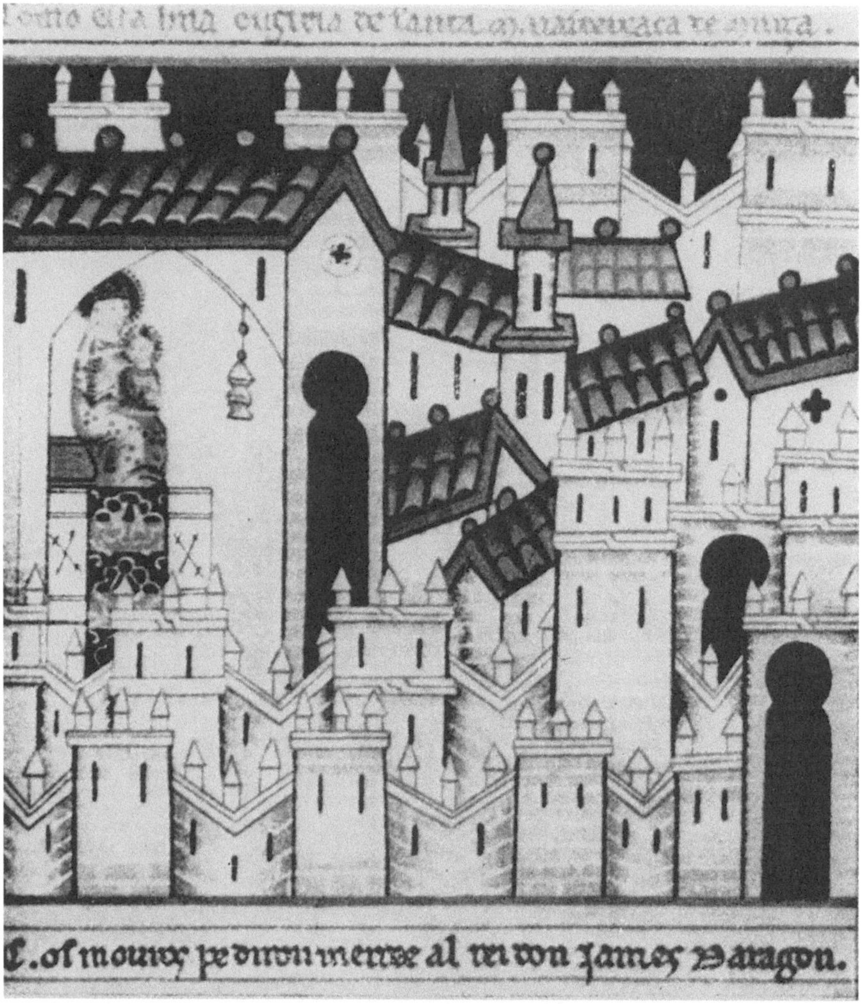

Abb. 72. Aufriß einer mittelalterlichen Stadt im Abendland. Miniatur aus dem „Libro de las Cantigas des Rey Sabio“ (um 1273). (Nach: Museo de la muralla árabe de Murcia, Tafel II. Madrid 1966)

und Städtebunden (hermandades, comunidades, germanías) übernommen worden. Im südlichen Spanien verliert sich erst mit dem 16. Jahrhundert jene das gesamte öffentliche Leben bestimmende islamische Zivilisation, die mit dem Einbruch der sarazenischen Kultur in das südliche und mittlere Europa während des 9. Jahrhunderts eingesetzt hatte[128].

[128] Als singuläre Lichtpunkte der europäischen Kulturgeschichte hatte Friedrich Nietzsche „die Araber in Spanien, die Provençalen“ (Großoktav-Ausgabe **13**, 330) gesehen, als ein Zeichen der Zurückgebliebenheit hingegen den Tatbestand, daß es Deutsche (Karl Martell) waren, welche „die sarazenische Kultur zum Stehen gebracht“ (Großoktav-Ausgabe **13**, 350)!

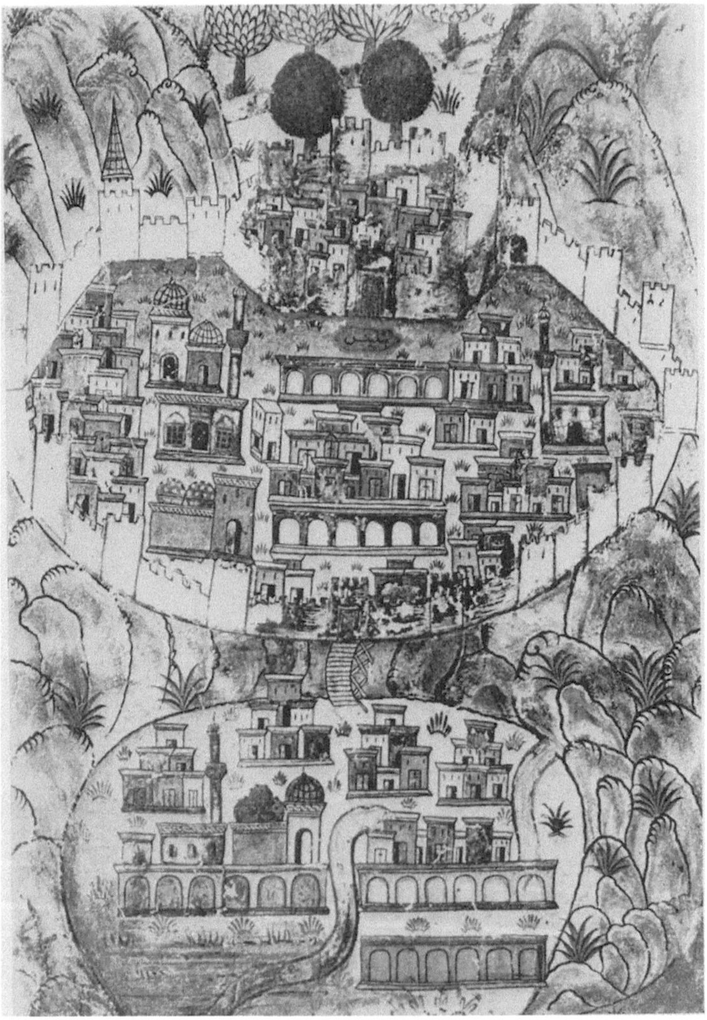

Abb. 73. Die muslimische Stadt Bitlis. Aus: Beschreibungen der Stationen des Feldzuges des Sultan Suleiman Hāns nach den beiden Iraq (um 1536); jetzt Istanbul, Universitätsbibliothek, I. 5964. (Nach M. Ş. Ipşiroğlu: Das Bild im Islam, Tafel 111. 1971)

In Sizilien finden wir um das Jahr 1140 Verordnungen von Roger II., in denen es heißt: „Wer von nun an die ärztliche Praxis ausüben will, soll sich unseren Beamten und Richtern vorstellen und ihrem Urteil unterwerfen. Wer so verwegen ist, dies zu unterlassen, wird mit Gefängnis und Konfiskation seines Vermögens bestraft. Diese Anordnung hat den Zweck, die Untertanen unseres Reiches vor den aus der Unwissenheit der Ärzte entspringenden Gefahren zu schützen". Dieses Gesetz wurde bestätigt und erweitert durch die bekannte Medizinalordnung Friedrichs II. aus dem

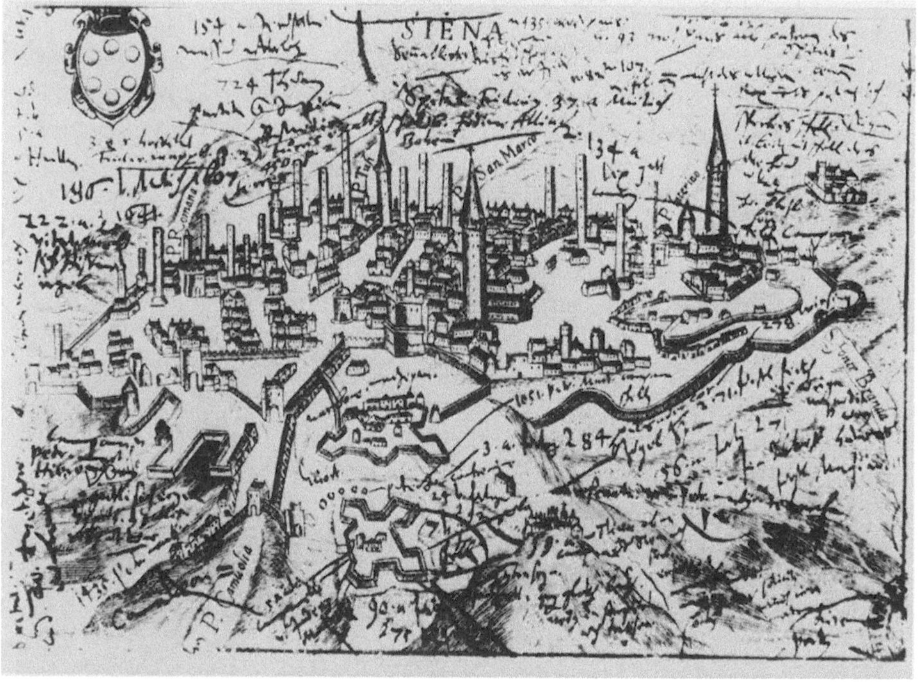

Abb. 74. Ansicht des mittelalterlichen Siena. Karte des 16. Jahrhunderts aus dem Museo Civico, Siena. (Nach Aldo Cairola: Il palazzo publcio di Siena, p. 102. Siena 1962)

Jahre 1231. Die „Constitutiones medicinales“ Friedrichs II. (1231) gehen offensichtlich auf die sogenannten Assisen Rogers II. von Sizilien (1140) zurück, wobei vermutlich noch weitere Gesetzesvorlagen herangezogen worden waren. In diesen Bestimmungen wird eine ärztliche Approbation zur Basis eines ärztlichen Standes gemacht. Der Studiengang wird markiert, Prüfungen legitimiert, eine Gebührenordnung taxiert, wobei das „allgemeine gesundheitliche Wohl“ zum Kriterium des ärztlichen Standes wird. Eine Interessengemeinschaft von Arzt und Apotheker wird untersagt; Herstellung und Verkauf von Arzneien werden geregelt. Das gesamte Berufsleben ist erstmals professionalisiert und monopolisiert worden[129]. Neben Entlehungen aus dem römischen und kanonischen Recht weist Hein (1957) eindringlich auf den „Einfluß der in der arabischen Welt zu jener Zeit bestehenden Einrichtungen des Medizinalwesens“ hin, was vor allem auf den arabischen Volksteil Siziliens zutreffen dürfte[130].

Die „Constitutiones“ (Liber Augustalis), die Kantorowicz (1931) „die erste große Kodifikation eines staatlichen Verwaltungsrechtes des Mittel-

[129] Im einzelnen vgl. Wolfgang-Hagen Hein u. Kurt Sappert: Die Medizinalordnung Friedrichs II. Eutin 1957.

[130] Hein, 13 (1957).

alters" genannt hat, enthalten nicht nur eine grundsätzliche Ordnung aller Belange eines Medizinalwesens, sondern können auch als das erste Zeugnis einer Trennung des ärztlichen Berufes vom Apothekerstand gelten. In einem nach der Kodifikation des Jahres 1231 erlassenen Titel 46 wurden ausführlichere Apothekerbestimmungen erlassen, die Taxen, Konzession der Apotheken, Aufsichtsmaßnahmen und ähnliches betreffen[131].

Nahezu gleichzeitig mit den sizilianischen „Constitutiones" lassen sich Medizinalordnungen in Arles und Marseille dokumentieren, wenig später auch in Norditalien und Deutschland. „Ihr Einfluß auf die Gestaltung des gesamten abendländischen Apothekenwesens ist an Hand der heute noch ganz oder zum Teil gültigen alten Grundsätze sowie der nachweisbaren bzw. vermutlichen Verbreitung des Liber Augustalis an den Höfen Europas als gegeben anzusehen"[132]. Es bleibt auffällig, daß gerade diese konkreten Ansätze zu einer Medizinalordnung aus der islamischen Einflußsphäre heraus und nach arabischen Modellen verwirklicht wurden, und daß sie nicht etwa aus der doch näher liegenden römischen Rechtstradition heraus oder nach ebenfalls greifbaren byzantinischen Vorbildern konstituiert wurden.

2. Späte Strömungen im Aristotelismus

Wir haben uns bei der fortwirkenden Assimilation und angesichts einer beginnenden Integration des griechisch-arabischen Bildungsgutes auf die wichtigsten Schulbildungen und einige gesundheitspolitische Konzeptionen beschränkt, die von zahlreichen weiteren literarischen Strömungen begleitet wurden. Nicht übersehen werden sollte dabei die verhängnisvolle Unterströmung, die erst später mit dem griechisch-arabischen Bildungsgut ins Abendland geflossen ist und die seit dem 16. Jahrhundert auch die Universitäten unterwandert hat in Form von orientalischer Gnostik und hellenistischer Hermetik, mit magischen Praktiken und spirituellen Einstellungen, Erscheinungen, die bis weit in die Aufklärung wirksam blieben, um von dort her unglückseligerweise wieder verdrängt zu werden, zurückprojiziert in das „finstere" Mittelalter!

Während die Assimilationsbewegung des hohen Mittelalters von der Idee der Ausgewogenheit von Theorica und Practica getragen blieb, setzt sich in der Spätscholastik immer mehr die Bearbeitung der pragmatischen Stoffe durch. Es hat dabei den Anschein, daß unter dem Übergewicht der — gleichfalls vom Arabismus geförderten — nominalistischen Strömungen in erster Linie die Materialien und keineswegs die immer mehr als rein spekulativ in Verruf geratenen Formalien aufgegriffen worden sind.

---

[131] Vgl. W.-H. Hein u. K. Sappert: Zur Datierung der Medizinalordnung Friedrichs II., in: Dtsch. Apotheker-Ztg. (1955), Geschichtsbeilage Nr. 2.

[132] Hein, 101 (1957).

Es bedarf gerade unter einem solchen Kriterium einer eingehenderen Untersuchung der Frage nach dem „Schicksal der wissenschaftlichen Medizin im islamischen Mittelalter", wie sie Christoph Bürgel (1972) aufgeworfen hat[133]. Jedenfalls sollte man auch den Sachverhalt beachten, daß es nach den niemals zur Ruhe gekommenen Spannungen zwischen rationaler Wissenschaft und religiösem Dogmatismus gerade im ausgehenden arabischen Mittelalter zu einem Überwiegen der vulgären „Prophetenmedizin" mit ihren magischen Praktiken und zu einer Vernachlässigung der klassischen Medizin mit ihren griechischen Autoritäten hat kommen können[134]. Gegen diese Richtung mußten sich im islamischen 14. Jahrhundert aufgeklärte Historiker und Ärzte wie Ibn Ḫaldūn oder Ibn al-Ḫaṭīb zur Wehr setzen[135]. In die europäischen Assimilationsprozesse sind diese generellen Richtungskämpfe nur indirekt aufgenommen worden; um so offensichtlicher aber kamen mit dem 14. und 15. Jahrhundert die „hermetischen" Wissenschaften als solche auch im Abendlande zum Tragen, was insbesondere an astrologischen, alchimistischen und magischen Texten nachgewiesen werden kann.

a) Aufbau einer Astrologia Medica

Neben einer breitangelegten Alchimie und Magie orientalischer Provenienz kommt es im späten Mittelalter zum Niederschlag einer dritten hermetischen Literaturgattung, der „Astrologia Medica", die sich durchweg über arabistische Vermittlungen auf ältere Quellen zurückverfolgen läßt. Hierbei haben wir von vornherein drei völlig verschiedenartige Strömungen eindeutig zu unterscheiden: a) eine astrologisch orientierte Umweltkunde, die in etwa der Meteorologie oder Prognostik im Sinne hippokratischer Umweltlehren entspricht[136], b) eine politische Astrologie, die zu diplomatischen Zwecken im 10. Jahrhundert im Kalifat zu Cordoba geläufig war und bei der es sich um eine Kalkulation politisch relevanter Termine oder aber auch um reine diplomatische Propaganda gehandelt hatte[137], c) um eine horo-

[133] Vgl. Johann Christoph Bürgel: Dogmatismus und Autonomie im wissenschaftlichen Denken des islamischen Mittelalters, in: Saeculum **23**, 30—46 (1972).

[134] Unter der Flagge der „Prophetenmedizin" sollte die heidnisch-griechische Medizin durch eine arabisch-islamische Heilkunst ersetzt werden. — Vgl. hierzu Bürgel, 37 (1972): „Am deutlichsten kommt dieses Bestreben in dem Werk eines Hadith-Gelehrten des vierzehnten Jahrhunderts namens Surramarrī zum Ausdruck", dessen Werk den programmatischen Titel trug: „Heilung der Schmerzen — Medizin für die Anhänger des Islam".

[135] Vgl. Bürgel, 38f. (1972). — Zu Ibn Ḫaldūn s. Ullmann (1970), zu Ibn al-Ḫaṭīb s. Ullmann, 246 (1970).

[136] So etwa in einer Inkunabel: Incipit astronomia ypocratis de infirmitatibus. Dixit ypocras: qui fuit medicus ..." (Bibl. Centr. Barcelona, Ink. 9-V-23, f. CXVI).

[137] Vgl. Juan Vernet: Astrología y política en la Cordoba del siglo X., in: Rev. Inst. Estud. Islám. Madrid **15**, 91—100 (1970).

skopische Astrologie im engeren Sinne, die auf die individuelle Geburtskonstellation Bezug nehmen möchte[138].

Davon abzutrennen sind wiederum Texte einer rein kosmologischen Tradition, die wir als „Astronomia" bezeichnen würden, und auf deren Folie etwa die „Tabulae Toletanae" Alfons des Weisen laufen, wie auch eine ausschließlich medizinisch eingestellte „Astronomia", die der Indikationsstellung bei einzelnen Krankheiten dient und die sich vielfach des Topos „qui astrologiam ignorat, non est perfectus medicus" bedient[139].

Für alle diese Richtungen lassen sich in der arabischen Medizin Vorläufer und Zeugnisse finden. So beruft sich ʿAdnān b. Naṣr al-ʿAinzarbī, der Leibarzt eines Fatimidenkalifen zu Kairo (gest. 1153) auf Hippokrates, der die Sternkunde als wichtigen Teil der Medizin betrachtet habe oder auch auf das astrologische Wissen des Galen[140]. Die einzelnen Planeten werden hier in bestimmten Positionen auf bestimmte Krankheitsbilder ausgelegt und diagnostisch wie prognostisch verwendet. Die Aderlaßvorschriften nach dem Modell des Zodiakus wie auch die im späten Mittelalter und in der Renaissance so beliebten „Aderlaßmännchen" haben hier ihre Vorbilder und Traditionen[141]. Demgegenüber finden sich im spanischen Kulturbereich seit dem 14. und 15. Jahrhundert allerdings auch Strömungen, welche die arabistisch eingewanderte Astrologie auf einen älteren abendländischen Kulturboden zu verankern suchen. Die „Astrologia" wird dabei geradezu als eine der sieben freien Künste deklariert, wobei als Autoritäten neben der Hl. Schrift und nach Hippokrates auch arabische Autoren angeführt werden[142].

Im Laufe des 14. Jahrhunderts hatte sich bereits an zahlreichen Fakultäten eine „Astropathologie" durchzusetzen vermocht, die zu einem legitimen Bestandteil der Diagnose und Prognose geworden war. Die großen sozialen Katastrophen dieses Jahrhunderts, Pestzüge, Kriegsereignisse und Hungersnöte, kamen der Annahme besonderer Konstellationen entgegen, die sich leicht durch die makro-mikrokosmischen Elementar- und Qualitätentheorien stützen ließen[143]. So wurden in Paris arabische Quellen unmittel-

---

138 Bei Gil de Zamora: De preconiis Hispaniae (1288) heißt es: „In arte Magica et scientia Astrologie philosophis hispanis peritiores paucissimi extiterunt, sicut declarant libri et Tabule Toletane, ubi fere omnes libri philosophici sunt translati de arabico in latinum. Iohannes igitur Hispalensis et alii quamplures Hispalim et Murcie in Astrologia perittissimi extiterunt". — Vgl. auch Cod. Barcelona 981 (s. XIV): Ali ben Ragel: Libro conplido en los juicios de las estrellas. Traducido por Ihuda ben Mosse Alcohen por orden de Alfonso X el Sabio.

139 Schipperges, 243f. (1972). — Vgl. auch Abdias Trew: Astrologia Medica. Altdorf, ca. 1650.

140 Vgl. Ullmann, 255 (1970).

141 S. im einzelnen K. Sudhoff: Beiträge zur Geschichte der Chirurgie im Mittelalter, 198—204 (1914).

142 Manuel Ledesma: Apologia en defensa de la astrologia, contra algunos medicos, que dizen mal della. Valencia 1599.

143 Zur „Astrologia Medica" im ganzen vgl. Thorndike II (1923); III (1934); IV (1934).

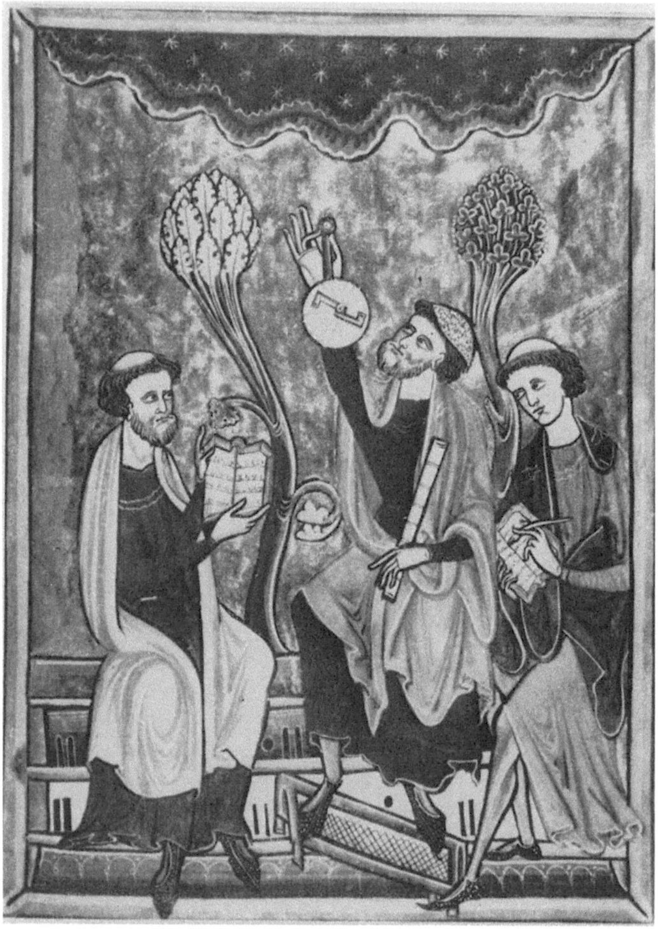

Abb. 75. Abendländischer Astronom bei der Betrachtung des Astrolabs, mit Schreiber und Rechner. Miniatur aus dem Psalter Ludwigs des Heiligen und der Königin Blanca von Kastilien im Cod. lat. 1186, f. IV (um 1220), Bibliothèque de l'Arsenal, Paris. (Nach Joan Evans: Das Leben im mittelalterlichen Frankreich, Tafel 90. Köln 1960)

bar in die „Astrologia Medica" eingebaut. Wir kennen Schriften des Albumasar in einem Traktat „Des elections selonc les regars et les conjonctions de le Lune as planettes par les 12 signes" in der Fassung des Pariser Magister Arnoul de Quinquempoix (gest. nach 1231), der ebenfalls den Traktat „De questionibus, de electionibus, de occultis, de significationibus septem planetarum" des Abraham ben Ezra (um 1140) übersetzt hatte. Als ausgesprochener Pariser Astromediziner galt Geoffroi de Meaux, der zwischen 1315 und 1348 eine Reihe von astronomischen Kompendien, astrologisch gefärbten Pesttraktaten und Kalendarien verfaßt hat[144]. Ende des 14. Jahr-

[144] Vgl. Seidler, 115—117 (1964).

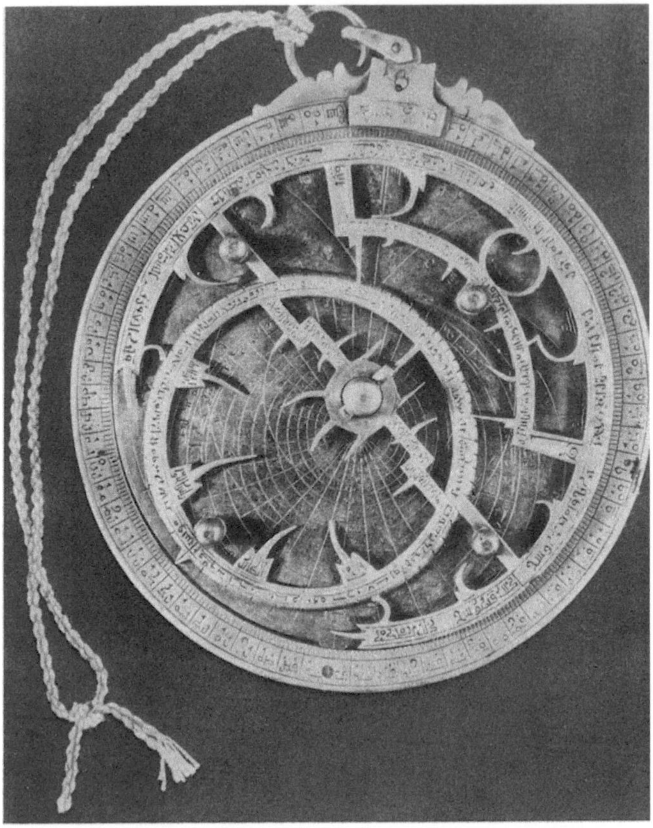

Abb. 76a. Arabisches Astrolabium. Messingtreibarbeit aus Toledo (1029); jetzt Preußischer Kulturbesitz, Staatsbibliothek; nach Golo Mann u. August Nitschke (Hrsg.): Propyläen Weltgeschichte, Bd. 5, S. 109

hunderts veröffentlichte ein Magister der Pariser Fakultät, Jean Fusoris (um 1365—1436) neben seinen „Tabule cordarum arcuum" und einem „Traité de cosmographie" auch „La pratique de l'astrolabe". Wie sehr die „Astrologia Medica" an der Medizinischen Fakultät zu Paris auch offiziell gefördert wurde, geht aus der Tatsache hervor, daß das von Karl V. protegierte Kollegium des Gervais Chrestien den amtlichen Titel eines „colliege de astrologie et medicine" führen konnte[145].

Am Ausgang des 16. Jahrhunderts noch konnte Manuel Ledesma in Valencia eine Verteidigungsschrift der „Astrologia Medica" veröffentlichen, seine „Apologia en defensa de la astrologia, contra algunos medicos, que dizen mal della", eine Streitschrift mit Pro und Contra zur Astrologie und mit Zitaten aus der Hl. Schrift und den Vätern, ferner aus griechischen, arabischen und lateinischen Autoren[146].

[145] Seidler, 117 (1964).

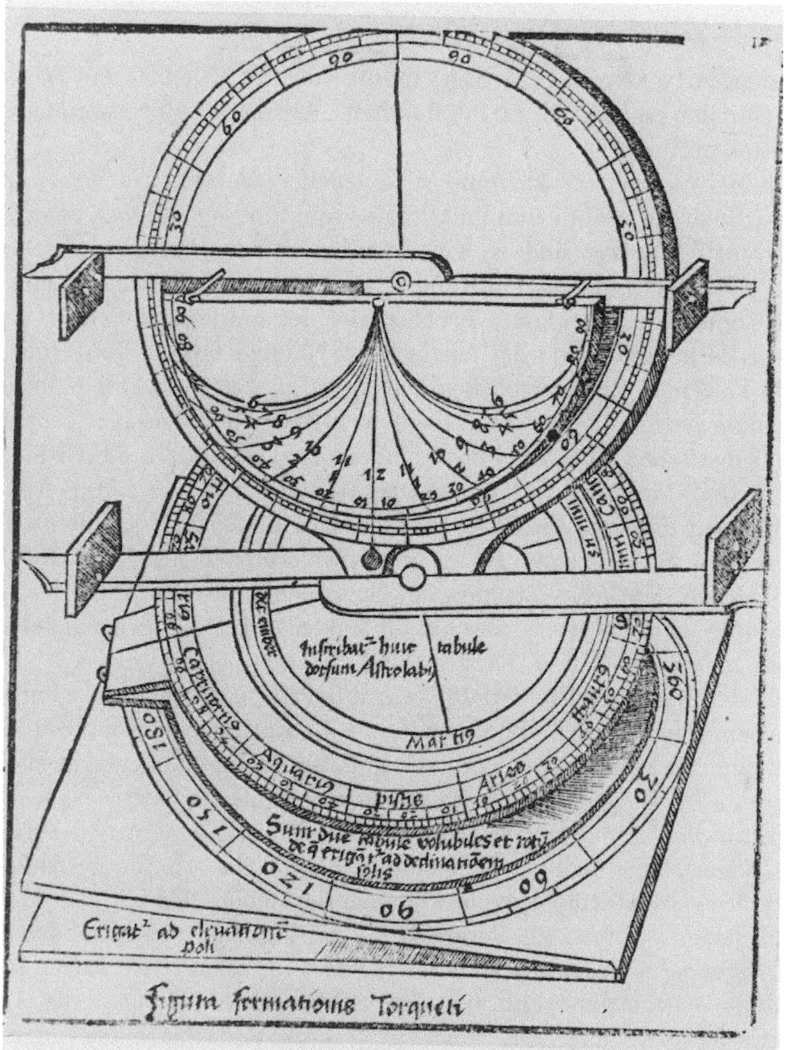

Abb. 76 b. Astrolabium. (Aus Gregorius Reisch: Margarita philosophica. Argentinae 1512. Liber XII)

Die Geschichte einer „Astrologia Medica“ des späten Mittelalters und der Renaissance steht noch aus[147]; sie ist nicht einmal in Ansätzen ihrer Quellengeschichte nach bearbeitet, und für die Wirkungsgeschichte fehlt gänzlich noch jede einigermaßen repräsentative Dokumentation.

[146] Ledesma (1599) bringt als Positionen „la doctrina de Aristoteles y santo Thomas“, während die Einwände aus der Hl. Schrift genommen werden. Immerhin gilt Christus als „gran Astrologo“ und „cabeça de todos los Astrologos“.

[147] Vgl. Francisco Rico: El pequeño mundo del hombre. p. 157—170: „De medicina y astrología“. Madrid 1970.

b) Alchimistische Strömungen

Analog zur „Astrologia Medica" müßte auch die Quellen- und Wirkungsgeschichte der arabischen wie lateinischen „Alchimia" weitaus umfassender erarbeitet werden[148].

Die erste gesicherte alchimistische Quelle aus dem arabischen Raum ist das „Buch der Alaune und Salze" (De aluminibus et salibus), das vielfach dem großen Kliniker und frühen Experimentator Rhazes zugeschrieben wurde, nach neueren Untersuchungen aber einer andalusischen Quelle des 12. Jahrhunderts entstammt. Bruchstücke der arabischen Schrift wurden 1908 in Berlin entdeckt; die einzige vollständige lateinische Handschrift liegt in Palermo. Vinzenz von Beauvais erwähnt den Text bereits in seinem „Speculum naturale". Das Werk geht weit über die magischen Prozeduren der hellenistischen Alchimie hinaus, indem es systematisch die Grundstoffe und ihre Qualitäten, die chemischen Operationen und dazugehörige Apparate aufführt, auf der anderen Seite aber die Disziplinierung des offensichtlich vorliegenden Modells einer Rhazes-Schrift vermissen läßt. Gleichwohl ist das Buch ein deutliches Zeugnis für die zunehmende Autarkie der „artes mechanicae" und hat als solches auf die moderne Technologie maßgebenden Einfluß genommen (Ed. J. Ruska, 1935).

Aus der ersten Hälfte des 13. Jahrhunderts finden sich in zahlreichen englischen, fränkischen und italienischen Bibliotheken eine Fülle von Einzeltexten zur Alchimie, meist als kurzgefaßte Rezepte oder Anweisungen verstanden[149]. Als geistiges Zentrum, aber auch als eine kritische Kontrollinstanz für die Verbreitung der frühen Alchimie in England mag der Franziskaner Roger Bacon gelten, der zunächst einmal die stürmische Aufnahme der arabischen Naturphilosophie wie auch der neuen Medizin und Alchimie begrüßt hatte, während die Verarbeitung der logischen Schriften des Stagiriten nur zögernd in Gang gekommen war. Vor allem tritt Roger für die „Alchimia speculativa" ein, für eine „Organische Chemie", die als die theoretische Basis aller erfolgreichen Technik und Pharmazie angesehen wird. Mit dieser Voraussetzung erst könne auch eine „Alchimia practica" nutzbar werden und dies um so mehr, als ihrer Geheimnisse zahlreiche

---

[148] Zur Rezeption griechisch-arabischer Alchemie und zur Tradition einer hermetischen Gesamtüberlieferung vgl. Owsei Temkin: Medicine and Graeco-Arabic Alchemy, in: Bull. Hist. Med. **29**, 134—153 (1955). — S. auch Edmund O. von Lippmann: Entstehung und Ausbreitung der Alchemie. Bd. 1, Berlin 1919; Bd. 3, Weinheim 1954. — Julius Ruska: Al-Rāzī's Buch „Geheimnis der Geheimnisse". Berlin 1937. — Emil Ernst Ploss, Heinz Roosen-Runge, Heinrich Schipperges u. Herwig Buntz: Alchimia. Ideologie und Technologie. München 1970. — Vgl. auch an wichtigen Nachschlagewerken: Martin Ruland: Lexicon Alchimiae sive Dictionarium Alchemisticum. Frankfurt 1612. — Basilius Valentinus: Chymische Schriften. Hamburg 1700. — Jean Jacques Manget: Bibliotheca Chemica Curiosa. I/II. Genf 1702.

[149] Vgl. Cod. lat. BM Royal 12 E 8 London (s. XIII), mit einem „arsenicus est auripigmentum" und späteren englischen Glossen. — Cf. Cod. lat. Oxon. Selden supra 76: „Mihi videtur dicere quo amussadir id est sal armoniacum".

seien (secreta vero alkimie sunt maxima). Diene doch eine recht angewandte Alchimie nicht nur der Produktion nützlicher Dinge, sondern auch der Verlängerung des menschlichen Lebens. Auf die Ambivalenz dieser Kunst und damit die beiden Seiten der „opera Alkimie“ ist Roger Bacon in einem eigenen Traktat eingegangen, der „Epistola de secretis operis artis et naturae et de nullitate magiae“[150].

Die gleiche kritische Aufnahme der neuen Kunst zeigt Albertus Magnus (1193—1280), der in seinem Buch „Über die Mineralien“[151] genaue Kenntnis des „Buchs der Alaune und Salze“ verrät und mehrfach die Autoritäten des Hermes, Chalid, Dioskurides zitiert, auch den Arzt Avicenna und Ibn Ǧulǧul, den maurischen Pharmakologen des 10. Jahrhunderts, nicht zuletzt die „Tabula Smaragdina“. Der ebenfalls in die „Opera omnia“[152] aufgenommene „Libellus de Alchimia“ kann mit Sicherheit als eine Fälschung angesehen werden, ganz abgesehen von einer Flut von Pseudo-Alberti, denen der Charakter der Unechtheit geradezu auf den Leib geschrieben ist. Eine weitere Assimilationszentrale baute sich in der ersten Hälfte des 13. Jahrhunderts unter Michael Scotus (ca. 1180—ca. 1235) am Hof zu Palermo auf. Dieser schottische Gelehrte war vor dem Jahre 1220 erfolgreicher Übersetzer in Toledo gewesen und kam nach Wanderjahren über Bologna, Rom, Salerno und England nach Palermo, wo er sich der Übersetzung der noch ausstehenden Aristotelica, vor allem den Tierbüchern des Aristoteles, widmete. Alchimistischen Inhalt hat der „Liber magistri Miccaelis Scotti, in quo continetur magisterium“, der in Handschriften zu Palermo und Oxford erhalten blieb[153].

Nicht übersehen werden sollte der italienische Kulturraum, zumal wir hier im Codex Riccardianus 933 (L. III. 9) zu Florenz eine der ältesten und gewichtigsten alchimistischen Sammelhandschriften vor uns haben. Sie ist nicht nur aufschlußreich durch das Schwergewicht ihrer Traktate, sondern auch charakteristisch für den Zeitpunkt der erst im 13. Jahrhundert einsetzenden Assimilation einer ausschließlich arabischen Überlieferung. Neben der „Summa perfectionis“ und dem „Liber Gebers de investigatione perfectionis magisterii“ enthält die Handschrift eine eher theologisch anmutende Abhandlung, den „Liber Misericordiae“, der eine direkte Übersetzung des „Kitāb al-raḥma“ darstellt, der seinerseits wieder dem hermetischen Prototyp des „Geber“ zugesprochen wird. Das Buch — mit seinem „Incipit liber manifestationis libri misericordie“ — eröffnet einen großartigen wissenschaftstheoretischen Einstieg, indem es alle Dinge der Welt entweder der Auffindung (inventio) oder der Untersuchung (probatio) unterwirft; die erste wissenschaftliche Möglichkeit bezieht sich auf die Sinne,

[150] Roger Baco: Compendium studii philosophiae. Ed. J. S. Brewer, p. 528f. London 1859.
[151] Ed. A. Borgnet V, Paris 1850.
[152] Ed. A. Borgnet XXXVII, 545f.
[153] So etwa Cod. Oxford Corpus Christi College 125; Cod. Palermo Q. A. 10.

die zweite auf den Intellekt. Unwillkürlich denkt man hier an die methodologischen Auseinandersetzungen der arabischen Naturphilosophie um das Gleichgewicht von „theorica" und „practica", die im Verbund erst das „integrum totum" einer ernstzunehmenden Wissenschaft ausmachen[154].

Diese regionalen Schwerpunkte, die dazu gehörigen Persönlichkeiten und repräsentativen Werke müssen mitsamt den kritischen Prinzipien im Auge behalten werden, wenn man sich der Flut der mit dem 14. Jahrhundert einsetzenden Einzeltraktate anheimgibt. Immer wieder lesen wir vom Hermes Mercurius Trimegistus und seinen „De sex rerum principiis"[155], immer mehr von den „Secreta Hermetis in Alkimia", von einer „Alchimia" als der „ars artium" und der „scientia scientiarum", von der „alchimia, docens reformationem" oder der Alchimie als der „pars occulta philosophiae naturalis". Die ersten alchimistischen Sammlungen bauen sich aus dem Handschriftenbestand auf, so eine Sammlung des Johannes Londonensis, eines Schülers des Roger Bacon. Immer aber bleiben wir auf das 14. Jahrhundert oder jüngere Zeiträume verwiesen; ganz selten stößt man auf gesicherte Texte des 13. Jahrhunderts.

Selbst die für das späte Mittelalter maßgeblich gewordene Autorität der hermetischen Künste, der berühmte Geber, bedient sich lediglich des damals schon legendären arabischen Alchemisten Ǧabīr und stellt in Wirklichkeit eine Kompilation des ausgehenden 13. Jahrhunderts dar. Unter Berufung auf „Geber" und „Morienus" findet sich bereits in zahlreichen Handschriften des 14. Jahrhunderts eine alchimistisch argumentierende Bluttherapie mit destilliertem Menschenblut[156].

Mit dem Übergang ins 14. Jahrhundert kommt erst die ideologische Grundstruktur der Hermetik zum Tragen, die neben den technologischen Errungenschaften nicht übersehen werden sollte. So wird vor allem die „Summa perfectionis magisterii" des Geber von der Idee geleitet, daß es die Kunst sei, die den natürlichen Prozeß nur beschleunigt. Was der Natur ebenfalls gelingt, aber nur innerhalb eines ungeheuer langsam ablaufenden Entwicklungsprozesses, das können wir durch die Kunst in einer wesentlich kürzeren Zeit ins Werk setzen und zu Ende führen. Der Mensch mit seinem „opus alchymicum" setzt sich gleichsam an die Stelle der Natur, um ihr Welt-Werk zu übernehmen: Der „homo faber" potenziert fortan die viel zu langsam daherschleichende Natur-Geschichte. Diese Grundgedanken sind es, die wir neben den technischen Manipulationen immer wieder in jenen Schriften finden, die großen Scholastikern angelastet werden, sei es der Traktat „De Alchimia" des Albertus, das „Perfectum magisterium" des Arnald von Villanova oder ein Raymundus Lullus oder Hortulanus mit

---

[154] Vgl. Ernst Darmstaedter: Liber Misericordiae Geber. Eine lateinische Übersetzung des größeren Kitâb alraḥma, in: Arch. Gesch. Med. **17**, 181—197 (1925).

[155] Nach Cod. Oxford Bodl. 464 (a. 1318).

[156] Vgl. Romswinkel (1974).

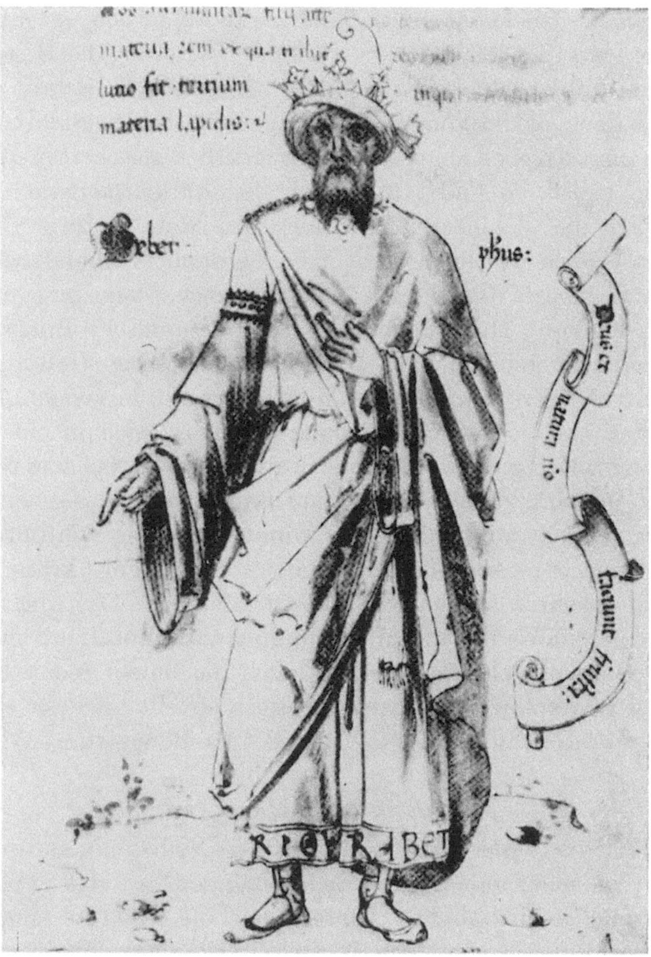

Abb. 77. Idealbildnis des arabischen Philosophen Geber. Aus dem Codex lat. 1166 Ashburnham der Biblioteca Laurenziana in Florenz (Ende des 15. Jahrhunderts). (Nach G. F. Hartlaub: Der Stein der Weisen, München 1959, Tafel 15. Das Spruchband trägt die Inschrift: „Deus et natura non faciunt frustra")

immer neuen Kommentaren zur „Tabula Smaragdina" und über den „Lapis philosophorum".

So bringen die großen Arnaldus-Ausgaben beträchtliche alchimistische Abhandlungen, die als „Rosarius philosophorum", als „Novum lumen" oder „Flos florum" laufen oder noch deutlicher als „Epistola super Alchimia ad regem Neapolitanum". Der „Alchymist" Arnald de Villanova (1240—1311) ist bald schon weitaus berühmter geworden als der große katalanische Arzt. Unter den bis vor kurzem als echt angesehenen Schriften finden sich klassische Autoritäten wie Aristoteles, Hermes, Morienus und Avicenna, nicht dagegen Geber, der um so häufiger dafür in den unechten Schriften anzutreffen ist. Und selbst diese vorsichtige Taxierung der Historiker mußte aufgegeben werden, da es keine einzige alchimistische Schrift gibt, die mit Sicherheit dem Arnald von Villanova zugesprochen werden konnte[157].

Stellt man dagegen einen der handschriftlich gesicherten Texte wie den „Liber de vinis", so findet man hier eher antihermetische Äußerungen: daß nämlich die Alchimisten sich täuschen, wenn sie zwar Substanz und Farbe des Goldes erreichen, nicht aber die damit verbundenen Wirkungsweisen, eine scharfe Wendung auch dann noch, wenn man unter „Gold" nicht das konkrete Metall, sondern das philosophische Prinzip einer Universalsubstanz verstehen will. Die gleiche kritische Haltung zeigt sein Kollege Bernhard von Gordon aus Montpellier, der in seinem „Lilium medicinae" zwar zugibt, daß der „modus chimicus" sich in einer Heilkunde als äußerst fruchtbar erweisen könne, während er sich bei anderen als ebenso betrüblich auswirke, zumal letztere auf ihrem kaum abzusehenden Arbeitsgang nur zu leicht zugrunde gehen könnten[158]. Was sich durchsetzt, sind die pragmatischen Auseinandersetzungen, nur wenig kritisch reflektiert und kaum auf ihren hermetischen Tiefsinn befragt. Das sind die „Secreta Hermetis, inventoris metallorum secundum transmutationis naturam", die „Secreta Hermetis philosophi" oder auch die immer mehr aufblühenden poetischen Bilder einer „Margarita pretiosa novella", wie sie etwa mit den klassischen Autoritäten der Magister Petrus Bonus (um 1335) vorgelegt hat[159].

c) Die Rolle einer Magia Naturalis

Es ist für die Ausbreitung der arabischen Medizin an europäischen Universitäten von einer unheilvollen Bedeutung gewesen, daß neben den astrologischen und alchimistischen Texten auch die Traktate einer magischen Naturbetrachtung in einer relativ späten Rezeptionsphase und meist in korrumpierter Form ins Abendland gekommen sind.

Die magische Naturbetrachtung hat im islamischen Kulturraum zahlreiche Disziplinen, neben der Heilkunst vor allem die Alchimie, die Mineralogie oder Zoologie, beherrscht, ist aber noch keineswegs von den handschriftlichen Zeugnissen her zureichend untersucht[160]. Ihre griechischen Quellen liegen nicht bei Hippokrates oder Galen, sondern bei späteren Ärzten wie Archigenes oder im System bei Alexander von Tralleis[161], der

---

[157] Vgl. J. A. Paniagua: Notes en torno a los escritos de alquimia atribuidos a Arnau de Vilanova, in: Arch. Iberoamer. Hist. Med. Anthrop. Medica **11**, 406—419 (1959).

[158] Bernhard von Gordon in „Lilium medicinae": „Modus chimicus in multis est utilis in medicina, in aliis vero est ita tristabilis, quod in eius via infinitissimi perierunt".

[159] Vgl. Joachim Telle: Kilian, Ottheinrich und Paracelsus, in: Heidelberger Jb. **18**, 37—49 (1974). — Bernhard Haage: Das „Kunstbüchlein" des Alchemisten Caspar Hartung vom Hoff. Göppingen 1975.

[160] Vgl. Ullmann, 252 (1970).

[161] Nach Thorndike **I**, 571ff. (1923).

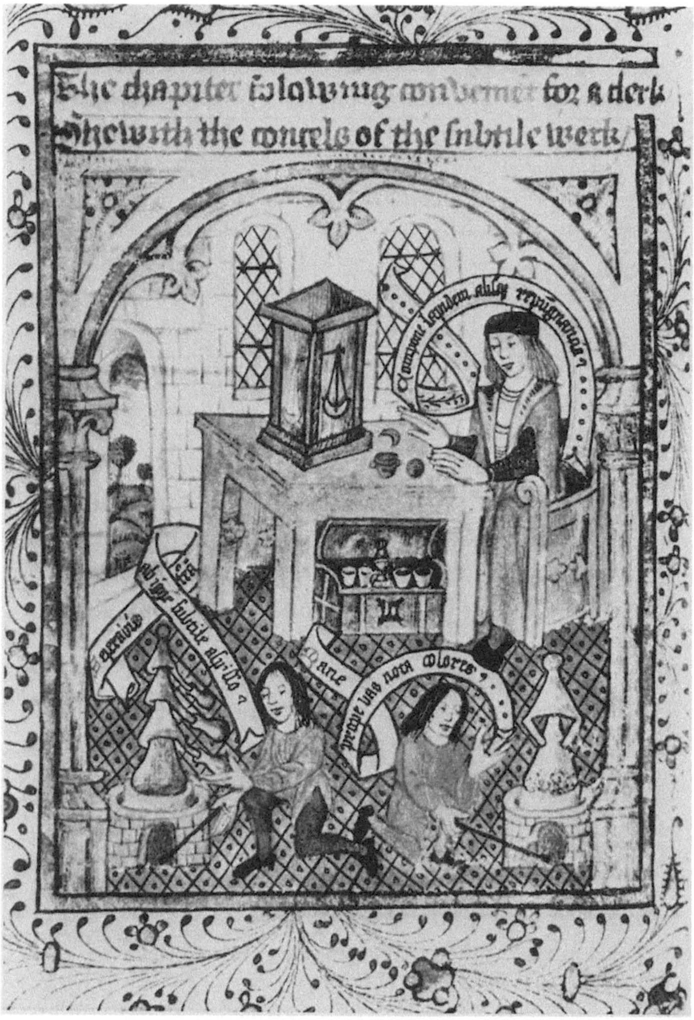

Abb. 78. Der Alchemist in seinem Laboratorium. Miniatur aus dem „Ordinall of Alchimy", einer Handschrift in englischen Versen von Thomas Norton (um 1477); jetzt Britisches Museum, London. (Nach G. F. Hartlaub: Der Stein der Weisen, Tafel 1. München 1959)

Wundermittel unter der Kategorie der „physika" verordnet hatte. Rationale und magische Methoden finden sich in bunter Verflechtung im „Paradies der Weisheit" des ʿAlī b. Sahl Rabbān aṭ-Ṭabarī (gest. um 855), der neben dem hellenistischen Geistesgut auch indische Wunderlehren und Geheimschätze herangezogen hat[162].

Weittragender und tiefgreifender haben sich die magischen Vorstellungen in der sog. Prophetenmedizin (aṭ-ṭibb an-nabawī) auswirken können, die

[162] Ullmann, 119—122; 252 (1970).

sich vornehmlich aus den Vorstellungen des vorislamischen Orients speist und sich in der Folge mit islamischer Volksfrömmigkeit vermischen sollte[163]. Darauf baute sich eine späte Literaturgattung auf, die sich mit Amuletten, Zahlenquadraten und anderen Formen eines primitiven Zaubers befaßte und die erst im 15. Jahrhundert Eingang in die lateinische Scholastik fand.

Um die Mitte des 15. Jahrhunderts hatte eine hermetische Schrift weite Verbreitung gefunden, die unter dem Namen ,,Picatrix" als ein arabisches Zauberbuch ersten Ranges galt. Picatrix — eine Name, der über Buqratis auf Hippokrates zurückgeht — wird vorgestellt als Buch, ,,grösser dann drey psalter". So empfiehlt es der bayerische Hof- und Leibarzt Johannes Hartlieb 1456 dem Markgrafen Johann von Brandenburg, den man auch den ,,Alchemist" nannte[164]. Auch Kaiser Maximilian besaß von diesem Wunderbuch zwei Exemplare. Rabelais behauptet, er habe bei seinen Studien in Toledo auch bei einem ,,Picatrix, docteur de la faculté diabolique" Kolleg gehört. Im Jahre 1256 ließ König Alfons von Kastilien es als die Übersetzung des großen arabischen Astronomen Abū'-l-Qāsim Maslama b. Aḥmad al-Maǧrītī verbreiten, der ein Werk ,,Das Ziel des Weisen" geschrieben haben soll, um die beiden Künste der Alchimie und der Magie zu einer Konklusion zu bringen. Aus äußeren wie inneren Kriterien muß die Autorschaft des Maǧrītī angezweifelt werden; als ein hermetisches Handbuch wird es allerdings schon bei dem arabischen Historiker Ibn Ḫaldūn zu Beginn des 14. Jahrhunderts geführt[165].

In diesem Handbuch der Magie eines Pseudo-Maǧrītī wird Hermes als der ,,Dreimalweise" vorgestellt, weil er König, Prophet und Philosoph zugleich war. Dieser Hermes erzählt: ,,Als er das Wissen um die Geheimnisse der Schöpfung habe ergründen wollen, sei er auf ein dunkles unterirdisches Gewölbe gestoßen, in dem die Winde bliesen, so daß er kein Licht anstecken konnte. Da sei ihm im Traum eine schöne Gestalt erschienen und habe ihm geraten, das Gewölbe mit einem Windlicht zu betreten, ein dort vergrabenes Talismanbild herauszuholen, welches das Aufhören des Blasens der Winde bewirken wird, und an den vier Ecken zu graben. Dann werde er das Wissen um die Geheimnisse der Schöpfung finden"[166]. Es folgt die immer wieder tradierte Geschichte von dem Suchen und dem Finden der Weisheit des Hermes, die man über die im Opus vollendete Natur erlange. Der Geist der vollkommenen Natur stößt ein Tor um das andere auf, bis alle Schwierigkeiten gelöst sind und alle Dunkelheiten erhellt sein werden[167]. Daher kann

[163] Ullmann, 185—189; 253 (1970).

[164] In Hartliebs ,,puch aller verpotten kunst" heißt es: ,,Es ist noch gar ein mercklich püch in der künst nigramancia das hebt an: ,,ad laudem dei et gloriosissime virginis Marie", jaisst picatrix. das ist vollkomnest püch, das jch ye gesach jn der kunst".

[165] Picatrix. Das Ziel der Weisen von Pseudo-Maǧriti. Hrsg. Helmut Ritter und Martin Plessner, London 1962.

[166] Picatrix, LVI (1962).

[167] Picatrix, 187 (1962).

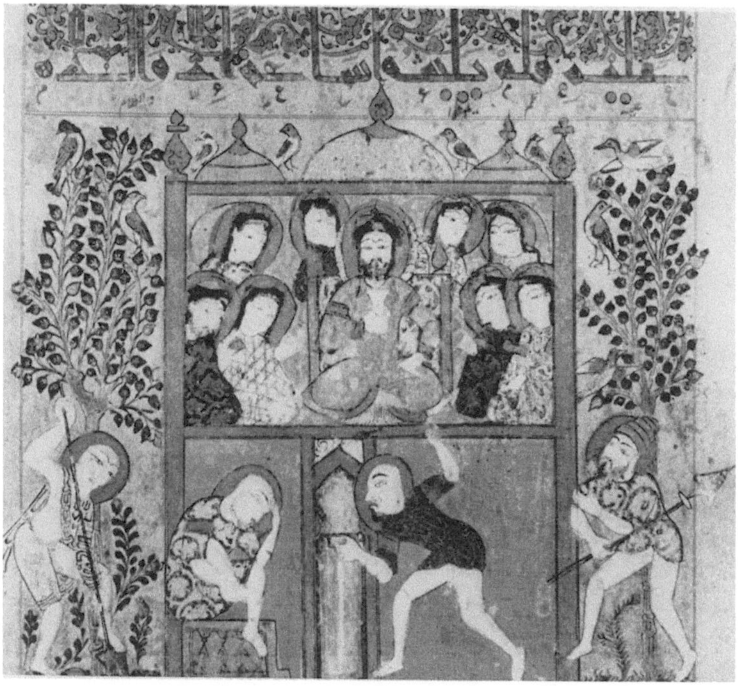

Abb. 79. Titelblatt zum Buch über die Gegengifte (Kitāb al-Diryāq) eines Pseudo-Galenos, wahrscheinlich Nordirak (1199); jetzt Cod. arab. 2964 BN Paris. [Nach Ettinghausen, 85 (1962)]

der weise Hermes behaupten: „Wenn der Mikrokosmos, den der Mensch darstellt, von vollkommener Natur ist, dann nimmt seine Seele die Stelle der Sonnenscheibe ein, die am Himmel feststeht und mit ihren Strahlen jeden noch so fernen Horizont erleuchtet[168].

Im Rahmen dieser alten Zauberliteratur, die mit dem 15. Jahrhundert eher noch an Aktualität gewinnt, werden nun auch die Schlaf- und Rauschmittel geführt, die zum beliebtesten Werkzeug der Magier und Ärzte wurden. In einem Standardwerk wie dem „Picatrix" finden wir denn auch zahlreiche Rezepte für Amulette, Talismane und Sympathiezauber. Unter den Betäubungsmitteln werden die bereits der Antike bekannten Drogenpflanzen wie Mandragora, Mohn, Bilsenkraut oder Giftlattich geführt, darüber hinaus aber auch der aus dem Persischen stammende Taumellolch (šailam), der zu einem beliebten Zauberrezept wird[169].

An dieser Stelle verdient aber auch eine arabische Literaturgattung Aufmerksamkeit, die unter Titeln läuft wie „Buch der Gifte und Gegen-

[168] Picatrix, 205 (1962).

[169] Vgl. Hans H. Lauer: Taumellolch (šailam) in einem arabischen Zauberrezept, in: Sudhoffs Arch. Gesch. Med. Naturw. **49**, 37—49 (1965).

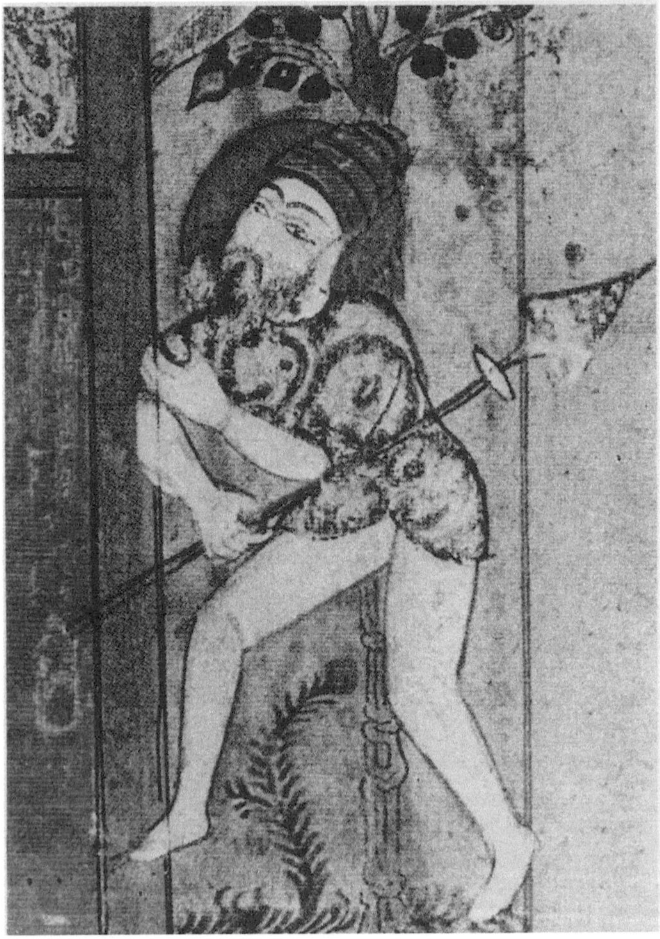

Abb. 80/81. Ausschnitte von einem Bauern und einem Wächter aus dem Buch über die Gegengifte. [Nach Ettinghausen, 84 und 85 (1962)]

gifte", und in der neben hermetischen Heiltränken und pneumatischen Mixturen auch die ersten Ansätze zu einer wissenschaftlichen Toxikologie, zu einer Gewerbehygiene und zum öffentlichen Gesundheitsdienst zu finden sind[170].

Zu den wenigen hermetischen Schriften, die mit Sicherheit aus dem Arabischen in das lateinische Mittelalter gelangt sind, rechnet ein „Tractatus aureus de lapidis physici secreto", im Jahre 1566 in der „Ars chemica" gedruckt als „Septem Tractatus seu Capitula Trismegisti". Diese „Sieben Goldenen Traktate des Hermes" hat vermutlich Paracelsus als Quelle benutzt, wenn er von der Mittlerfunktion des „sulphur" spricht. Nach Hermes

[170] Vgl. Ullmann, 321—342 (1970).

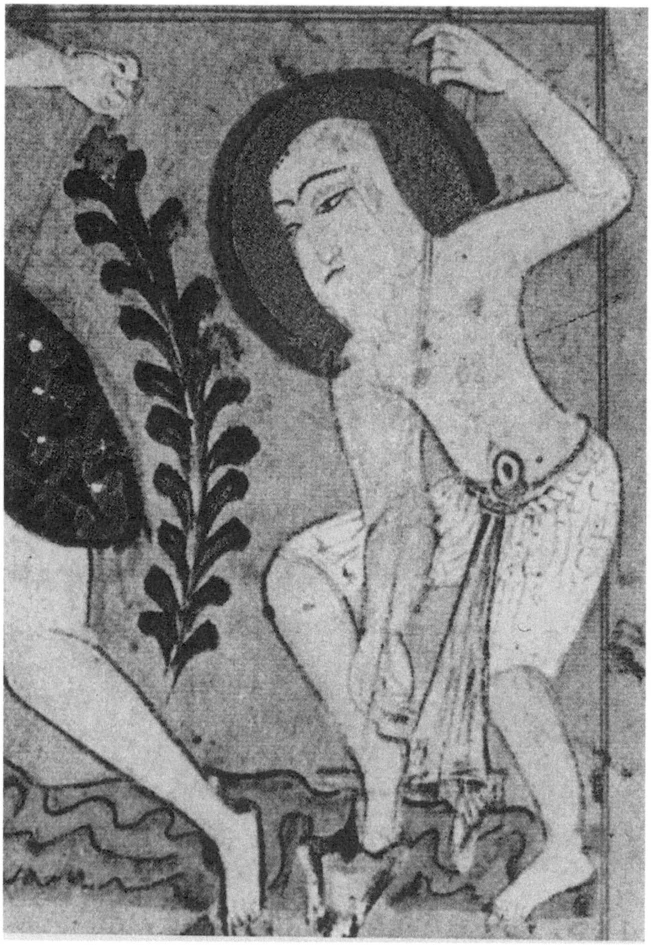

Abb. 81

soll nämlich der Sulphur das Mittel sein, das Körper und Seele, diese „zwei widerwertige ding vereinbaret und in ein einziges wesen verkehret"[171].

Immer undurchsichtiger wird — abgesehen von der Wucherung über die Buchkunst — auch die handschriftliche Überlieferung, die bis weit in das 16. und 17. Jahrhundert läuft[172]. Aus der wohl größten Sammlung

[171] Theophrast von Hohenheim, gen. Paracelsus: Medizinische, naturwissenschaftliche und philosophische Schriften. Hrsg. K. Sudhoff, Bde. I—XIV, München 1922—1933, Bd. XI, S. 318. — Vgl. hierzu auch Walter Pagel u. Marianne Winder: Gnostisches bei Paracelsus und Konrad von Megenberg, in: Fachliteratur des Mittelalters, S. 365. (Festschr. G. Eis), Stuttgart 1968.

[172] So bringt ein Toledaner Codex dieser Zeit (Cod. 96—38) einen Traktat „De sapientia generationis lapidis", ferner Abhandlungen über „Mosys de Opera Artis" oder „Mosys de magisterio Philosophorum". Als letztes Zeugnis fanden wir ein „Centoloquium Hermetis"

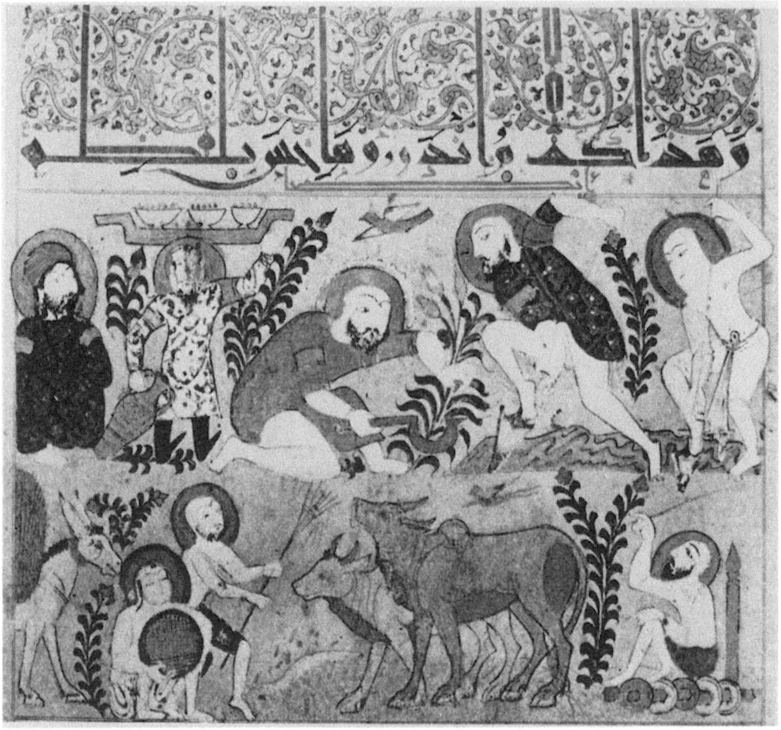

Abb. 82. Der Arzt Andromachos überwacht die Arbeit der Bauern. Miniatur aus dem Buch über die Gegengifte eines Pseudo-Galen. [Nach Ettinghausen, 84 (1962)]

hermetischer Literatur in handschriftlicher Form, der Collectio Sloane zu London, läßt sich entnehmen, daß unter den rund 3600 bis 3900 Einzeltexten zur Alchimie keiner älter als aus dem 14. und 15. Jahrhundert war.

Seit dem 16. Jahrhundert hatte man angesichts dieser Flut von Literatur, die man nicht zu Unrecht mit einem hermetischen „Ouroboros" vergleichen könnte, mit einer „Drachen"-Literatur, die sich selber wieder in den Schwanz zu beißen versucht, begonnen, die Terminologie und den wachsenden Erfahrungsschatz in eigenen Wörterbüchern zu sammeln. 1583 erscheint Gerhard Dorns „Dictionarium Theophrasti Paracelsi". Mit diesem Kern des Paracelsismus arbeitet Martinus Rulandus in seinem „Lexicon Alchimiae sive dictionarium alchymisticum", auf das wiederum Guilielmus Johnson in London mit einem „Lexicon chymicum" (1652) aufbaut. Auf der anderen

---

aus dem 18. Jahrhundert (Cod. 98—18, f. 22). Ebenso hat die Bibliothek zu Wolfenbüttel noch einen Cod. lat. 3338 aus dem 17. Jahrundert mit dem aufschlußreichen Titel: „Sieben Bücher magischer Experimente des Hermes Trismegistus".

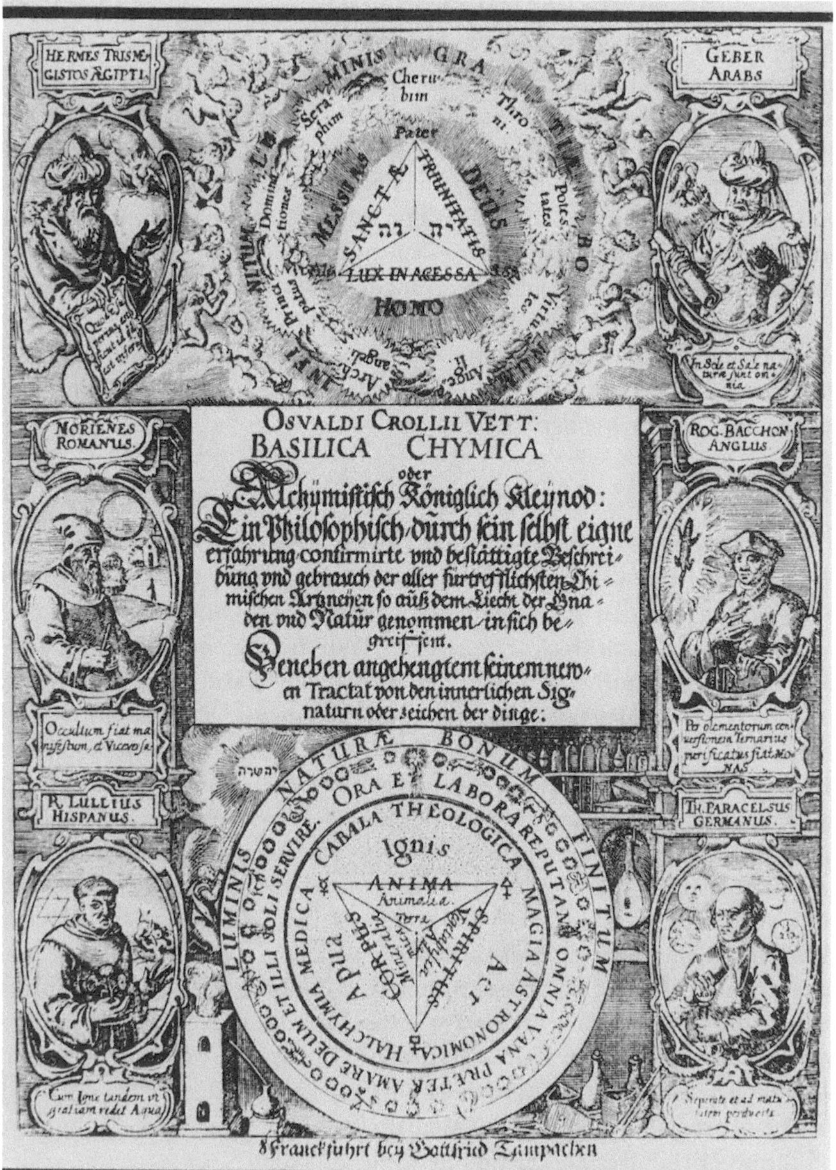

Abb. 83. Titelkupfer zu Oswald Croll „Basilica Chymica", Frankfurt 1629, mit den Symbolen der hermetischen Künste und den Autoritäten einer „Magia naturalis". (Nach Liselotte Hansmann und Lenz Kriss-Rettenbeck: Amulett und Talisman, S. 16. München 1966)

Seite wachsen auch die Kunst der Verschlüsselung und eine immer allegorischer anmutende Verschleierung der Künste, die dieses hermetische Denken innerhalb der Aufklärung so besonders paradox zu potenzieren verstanden haben[173]. Die Entwicklung zeigt, wie wechselreich das Spiel zwischen den „Artes liberales“ und den „Artes mechanicae“ bleibt, wie nach und nach über die „ratio“ eine „fabricatio“ dominiert, wie die „practica“ die alte „speculatio“ überragt und wie mit dem 16. Jahrhundert nach und nach die Alchimie aus den Klosterküchen an die Fürstenhöfe gelangt ist. Mit dem 17. Jahrhundert aber hat bereits eine neue Epoche der Naturbeobachtung und auch eine neue Phase der Naturspekulation eingesetzt, die wir aus den Assimilationsprozessen und Integrationsversuchen des Arabismus nicht mehr einzusehen vermögen. Jetzt kommt die große Epoche der „Chymischen Hochzeit“ und der Rosenkreuzer, eine noch weitgehend unbekannte Welt, für die hier nur die Namen eines Valentin Weigel (1533—1588), des Jakob Böhme (1575—1624) oder eines Johann Valentin Andreae (1586—1654) stehen sollen[174].

3. Zur Wirkungsgeschichte des Arabismus

Der modernen Wissenschaftsgeschichte steht noch die Aufgabe bevor, das Schicksal der säkularen Bildungsbewegung, die wir als „Arabismus“ bezeichnet haben, an den einzelnen Universitäten und insbesondere ihrer Medizinischen Fakultäten zu verfolgen. Wir fanden nach einer Welle verschiedenster Rezeptionsbewegungen einen sich erstaunlich rasch konsolidierenden Assimilationsprozeß. Wir mußten aber auch rückläufige Rezeptionen konstatieren, remittierende Tendenzen, alles in allem eine verfehlte Integration, die auf der Basis des griechisch-arabischen Bildungsgutes und mit der Konstellation der „neuen Wissenschaft“ durchaus möglich gewesen wäre. Parallel zu oft geradezu grotesken Verfallsprozessen und unter permanenten Krisen ist es zum Überbau jener modernen Wissenschaft gekommen, deren verbindlicher Methodologie sich die empirische Heilkunst schließlich nicht mehr entziehen konnte. Mit dem Leitbild einer „Einheitswissenschaft“, die auf der Basis induktiver Methoden die Entwicklungsidee ebenso zu inkorporieren verstand wie die Impulse der Sozialbewegung, mit dieser „Anthropologie im weitesten Sinne“, wie Rudolf Virchow diese Wissenschaftskonzeption nannte, hat dann letzten Endes die sich als angewandte Naturwissenschaft verstehende Medizin mit der Tradition „tabula rasa“ und ihrem Mittelalter endgültig ein Ende gemacht.

Das Urteil unserer Geschichtsschreibung geht angesichts dieses Panoramawandels immer noch dahin, daß mit der humanistischen Strömung und ihren griechischen Übersetzungen ein antiarabistischer Affekt einge-

[173] Vgl. Gerhard Eis: Von der Rede und dem Schweigen der Alchemisten, in: Dtsch. Vierteljahrsschr. **25**, 415—435 (1951). — S. auch weitere Hinweise bei Joachim Telle: Kilian, Ottheinrich und Paracelsus, in: Heidelberger Jb. **18**, 37—49 (1974) und Bernhard Haage (1975, S. 139—141.)

[174] Vgl. hierzu im einzelnen Francis Yates: Aufklärung im Zeichen des Rosenkreuzes. Stuttgart 1975.

setzt habe, der über Humanismus und Aufklärung schließlich eine wissenschaftliche Medizin hat aufbauen können[175]. Wir haben bei diesem Vorurteil besonders kritisch die Quellen befragt und ein repräsentatives Handschriften-Material vorlegen können, das ein völlig anderes Bild ergibt und nach einer neuen historiographischen Einordnung ruft. Die Ausstrahlung der primären Kristallisationszentren — Toledo, Palermo, Montpellier — bleibt für Jahrhunderte bestimmend, auch wenn heterogene Kommentatoren nicht zu übersehen sind, im italienischen Raum etwa, in der Naturphilosophie des Michael Scotus, auf zahlreichen Feldern der Pharmazie oder auch in der Chirurgie des Bruno Longoburgensis. Im „Aristoteles Latinus"[176] sind immerhin ein Drittel der lateinischen Übersetzungen italienischer Herkunft. Gleichwohl sind die Stätten der Aristoteles-Assimilation— worauf Martin Grabmann mehrmals hingewiesen hat — eben nicht in Italien, sondern in Paris und Oxford zu suchen[177].

Was wir allerdings in der Medizin nirgends fanden, das ist das so bequem postulierte humanistische Kontinuum, das uns unmittelbar an eine klassische Antike ketten möchte und das ebenso unvermittelt hinüberleiten würde in ein Zeitalter der Aufklärung mit ihren exakten Wissenschaften. „Daß es wissenschaftsgeschichtliche Entwicklungsstränge gibt, für welche die Epochenscheide zwischen Mittelalter und Renaissance irrelevant ist", das hat kürzlich noch August Buck in den Mitteilungen der „Kommission für Humanismusforschung" am Beispiel der Chirurgie des Rogerius Frugardi und der Roger-Glossen bis ins 16. Jahrhundert hinein deutlich gemacht[178].

In der Medizin treffen wir jedenfalls nicht auf jene säkulare Zäsur einer Renaissance, die ein mittleres Alter abgeschlossen und eine Neuzeit inaugu-

---

[175] Zur Historiographie vgl. H. Schipperges: Ideologie und Historiographie des Arabismus (1961). — Vgl. auch Francisco Vera: La cultura española medieval. Datos bibliográphicos para su historia. Vol. I/II. Madrid 1933—1934. — S. auch Edith Heischkel, die (1938) darauf aufmerksam macht, daß sich die scholastische Medizin von den Vorstellungen der politischen Historiographie wie vor allem auch von den eschatologischen Schemata der Kirchengeschichte hat freihalten können. „Die Heilkunde erfährt keine Verknüpfung mit diesem großen weltgeschichtlichen Schema, die Weltzeitalter spielen für sie keine Rolle ... Das alles beherrschende Zeitbewußtsein des mittelalterlichen Menschen finden wir nirgendwo in den medizingeschichtlichen Rückblicken. Sie halten sich völlig zeitlos im leeren Raum". Lediglich der Topos vom „Zwerg auf den Schultern des Riesen" verrate neben dem starken Epigonengefühl ein „eben erkennbares Fortschrittsbewußtsein". Im übrigen aber seien griechische, römische, arabische Autoren ohne qualitativen Unterschied aufgezählt worden (l. c. 41f.).

[176] Aristoteles Latinus. Ed. Lacombe (1939).

[177] Vgl. Martin Grabmann, Mittelalterliches Geistesleben **II**, 67—70; 90—92 (1936); **III**, 64f., 125—127 (1956).

[178] Vgl. August Buck: Der Kommentar in der Renaissance. Kommission für Humanismusforschung, Mitteilung I, S. 14. Deutsche Forschungsgemeinschaft 1975. S. auch mit weiteren Zeugnissen A. Buck: Zum Methodenstreit zwischen Humanismus und Naturwissenschaft in der Renaissance, 3—16 (1959).

riert hätte. Das uns so heimisch gewordene Bild einer „Entdeckung der Welt und des Menschen“ mag für Kunstgeschichte und Wirtschaftsgeschichte seine Geltung behaupten: Die großen Linien der Wissenschaftsgeschichte verlaufen anders und weitaus komplexer; sie sind aus jedem Forschungsfeld neu zu setzen und erlauben beim Stand der mediävistischen Forschung in der Medizin noch keine schlüssige Konzeption.

Neben der sorgfältigen Analyse noch unerschlossener Standardwerke — wie etwa der „Opera Medica“ des Petrus Hispanus oder auch der echten Schriften des Paracelsus — wären weitere Kriterien zur Prüfung unserer Hypothese heranzuziehen, in erster Linie die Medizinischen Fakultäten selber, deren Geschichte samt und sonders neu zu schreiben wäre, eine Fakultätsgeschichte, die sich über eine additive Deskription erheben müßte zu einer realen Strukturgeschichte. Das gilt etwa für Heidelberg, das offensichtlich — wie auch Köln — im Zeichen des Pariser Aristotelismus gegründet wurde und dessen erster Rektor 1386 der Nominalist und Petrus-Hispanus-Kommentator Marsilius von Inghen wurde[179]. Das gilt besonders auch für den Arabismus an italienischen Schulzentren und für zahlreiche repräsentative Persönlichkeiten wie Taddeo Alderotti (1223—1303) oder Pietro d'Abano[180].

Nur erwähnt seien an dieser Stelle einige Strömungen auch der ausgehenden arabischen Blütezeit, die ohne Einfluß auf die lateinischen Assimilationsprozesse geblieben sind. Hier wäre neben Ibn an-Nafīs (gest. 1288), dem Entdecker des Lungenblutkreislaufs, vor allem der Andalusier Ibn al-Ḫaṭīb zu nennen, der 1348 in seiner Schrift über die Pest den rationalen Standpunkt gegen den religiösen Traditionalismus wie folgt verteidigte: „Wenn man fragt: wie können wir die Behauptung, es gebe Ansteckung, billigen, wo doch das heilige Gesetz sie in Abrede stellt, dann antworten wir: Die Existenz der Ansteckung steht fest auf Grund der Erfahrung und genauer Forschung, auf Grund der sinnlichen Wahrnehmung, des Augenscheins und sich immer wiederholender Nachrichten, — und das sind die Elemente des Beweises“[181]. Ein bedeutender Zeitgenosse des Ibn al-Ḫaṭīb war auch al-Ḥabašī (ca. 1312—1380), der ein Werk über den Segen der Arbeit schrieb, in welchem die Heilkunde systematisch behandelt wurde. Als ihre Grundlage gilt die Diätetik, in der neben der klassischen Tradition

[179] Zu Marsilius aus Inghen (in Geldern), Schüler des Buridanus und Professor der Pariser Artistenfakultät, ehe er 1386 nach Heidelberg kam, wo er 1396 verstarb, vgl. Grabmann, MGL III, 224. — S. auch G. Ritter: Studien zur Spätscholastik I. Marsilius von Inghen und die ockhamistische Schule in Deutschland. Heidelberg 1921. — W. Möhler: Die Trinitätslehre des Marsilius von Inghen. Limburg 1952.

[180] Vgl. Umberto de Martini: La Medicina Araba e la sua influenza sulle Scuole Italiane, in: Medicina nei Secoli **3**, 3—16 (1966).

[181] Ähnlich Ibn al-Ḫaṭībs Freund Ibn Ḫātima. Vgl. Taha Dinānah: Die Schrift von Abī Ǧaʿfar Aḥmed ibn ʿAlī ibn Moḥammed ibn ʿAlī ibn Ḫātimah aus Almeriah über die Pest, in: Arch. Gesch. Med. **19**, 27—81 (1927).

auch die Prophetenmedizin zu Worte kommt und in der auf die Verschiedenheit der Zeit, des Alters, der Lebensweise eingegangen wird[182].

Die handschriftlichen Funde legen uns nahe, den Begriff „Humanismus" in der Medizin nur mit äußerster Behutsamkeit zu verwenden. Wir haben Ernst Robert Curtius recht zu geben, wenn er sagt: „Die Existenzweise der Antike im Mittelalter ist zugleich Rezeption und Umwandlung"[183]. Dabei sollte uns durchlaufend als das entscheidende Kriterium dienen, ob die neuen Wissensstoffe bloß übernommen und nachgeahmt wurden oder ob sie einen Prozeß schöpferischer Assimilation angeregt und eingeleitet haben. In der Assimilationskraft allein scheint uns die historische Bedeutung des Arabismus gelegen zu haben. Was hingegen die Existenzweise der Antike in der Renaissance betrifft, so ist gerade sie oftmals pure Rezeption gewesen, bloße Nachahmung oder formalistischer Versuch eines Nachlebens, eben Humanismus. Wir haben weiter zuzugeben, daß sich die dominierenden Positionen bei aller antiarabistischen Polemik[184] auffallend lange gehalten haben: Dies gilt für die „Physica" nach Aristoteles gleicherweise wie für den „Canon" des Avicenna, aber auch für volkstümlichere therapeutische Literaturgattungen wie den „Thesaurus pauperum"[185] oder die äußerst stabile, bis ins 19. Jahrhundert vorherrschende Regimina-Literatur[186].

Neben der Rezeption und Assimilation des Arabismus hat sich uns aber auch die Frage nach dem zu erwartenden Integrationsprozeß als ein fruchtbares heuristisches Muster erwiesen, um die scholastische Literatur an den frühen Universitäten zu fassen und in die beginnende Neuzeit zu begleiten[187]. Von einer durchgreifenden antiarabistischen Bewegung, wie sie mit dem letzten Jahrzehnt des 15. Jahrhunderts in Italien und im ersten Drittel des 16. Jahrhunderts in Deutschland und Frankreich gegen die „haeretici

---

[182] Vgl. Peter Bachmann: Zum Medizin-Kapitel des Buches „al-Baraka" von al-Ḥabašī, in: Med. hist. J. **3**, 28—39 (1968). — S. auch Bürgel, 37 (1972).

[183] Ernst Robert Curtius, 29 (1954).

[184] Die komplexe Auseinandersetzung zwischen Arabisten und Antiarabisten in der Spätscholastik kann in unserem Zusammenhang nicht mehr behandelt werden. Man vgl. hierzu die arabistischen Positionen eines Andreas Alpagus (gest. um 1520), Lorenz Fries (1530), Bernhard Unger (1533) oder Montuus (1537) mit den antiarabistischen Argumenten eines Paracelsus (1493—1541), Agrippa von Nettesheim (1486—1535) oder Leonhart Fuchs (1501—1566). — S. hierzu im einzelnen bei E. Wickersheimer: Die „Apologetica epistola pro defensione Arabum medicorum" von Bernhard Unger aus Tübingen (1533), in: Sudhoffs Arch. Gesch. Med. **38**, 322—328 (1954). — E. Stübler: Leonhart Fuchs. Leben und Werk. München 1928.

[185] Eine Edition des „Thesaurus pauperum" liegt nunmehr vor in: Maria Helena da Rocha Pereira: Obras Médicas de Pedro Hispano. Coimbra, 77—367 (1973). — Vgl. hierzu auch die kritische Dissertation von Joachim Telle: Petrus Hispanus in der altdeutschen Medizinliteratur. Phil. Diss. Heidelberg 1972.

[186] S. im einzelnen hierzu Wolfram Schmitt: Theorie der Gesundheit und „Regimen Sanitatis" im Mittelalter. Heidelberg 1973.

[187] Vgl. Schipperges, 226ff. (1972).

Arabum" einzusetzen scheint, ist im spanischen Raum beispielsweise wenig zu spüren. Wohl treten auch hier vermehrt Literaturgattungen auf, die auf griechischen Quellen fußen. Systematische Auswirkungen einer Polemik, wie sie über Agrippa von Nettesheim (1486—1535), Paracelsus (1493—1541) oder Leonhart Fuchs (1501—1566), zum Tragen kamen, sind an den europäischen Universitäten insgesamt kaum zu spüren.

Wir müssen allerdings zugeben, daß die verschiedenen Stadien des europäischen Arabismus vom 15. bis 17. Jahrhundert wie auch die in diesem Zeitraum einsetzenden eigenständigen, oft einander entgegengesetzten Positionen bisher nicht kritisch beurteilt wurden. Es fehlen weitgehend die historiographischen Überblicke, die sich auf Dokumente erster Hand gestützt hätten. Als eine Geschichte der allmählichen Überwindung des Aristotelismus hat erst neuerdings Anneliese Maier in ihren grundlegenden Untersuchungen[188] die Entwicklung einer methodisch vorgehenden Naturwissenschaft aufgefaßt. Hierbei ist charakteristisch, daß der Prozeß nicht als eine spektakuläre Revolution aufgefaßt wird und auch nicht als stetig weiterlaufende Emanzipation, sondern — wie dies Heimsoeth (1972) ausgedrückt hat[189] —, „in einer Entwicklung durch zwei große Phasen mit den Kulminationspunkten im 14. und im 17. Jahrhundert"[190].

Von diesem methodischen Ausgangspunkt her zeigt sich ein wachsendes Bedürfnis, nun auch die Universitäts- und Staatsarchive vermehrt und systematischer heranzuziehen. Die Schulen und ihre literarischen Corpora sollten einmal unter dem Gesichtspunkt des Arabismus systematisch einander zugeordnet werden. Vor allem aber sollten auch zahlreiche noch unbekannte Persönlichkeiten dieses Zeitraumes nach bibliographischen Gesichtspunkten untersucht werden. Die regionalen und fachlichen Beziehungen der iberischen zu den fränkischen, italienischen und angelsächsischen Schulen bedürften weiterhin eingehender Untersuchungen. Die großen sozialen Umschichtungen zwischen dem 12. und dem 16. Jahrhundert würden sich erst auf dieser wissenschaftsgeschichtlichen Folie konkreter widerspiegeln lassen. Erst danach würden wir ermessen und begründen können, was diese wissenschaftshistorisch einmalige Bewegung gewesen sein könnte, die wir zu umreißen versucht haben mit dem Thema: Arabische Medizin im lateinischen Mittelalter.

---

[188] Vgl. vor allem A. Maier: Die Anfänge des physikalischen Denkens im 14. Jahrhundert (1950); An der Grenze von Scholastik und Naturwissenschaft (1952); Metaphysische Hintergründe der spätscholastischen Naturphilosophie (1955).

[189] Heinz Heimsoeth: Zum Lebenswerk von Anneliese Maier, in: Studi Internazionali di Filosofia IV (1972).

[190] Nach Gerhard Hennemann: Grundzüge einer Geschichte der Naturphilosophie und ihrer Hauptprobleme, S. 33. Berlin 1975. — Vgl. hierzu auch Anneliese Maier: Die Vorläufer Galileis im 14. Jahrhundert (1949); Alois Dempf: Die Naturphilosophie Ockhams als Vorbereitung des Kopernikanismus (1974).

Kritische Diskussion und Zusammenfassung

Der Arabismus — gedeutet als die Rezeption und Assimilation des griechisch-arabischen Bildungsgutes — ist von der Mediävistik mit Recht als ein für das hohe und späte Mittelalter säkulares Ereignis gewertet worden. Dies gilt für alle Wissensbereiche: für die Theologie und Philosophie ebenso wie für die Rechtskunde, die Ökonomik, die Ethik und die Politik, darin eingeschlossen auch für die mittelalterliche Medizin. Auf allen Gebieten ist der Arabismus als eine einzigartige Ausstrahlung der arabischen Hochkultur auf das Abendland gesehen worden. Dabei weisen die einzelnen Quellen darauf hin, daß es sich bei diesem philosophisch wie kulturpolitisch ebenso relevanten Ausstrahlungsphänomen um ein höchst komplexes und überaus widerspruchsvolles Geschehen handelt, das in seinen einzelnen Stadien wie auch jeweiligen Positionen noch nicht durchuntersucht werden konnte.

Die geläufigen Vorstellungen von einem Arabismus, einer arabischen Scholastik, einem arabistisch gefärbten Scholastizismus, der auf dem Hintergrund der Aristoteles-Rezeption rasch zu einer Autorisierung der griechisch-arabischen Quellen, der „Medici recentiores", der Kanonisierung der alten Schulmedizin, geführt haben soll, um dann zu gegebener Zeit von den Antiarabisten und Humanisten, den „Graeculi" eines Neuhellenismus, abgelöst zu werden, lassen sich bei Hinzuziehung des erdrückenden und weitgehend unerschlossenen Quellenmaterials nicht aufrecht halten. Die arabistische Periode vom 13. bis 15. Jahrhundert samt ihrer Gegenbewegung, der sogenannten antiarabistischen Periode des 14. bis 16. Jahrhunderts, verlangt erneut nach einer Ausgliederung und Strukturierung, wobei naturgemäß nur von Quellen erster Hand ausgegangen werden kann, das heißt aber: von einem repräsentativen Handschriftenfonds. Daß hierbei vom spanischen Raum ausgegangen wurde, hatte mehrere Gründe: 1. Das mittelalterliche Spanien bildete mit seinen breiten historischen Kontaktflächen zum islamischen Imperium — über die Reconquista hinaus — den natürlichen Ausgangspunkt der Rezeptionsbewegung und entscheidender Assimilationsvorgänge. 2. Um die Mitte des 12. Jahrhunderts bereits stellte die Übersetzerschule von Toledo die geistigen Schwerpunkte der Assimilationsbewegung dar, wofür die Anteilnahme einer gesamteuropäischen Gelehrtenelite beredtes Zeugnis gibt. 3. Die Auseinandersetzung um das arabistische Lehrgut aller Disziplinen, insbesondere aber der Medizin und der Naturphilosophie, hat sich in der spanischen Scholastik am längsten gehalten[191].

Die Medizingeschichte tut gut daran, ihren Forschungskreis und ihre Quellenmaterialien nicht zu eng zu ziehen; weite Bereiche der Naturbeobachtung und Naturphilosophie wie auch formalistische Kriterien einer scholastischen Kultur- und Geistesgeschichte müssen einbezogen bleiben.

[191] Vgl. im einzelnen Schipperges: Handschriftenstudien (1968).

Erst dann ließe sich zeigen, was die Heilkunde im arabischen und lateinischen Mittelalter gewesen ist.

Wir haben daher bei unseren Untersuchungen vom spanischen Raum aus versucht, zu einer Strukturierung und provisorischen Schematik in sechs Punkten zu kommen:

1. Rezeptionsepoche (1150—1250) mit Vorläufern im 10. und 11. Jahrhundert, in allen Phasen übergleitend in eigenständige Assimilationsprozesse.

2. Kritische Assimilationsbewegung (1250—1350), fermentativ auf die europäischen Universitäten einwirkend mit Ausspielen der Autoritäten unter einem naturphilosophischen Überbau.

3. Stagnationsprozeß (1350—1450) mit Aufbau von dogmatischen Positionen und repräsentativen Opera; Ausbildung klassischer Autoritäten, die dann im Buchdruck einen scholastischen Niederschlag finden.

4. Polemisches Stadium (1450—1550), einsetzend mit den frühen Humanisten, charakteristische Positionen von Arabisten und Antiarabisten; kein Bruch mit der Schultradition bei allgemeinem Verfall der Universitäten.

5. Traditionalistische Positionen vor allem unter den Arabisten des 17. Jahrhunderts, dabei zunehmende Erstarrung und Verflachung des akademischen Lehrstoffes.

6. Stadium der allmählichen Auflösung (ab 1700), mit vielfachen Überschneidungen der grästischen und arabistischen Texte; kampfloses Fallenlassen der alten Autoritäten, ohne kausalen Bezug zu den „Entdeckungen“ des 16. und 17. Jahrhunderts.

Unter dem Aspekt dieses Arabismus — als einer der großen geistigen Bewegungen des Mittelalters im Übergang zur Neuzeit — werden wir in der Geschichte der Medizin einige Jahrhunderte neu zu gliedern und zu beurteilen haben. Als Gesamtphänomen hat der Arabismus zunächst einmal die geistige Wasserscheide der europäischen Wissenschaften gebildet, eingeleitet mit den Übersetzungsprozessen um 1150 in Toledo. Im Prozeß der Assimilation haben wir weiterhin die verschiedenen Phasen einer zunehmenden Verwässerung der Autoritäten, damit einhergehend aber auch einer wachsenden Einverleibung der Bildungsstoffe zu sehen. Von der Sache her wird dabei klar zu unterscheiden sein, was innerhalb dieser historischen Prozesse an den abendländischen Universitäten entwickelt und was verdrängt worden ist.

Die Situation dieser unverhältnismäßig lange andauernden Übergangsepoche des Arabismus ist dramatisch und paradox genug: Antiarabisten bedienen sich der Methodik des Arabismus; Humanisten werden zu extremen Scholastikern; eine Paramedizin orientalischer Provenienz siegt über die klassische Schulmedizin; Avicenna-Schutt und Aristoteles-Geröll überfluten die Unterrichtsmaterialien, in der „Materia Medica“ auch die

Volksmedizin —: eine verwirrende Situation mitten im Humanismus und im Frühlicht europäischer Aufklärung!

Angesichts dieser Situation aber fanden wir uns immer wieder von neuem auch in die dramatischen Übergänge unserer mittelalterlichen und neuzeitlichen Universitäten gestellt. Gerade der detaillierte Überblick in die älteren Überlieferungen wie auch ein konkreter Einblick in die Rezeptionsbewegung konnte deutlich machen, daß diese neue Schulgemeinschaft nicht nur aus dem Feuer der intellektuellen Begeisterung, nicht aus dem „amor sciendi" allein entstanden ist. Sie hat vielmehr sehr konkrete Motive und Vektoren, die ohne Berücksichtigung des Strukturwandels eines fast ausschließlich agrarischen Lebensgefüges auf die städtische Verbürgerlichung, ohne die Rezeptionsbewegung des „neuen Aristoteles" und die hierdurch ausgelöste scholastische Wanderbewegung wie auch ohne die Formalien und Materialien dieser arabistischen Assimilation nicht zu verstehen sind.

Der zunehmende Strom von Einzelfakten, die wachsende Einsicht in die genetischen Verflechtungen, vor allem aber ein neuer heuristischer Ansatzpunkt, der vom Selbstverständnis der mittelalterlichen Geistigkeit auszugehen versucht, haben uns zu einer neuen Überschau und Einsicht in die Binnenstrukturen des Mittelalters gezwungen. Es kann sich gerade angesichts der Stoffülle wie auch der Heterogenität der Aspekte nicht mehr darum handeln, eine Art von Synthese höherer Ordnung zu konstruieren, die unserem Bedürfnis nach historischer Generalisierung entgegenkäme. Wir suchen viel eher nach brauchbaren Modellen, die uns die Verlagerung geschichtlicher Strukturen und die Ablösung historischer Wertgebilde verständlich machen.

Nur als eine Modellvorstellung haben wir daher den „Arabismus" in den Mittelpunkt dieses Mittelalters gestellt, weil er als typisches Struktur-Gebilde am ehesten noch die Funktion einer Hypothese und eines Katalysators erfüllt. Von diesem Aspekt aus aber müßte weitaus energischer herausgestellt werden, daß es sich bei diesem Arabismus keineswegs um eine bloße Kulturanleihe oder gar das Nachgeben einem dominierenden Kulturgefälle gegenüber gehandelt hat, sondern um eine eigenständige und bildungsträchtige Assimilation, für die eine überlegene arabische Literatur nur als Ferment wirkte. Daß hierbei auch zahlreiche abendländische Quellen verschüttet und manche Keimkräfte erstickt wurden, damit auch mancher Ansatz eines Heilwissens des frühen Mittelalters aus der Schulmedizin verdrängt worden ist, kann nicht deutlich genug betont werden. Gleichwohl kennzeichnet der Begriff des Arabismus eine Übergangsepoche, die auf die beiden Seiten dieses Überganges ein bezeichnendes Licht wirft und eine historische Deutung der gesamten Epoche ermöglicht.

Mit dem Jahre 1150 haben wir in der Tat den Angelpunkt der mittelalterlichen Medizin vor Augen und damit ihren Hebelarm in der Hand. Dieser kritische Punkt kann weder gedeutet werden als die geistige Wasserscheide Europas noch als das Auseinanderklaffen zweier Blöcke (mit einem Mittelalter vor und einem nach Toledo); er läßt sich weder verstehen als das endgültige Einschwingen der abendländischen Kultur in ihr ausgewogenes Gleichgewicht noch gar als der Aufbruch Europas. Wir sehen in dieser kritischen Phase eher einen eigenständigen Reifungsprozeß, einen Assimilationsvorgang, der alles andere ist als das Resultat einer fortschreitenden Entwicklung nach irgendeiner Gesetzlichkeit; wir haben mit dieser Phase aber auch den kritischen Punkt im Blickfeld, an dem diese neue, aus vielfältigen Strömungen agglutinierte „Einheitskultur" sofort wieder aus den Fugen gerät. Hier enthüllt sich nicht zuletzt auch die Unzerstörbarkeit einer originären Schichtung gegenüber den neuen Tendenzen, ihre eigentümliche Verflochtenheit, die uns allein die Konzeption eines historischen Kontinuums und damit umfassender Geschichtsbetrachtung überhaupt ermöglicht[192].

Und damit sind wir ein letztes Mal auf den Ursprung und das Schicksal unserer Universität verwiesen. Eine so eigenständige Gründung wie die Universität läßt sich selbstverständlich nicht aus arabischem Bildungsimport allein verstehen und ließe sich auch nicht vom Modell einer Assimilationsbewegung her erklären. Beide Strömungen sind einander in einer günstigen Konstellation, die wir genauer zu markieren versucht haben, begegnet, und sie beide schufen jene höchst komplexe Realität griechisch-arabischer Wissenschaft an europäischen Universitäten, wobei noch einmal zu bedenken bleibt, daß das neue Wissen unter der Ägide des „neuen Aristoteles" nur als das — wenn auch bestimmende — Ferment der weiteren Entwicklung angesehen werden sollte.

Die dahinter zu vermutende geschlossene Integrations-Bewegung ist freilich ausgeblieben. Die Ärzte mit ihrem durchweg pragmatischen Auftrag waren nicht genug theoretisch gebildet und nicht konsequent genug, um das grandiose Gerüst einer durchaus möglichen Heilkultur nun auch zu operationalisieren. Faszinierende Gestalten wie die eines Paracelsus sind Ausnahmen geblieben und weisen auf einen Hintergrund hin, den wir erst heute so mühsam — etwa als eine großartige in sich geschlossene Philosophie des Leibes — wieder entdecken.

Statt dessen gewannn das Aristoteles-Geröll die Oberhand, mit all seinen Deformationen und Häresien einer Astrologia medica und Magia naturalis, mit jener scholastischen Verkrustung auch, mit der sich noch ein Vesal, ein Harvey, ein Morgagni auseinanderzusetzen hatten. Die fortschrittliche Wissenschaft jedenfalls — das kann für die Medizin nicht bezweifelt werden — verläuft außerhalb der Universitäten. Zeichen dafür ist eine neue Gelehrtenbewegung, die sich in Akademien und Sozietäten inkorporierte und die mit der Gründung von Periodica eine völlig anders-

[192] Vgl. H. Schipperges: La medicina en la edad media latina, in: Historia Universal de la Medicina, Vol. **III**, 238—241 (1972).

artige universale wie interdisziplinäre Funktion erfüllte, und die denn allein auch den Arabismus und vergreisten Aristotelismus zu überwinden in der Lage war, diese neue Gelehrtenrepublik nämlich, und eben nicht die Universität.

Im Jahre 1773 glaubte Christian Gotthelf Salzmann über die Universitäten sagen zu dürfen: „In unseren Tagen machen sie eine so elende Figur, wie eine Festung, die zu den Zeiten der Kreuzzüge angelegt wurde"[193]. Und der Pädagoge Joachim Heinrich Campe schlug 1785 vor, man solle die Universität „je eher je lieber auflösen"; ihre Zeit sei um, zu einer Zeit, wo der Schaden größer geworden sei als der Nutzen[194].

Seit Jahrzehnten befinden sich auch die Medizinischen Fakultäten in einem rasch fortschreitenden Umstrukturierungsprozeß, der alle Symptome des Verfalls der konstituierenden Ideen einer Universität an sich trägt. Was dem 19. Jahrhundert noch so ungemein fortschrittlich erschien, die üppige Aufgliederung in einen immer reicher wachsenden klinischen Fachfächer, und dies alles auf der ehernen Basis von Anatomie, Physiologie, Biochemie, das steht uns heute am Ausgang des 20. Jahrhunderts als ein ebenso antiquierter wie unüberwindlicher Block im Wege, — auch wenn wir eben dabei sind, diese Blöcke mit den abgetakelten Konzeptionen des 19. Jahrhunderts nun für das dritte Jahrtausend in Beton zu gießen!

Was uns heute in der universitären Landschaft als „Hochschulsystem des tertiären Bildungssektors" in den Horizont rückt, das weiß niemand näher zu beschreiben. Die Medizinischen Fakultäten sind aus wegweisenden Forschungsstätten der Basiswissenschaften längst zu sporadisch informierenden Fachschulen geworden. Mit einer „facultas" im „studium generale" haben sie nichts mehr gemein, und damit auch nicht mit jener „universitas", von der wir gesehen haben, daß sie Geschichte ist, ein historisches Phänomen, dessen Keime und Phasen, Krisen und Reformen wie auch ihr endgültiges Schicksal uns so offensichtlich vor Augen liegen und das wir—als Historiker auch einer neuesten Zeit — zu registrieren haben.

„Daß die Weltgeschichte von Zeit zu Zeit umgeschrieben werden müsse, daran ist in unseren Tagen wohl kein Zweifel übrig geblieben". Mit diesen Worten hatte Goethe in einer Zwischenbetrachtung seiner „Geschichte der Farbenlehre"[195] den „Genossen seiner fortschreitenden Zeit" ermuntern wollen, nicht ohne freilich einem solchen mit der Zeit fortschreitenden Genossen nun auch zu bedenken zu geben, „daß er verlieren müsse, indem er gewinnt: denn ans Wahre wie ans Falsche sind notwendige Bedingungen des Daseins gebunden".

[193] Christian Gotthelf Salzmann: Karl v. Karlsberg oder über das menschliche Elend. 6 Theile. Leipzig 1784—1788.

[194] Joachim Heinrich Campe: Allgemeine Revision des gesamten Schul- und Erziehungswesens. Bde. 1—16. Braunschweig 1785—1792.

[195] J. W. Goethe: Geschichte der Farbenlehre, III. Abt., 16. Jahrhundert und „Zwischenbetrachtung".

Literatur

Abulcasis: Liber servitoris. Translatus a Sim. Januensi et Abraam Judaeo Tortuensi. Venetiis 1471.

Abulcasis: De Chirurgia. Arabice et Latine. Ed. Johannes Channing. Vol. I/II Oxonii 1778.

Adelard von Bath: Quaestiones naturales. Ed. Martin Müller (Beitr. Gesch. Phil. MA 31). Münster 1934.

Aegidii Corboliensis Carmina Medica. Ed. Ludovicus Choulant. Leipzig 1826.

Afnan, Soheil M.: Avicenna, his Life and Works. London 1958.

Afnan, Soheil M.: Philosophical Terminology in Arabic and Persian. Leiden 1964.

Albertus Magnus: Opera omnia. Ed. Auguste Borgnet. Vol. 1—38. Paris 1890—1899.

Alexander Neckam: De laudibus divinae sapientiae: Ed. Thomas Wright: London 1863.

Alexander Neckam: De naturis rerum libri duo. Ed. Thomas Wright. London 1863.

Alfarabius: De ortu scientiarum. Ed. Clemens Baeumker (Beitr. Gesch. Phil. MA 19). Münster 1916.

Alfarabius: Catálogo de las ciencias. Ed. Angel González Palencia. Madrid, Granada 1953.

Alfarabius: Der Musterstaat von Al-Fārābī, aus dem Arabischen übersetzt von Friedrich Dieterici. Leiden 1900.

Ali Abbas: Liber totius medicinae a Stephano ex arabica lingua in latinam reductus. Lugduni 1523.

Alkindus: De rerum gradibus. Argentorati 1531.

Alonso, Manuel: Pedro Hispano, Scientia libri de anima. Madrid 1941.

Alonso, Manuel: Alvaro de Toledo. Commentario al ,,De substantia orbis" de Averroes. Madrid 1941.

Alonso, Manuel: Notas sobre los traductores toledanos Domingo Gundisalvo y Juan Hispano. Al-Andalus 8, 155—188 (1943).

Alonso, Manuel: El ,,Liber de causis". Al-Andalus **9**, 46—47 (1944).

Alonso, Manuel: El ,,Liber de causis primus et secundus". Al-Andalus **9**, 419—440 (1944).

Alonso, Manuel: Las fuentes literarias de Dominico Gundisalvo: El ,,De processione mundi" de Gundisalvo, y el ,,K. ʿaqīda al-rafī ʿa" de Ibrāhīm ibn Dāwūd. Al-Andalus **11**, 159—173 (1946).

Alonso, Manuel: Hermann de Carintha: De essentiis, edición preparada y annotada. Miscelánea Comillas **5**, 7—107 (1946).

Alonso, Manuel: Traducciones del arcediano Domingo Gundisalvo. Al-Andalus **12**, 295—338 (1947).

Alonso, Manuel: Las traducciones de Juan González de Burgos y Salomón. Al-Andalus **14**, 291—319 (1949).

Alonso, Manuel: Hunayn traducido al latin por Ibn Dāwūd y Domingo Gundisalvo. Al-Andalus **16**, 37—47 (1951).

Alonso, Manuel: Juan Sevillano: Sus obras proprias y sus traducciones. Al-Andalus **18**, 17—49 (1953).

Alonso, Manuel: Coincidencias verbales tipicas en las obras y traducciones de Gundisalvo. Al-Andalus **20**, 129—152 (1955).

Altaner, B.: Zur Kenntnis des Arabischen im 13. und 14. Jahrhundert. Orientalia Christiana Periodica **2**, 437—452 (1936).

d'Alverny, Marie-Thérèse: Notes sur les traductions médiévales des œuvres philosophiques d'Avicenne. Arch. d'hist. doctr. litt. moyen âge **27**, 337—358 (1952).

d'Alverny, Marie-Thérèse: Les traductions d'Avicenne. In: Avicenna nella storia della cultura medioevale p. 71—87, Roma 1957.

d'Alverny, Marie-Thérèse: Avicenna Latinus III. Arch. d'hist. doctr. et litt. **30**, 221—272 (1963).

d'Alverny, Marie-Thérèse: Avicenne et les médecins de Venise. Medievo Rinascimento I. Firenze 175—198 (1955).

d'Alverny, Marie-Thérèse et Georges Vajda: Marc de Tolède, traducteur d'Ibn Tumart. Al-Andalus **16**, 99—140, 259—307 (1951).

Amari, Michele: Storia dei Musulmani di Sicilia. Firenze (1854—1872). 2. ed. modificata e accresiuta dal autore con note da A. C. Nallino. I—III. Catania 1933—1937.

Anawati, G. C.: Essai de bibliographie avicennienne. Kairo 1950.

Anawati, G. C.: La médecine arabe jusqu'au temps d'Avicenne. Mardis de Dar el-Salam, 167—206 (1953).

Anawati, G. C.: Introduction a l'histoire des drogues dans l'antiquité et le moyen âge. Mélanges d'Institut Dominicain d'Etudes Orientales **5**, 345—366 (1958).

Antuna, Melchior M.: Manuscritos árabes de „al-Hâwî" de Al-Râzî en la Biblioteca de El Escorial. Extracto de la Revista Medicina 6. Madrid 1935.

Appuhn, K.: Das Trivium und Quadrivium in Theorie und Praxis. Erlangen 1900.

Aristotelis Opera cum Averrois commentariis. Venetiis 1562 (Nachdruck Frankfurt 1962).

Arnaldi de Villanova Opera medica omnia. Vol. II: Aphorismi de gradibus. Ed. Michael R. McVaugh. Granada, Barcelona 1975.

Arnaldus de Villanova: Opera omnia. Basileae 1585.

Arnold, Th., Guilliaume, A. (Ed.): The Legacy of Islam. Oxford 1931.

Arnold, T. W.: Painting in Islam. A Study of the Place of Pictorial Art in Muslim Culture. London 1928.

Artelt, Walter: Die ältesten Nachrichten über die Sektion menschlicher Leichen im mittelalterlichen Abendland. Abh. Gesch. Med. Naturw., H. 34. Berlin 1940.

Articella. Ed. Hieronymus de Salus Fauentinus. Venetiis 1523.

Articella nuperrime impressa cum quamplurimis tractatibus pristine impressioni superadditis. Lugduni 1515.

Askenasi, J.: Contribution des Juifs à la fondation des Écoles de médecine en France au Moyen Âge. Paris 1937.

Astruc, Jean: Mémoires pour servire à l'histoire de la Faculté de médecine de Montpellier. Paris 1767.

Avencebrol (Ibn Gebirol): Fons vitae, ex arabico in latinum translatus ab Johanne Hispano et Dominico Gundissalino. Ed. Clemens Baeumker. (Beitr. Gesch. Phil. MA 1). Münster 1892/93.

Averrois Cordubensis Colliget Libri VII. Venetiis 1562 (Nachdruck Frankfurt 1962).

Avicenna (Ibn Sina): Opera omnia. Venetiis 1495.

Avicenna (Ibn Sina): Liber Canonis ... (nach der Ausg. des Andreas Alpagus neu ediert von Benedictus Rinius Venetus). Venetiis 1582.

Avicenna (Ibn Sina): ʿKutub al-qānūn fi'ṭ – ṭibb. Romae 1593.

Avicenna: Canon medicinae, lib. I—V. Ed. Petrus Rochabonella. Padua 1479.

Avicenna: Das Lehrgedicht über die Heilkunde (Canticum de Medicina). Übers. von K. Opitz. Berlin 1939.

Avicenna: Commemoration Volume. Ed. Iran Society. Calcutta 1956.

Avicenna: Das Buch der Genesung der Seele. II. Die Philosophie. Übers. von Max Horten. Frankfurt/M. 1960.

Baader, Gerhard: Überlieferungsprobleme des A. Cornelius Celsus. Forsch. Fortschr. **34**, 215—218 (1960).

Baader, Gerhard: Zur Überlieferung der lateinischen Literatur des frühen Mittelalters. Forsch. Praxis, Fortb. **17**, 139—141 (1966).

Baader, Gerhard: Zur Terminologie des Constantinus Africanus. Med. Hist. J. **2**, 36—53 (1967).

Baader, Gerhard: Spezialärzte in der Spätantike. Med. hist. J. **2**, 231—238 (1967).

Baader, Gerhard: Sektion und Vivisektion in Antike und Mittelalter. Med. Monatsspiegel **4**, 80—84 (1968).
Baader, Gerhard: Zur Anatomie in Paris im 13. und 14. Jahrhundert. Med. hist. J. **3**, 40—53 (1968).
Baader, Gerhard: Lo sviluppo del linguaggio medico nell' antichità e nel primo medioevo. Atene e Roma, Nuova Serie **15**, 1—19 (1970).
Babut, E. C.: Les origines de l'Université de Montpellier. Montpellier 1912.
Bachmann, Peter: Galens Abhandlung darüber, daß der vorzügliche Arzt Philosoph sein muß. Nachr. Akad. Wiss. Göttingen, Phil.-hist. Kl. Nr. 1. Göttingen 1965.
Bachmann, Peter: Zum Medizin-Kapitel des Buches „al-Baraka" von al-Ḥabašī. Med. hist. J. **3**, 28—39 (1968).
Badawi, ʿAbdurraḥmān: La transmission de la philosophie grècque au monde arabe. Paris 1968.
Baer, Fritz: Die Juden im christlichen Spanien. I. Berlin 1929.
Baeumker, Clemens: Witelo, ein Philosoph und Naturforscher des XIII. Jahrhunderts. Beitr. Gesch. Philos. MA 3. Münster 1908.
Baeumker, Clemens: Die Stellung des Alfred von Sareshel (Alfredus Anglicus) und seiner Schrift De motu cordis in der Wissenschaft des beginnenden XIII. Jahrhunderts. SB Bayer. Akad. Wiss. Philos.-phil. u. hist. Kl. 9. München 1913.
Baeumker, Clemens: Zur Rezeption des Aristoteles im lateinischen Mittelalter. Phil. Jb. Görres-Ges. **27**, 478—487 (1914).
Baeumker, Clemens: Alfarabi, Über den Ursprung der Wissenschaften (de ortu scientiarum). Eine mittelalterliche Einleitungsschrift in die philosophischen Wissenschaften. Beitr. Gesch. Philos. MA 19. Münster 1916.
Baeumker, Clemens: Petrus de Hibernia, der Jugendlehrer des Thomas von Aquino und seine Disputation vor König Manfred. SB Bayer. Akad. Wiss. Philos.-phil. u. hist. Kl. 8 München 1920.
Baeumker, Clemens: Des Alfred von Sareshel (Alfredus Anglicus) Schrift De Motu Cordis. Beitr. Gesch. Philos. MA 23. Münster 1923.
Baeumker, Clemens: Dominicus Gundissalinus als philos. Schriftsteller. Ib. 25. Münster 1928.
Baeumker, Clemens: Mittelalterlicher und Renaissance-Platonismus. Beitr. Gesch. Philos. MA **25**, 180—193 (1928).
Bäumer, Alfred: Die Ärztegesetzgebung Kaiser Friedrichs II. und ihre geschichtlichen Grundlagen. Med. Diss. Leipzig 1911.
Bardenhewer, O.: Die pseudo-aristotelische Schrift über das reine Gute, bekannt unter dem Namen Liber de causis. Freiburg 1882.
Bareaud, Ernst: Der Muristan des Sultans Kalaun in Kairo. Ein Krankenhaus aus der Glanzzeit der islamischen Medizin. Ciba-Zschr. **15**, 524—526 (1934).
Bataillon, M.: L'arabe à Salamanque au temps de la Renaissance. Hespéris **21**, 1—17 (1935).
Bataillon, Louis: Adam of Bocfeld. Medievalia et Humanistica **13**, 35—39 (1960).
Bauer, Hans: Islamische Ethik. Nach den Originalquellen übers. u. erl. Bd. 1—4. Halle 1916—1940.
Baur, Ludwig: Dominicus Gundissalinus De divisione philosophiae. Beitr. Gesch. Philos. MA 4. Münster 1903.
Baur, Ludwig: Die Philosophie des Robert Grosseteste, Bischofs von Lincoln. Ib. 18. Münster 1917.
Bay, Ellen: Islamische Krankenhäuser im Mittelalter unter besonderer Berücksichtigung der Psychiatrie. Med. Diss. Düsseldorf 1967.
Beaujouan, Guy: L'interdépendance entre la science scolastique et les techniques utilitaires (XIIe, XIIIe et XIVe siècles). Paris 1957.
Beaujouan, Guy, Poulle-Drieux, Yvonne, Dureau-Lapeysonnie, Jeanne-Marie: Médecine humaine et vétérinaire à la fin du moyen âge. Paris 1966.

Beaujouan, Guy: La science en Espagne au XIVe et XVe siècles. Conférences au Palais de la Découverte 116. Paris 1967.

Beaujouan, Guy: Histoire des sciences au moyen âge. In: École Pratique des Hautes Études, IVe section, p. 409—413. Paris 1970.

Beaujouan, Guy: L'enseignement du „Quadrivium". Settimane di studio del Centro italiano di studi sull'alto medioevo **19**, 639—723 (1972).

Beccaria, Augusto: I codici di medicina del periodo presalernitano (secoli IX, X e XI). Roma 1956.

Becker, Carl Heinrich: Der Islam im Rahmen einer allgemeinen Kulturgeschichte. ZDMG **76**, 18—35 (1922).

Becker, Carl Heinrich: Islamstudien. Leipzig 1924.

Beer, Rudolf: Handschriftenschätze Spaniens. Bericht über eine im Auftrage der Kaiserlichen Akademie der Wissenschaften in den Jahren 1886—1888 durchgeführten Forschungsreise. Wien 1894.

Behler, Ernst: Die Entstehung der mittelalterlichen Universität von Paris. In: Perennitas (Festschr. Th. Michels), S. 294—321. Münster 1963.

Benjamin of Tudela: The Itinery, ed. Marcus Nathan Adler. London 1907.

Ben Yahia, Boubaker: Avicenna médecine. Sa vie, son œuvre. Rev. d'hist. sciences **5**, 350—358 (1952).

Ben Yahia, Boubaker: Aperçu sur la „période arabe" de l'histoire de la medecine. Paris 1953.

Ben Yahia, Boubaker: Les origines arabes du „De melancholia" de Constantin l'Africain. Rev. d'hist. sciences **7**, 156—162 (1954).

Berendji, Reza: Medizinisches in Abd-ul-Latifs „Denkwürdigkeiten Ägyptens". Med. Diss. Düsseldorf 1969.

Bernus, Alexander von: Alchymie und Heilkunst. Nürnberg 1948.

Bergsträsser, Gotthelf: Ḥunain b. Isḥāk und seine Schule. Sprach- und literargeschichtliche Untersuchungen zu den arabischen Hippokrates- und Galen-Übersetzungen. Leiden 1913.

Bergsträsser, Gotthelf: Ḥunain Ibn Isḥāk. „Über die syrischen und arabischen Galen-Übersetzungen". Leipzig 1915.

Bergsträsser, Gotthelf: Neue Materialien zu Ḥunain b. Isḥāq's Galen-Bibliographie. Abh. Kunde d. Morgenlandes XIX, 2. Leipzig 1932.

Berthelot, Marcellin: Les origines de l'alchimie. Paris 1885.

Berthelot, Marcellin: La chimie au moyen âge. Vol. I—III. Paris 1893.

Bianca, Stefano: Architektur und Lebensform im islamischen Stadtwesen. Zürich 1975.

Birkenmajer, Alexander: Vermischte Untersuchungen zur Geschichte der mittelalterlichen Philosophie. Beitr. Gesch. Philos. MA 20. Münster 1922.

Birkenmajer, Alexander: Classement des ouvrages attribués à Aristote par le moyen âge latin. Cracovie 1932.

Birkenmajer, Alexander: Le rôle joué par les médecins et les naturalistes dans la réception d'Aristote au XIIe au XIIIe siècles. Varsovia 1930.

Birkenmajer, Alexander: Avicenna und Roger Bacon. Rev. neoscol. de phil. **36**, 308—320 (1934).

Boll, Franz: Sternglaube und Sterndeutung. Die Geschichte und das Wesen der Astrologie. Leipzig, Berlin 1926.

Bouchut, E.: Histoire de la médecine et des doctrines médicales. Paris 1873.

Boulay, C. B. du: Historia Universitatis Parisiensis. Paris 1665—1673.

Brandenburg, Dietrich: Islamische Brunnenbauten. Der Weiße Turm 8, 6—9 (1965).

Brandenburg, Dietrich: Islamische Baukunst in Ägypten. Berlin 1966.

Brandenburg, Dietrich: Astrologie, Astronomie und Medizin. Zur alt-islamischen Heilkunde und ihren astronomischen Hilfsmitteln. Münch. Med. Wschr. **109**, 1137—1143 (1967).

Brandenburg, Dietrich: Morgenländische Bäder. Dtsch. Ärztebl. **65**, 409—415 (1968).

Brandenburg, Dietrich: Hygiene und Medizin im Koran. Med. Monatsspiegel 132—136 (1968).

Brandenburg, Dietrich: Hygiene und Heilkunde im Koran. Medizinische Beiträge zur Geschichte des islamischen Völker- und Kulturkreises. Med. Welt 986—996 (1970); 887—896 (1971); 936—942 (1971); 978—983 (1971).

Brockelmann, Carl: Geschichte der arabischen Litteratur. Bd. I—II. Leiden 1943/49. Suppl. I—III. Leiden 1937—1942.

Brödner, Erika: Die technische Ausrüstung islamischer Bäder im Vergleich mit antiken Thermenanlagen. Technikgesch. **42**, 185—202 (1975).

Broszinski, Hartmut: Eine alemannische Bearbeitung der dem Guy de Chauliac zugeschriebenen „Chirurgia Parva". Phil. Diss. Heidelberg 1968.

Brown, E. G.: Arabian Medicine. Cambridge 1921.

Brunschwig, R.: Urbanisme médieval et droit musulman. Rev. Étud. Islam. 127—155 (1947).

Buck, August: Das Geschichtsdenken der Renaissance. (Schriftenvorträge des Petrarca-Institutes Köln, IX). Krefeld 1957.

Buck, August: Zum Methodenstreit zwischen Humanismus und Naturwissenschaft in der Renaissance. SB Ges. Beförd. d. ges. Naturwiss. Marburg 81. Marburg 1959.

Buck, August (Hrsg.): Zu Begriff und Problem der Renaissance. In: Wege der Forschung 204. Darmstadt 1969.

Budinsky, E.: Die Universität Paris und die Fremden an derselben im Mittelalter. Berlin 1876.

Bürgel, Christoph: Die Bildung des Arztes. Eine arabische Schrift zum „ärztlichen Leben" aus dem 9. Jahrhundert. Sudhoffs Arch. **50**, 337—460 (1966).

Bürgel, Christoph: Adab und iʿtidāl in ar-Ruhāwīs Adab aṭ-Ṭabīb. ZDMG **117**, 90—102 (1967).

Bürgel, Christoph: Die wissenschaftliche Medizin im Kräftefeld der islamischen Kultur. Bustan 8, 9—19 (Wien 1967).

Bürgel, Christoph: Averroes contra Galenum. Nachr. Akad. Wiss. Göttingen. Phil.-hist. Kl. 9, Göttingen 1968.

Bürgel, Christoph: Studien zum ärztlichen Leben und Denken im arabischen Mittelalter. Habil.-Schrift (masch.-schr.) Göttingen 1968.

Bürgel, Christoph: Dogmatismus und Autonomie im wissenschaftlichen Denken des islamischen Mittelalters. Saeculum **23**, 30—46 (1972).

Bürgel, Christoph: Psychosomatic Methods of Cures in the Islamic Middle Ages. Humaniora Islamica **1**, 157—172 (1973).

Bullough, Vern L.: The Development of the Medical University at Montpellier to the End of the Fourteenth Century. Bull. Hist. Med. **30**, 508—523 (1956).

Bullough, Vern L.: The Medieval Medical University at Paris. Bull. Hist. Med. **31**, 197—211 (1957).

Bullough, Vern L.: The Development of the Medical Guilds at Paris. Medievalia et Humanistica **12**, 33—40 (1958).

Bullough, Vern L.: Medieval Bologna and the Development of Medical Education. Bull. Hist. Med. **32**, 201—215 (1958).

Bullough, Vern L.: Medieval Medicine and the Search for Status. Bucknell Review **9**, 247—255 (1960).

Bullough, Vern L.: The Teaching of Surgery at the University of Montpellier in the Thirteenth Century. J. Hist. Med. **15**, 202—203 (1960).

Bullough, Vern L.: A Note on Medical Care in Medieval English Hospitals. Bull. Hist. Med. **35**, 74—77 (1961).

Bullough, Vern L.: Medical Study at Medieval Oxford. Speculum **36**, 600—612 (1961).

Bullough, Vern L.: The Medieval Medical School at Cambridge. Mediaeval Studies **24**, 161—168 (1962).

Bullough, Vern L.: Population and the Study and Practice of Mediaeval Medicine. Bull. Hist. Med. **36**, 62—69 (1962).

Bullough, Vern L.: The Development of Medicine as a Profession. The Contribution of the Medieval University to Modern Medicine. Basel-New York 1966.

Buntz, Herwig: Deutsche alchemistische Traktate des 15. und 16. Jahrhunderts. Phil. Diss. München 1969.

Burckhardt, Titus: Die maurische Kultur in Spanien. München 1970.

Callus, D. A.: Introduction of Aristotelian Learning to Oxford. Proc. Brit. Acad. **29**, 229—281 (1943).

Campbell, Donald: Arabian Medicine and its Influence on the Middle Ages. I/II. London 1926.

Campbell, Donald: Robert Grosseteste, Scholar and Bishop. New York 1955.

Cardoner, A.: La medicina astrologia durante el siglo XIV en la Corona de Aragón. IXe Congrès Intern. d'Hist. Sciences. Barcelona, Madrid 1959.

Cardoner, A.: Historia de la medicina de la Corona d'Arago (1162—1479). Barcelona 1973.

Carmody, F. J.: Arabic Astronomical and Astrological Sciences in Latin Translations. A Critical Bibliography. Berkeley, Los Angeles 1956.

Carmody, F. J.: The Arabic Corpus of Greek Astronomers and Mathemaciens. Biblioteca di Quadrivium, 5—15 (1958).

Carreras y Artau, Joaquín: Arnaldo de Vilanova, apologista antijudaico. Sefarad **7**, 49—61 (1947).

Carreras y Artau, Joaquín: Arnau de Vilanova y las culturas orientales. Homenaje a Millás-Vallicrosa Vol. I, Barcelona 1954, p. 309—321.

Cartulaire de l'Université de Montpellier. I/II. Montpellier 1890—1912.

Chartularium Studii Bononensis. I—XIII. Bologna 1907—1940.

Chenu, M.-D.: Introduction à l'étude de saint Thomas d'Aquin. Paris 1950.

Chomel, Jean-Bapt. Louis: Essai historique sur la médecine en France. Paris 1762.

Clagett, Marshall: The Medieval Latin Translations from the Arabic of the Elements of Euclid. Isis **44**, 16—42 (1953).

Clagett, Marshall: The Science of Mechanics in the Middle Ages. Madison 1959.

Clagett, Marshall, Post, Gaines, Reynolds, Robert (Eds.): Twelfth-Century Europe and the Foundations of Modern Society. Madison 1961.

Clagett, Marshall: Archimedes in the Middle Ages. Vol. I.: The Arabo-Latin Tradition. Madison 1964.

Clagett, Marshall: Nicole Oresme and the Medieval Geometry of Qualities and Motions. Madison 1968.

Classen, Peter: Die Hohen Schulen und die Gesellschaft im 12. Jahrhundert. Arch. Kulturgesch. **48**, 155—180 (1966).

Classen, Peter: Gerhoch von Reichersberg. Wiesbaden 1960.

Classen, Peter: Die ältesten Universitätsreformen und Universitätsgründungen des Mittelalters. Heidelberger Jb. **12**, 72—92 (1968).

Classen, Peter: Burgundio von Pisa. Richter-Gesandter-Übersetzer. Heidelberg 1974.

Clay, Rotha Mary: The Medieval Hospitals of England. London 1909.

Clerval, A.: Les écoles de Chartres au moyen-âge (du Ve au XVIe siècle). Paris 1895.

Cobban, A. B.: The Medieval Universities: their Development and Organization. London 1975.

Corner, George W.: Anatomical Texts of the Earlier Middle Ages. A Study in the Transmission of Culture. Washington 1927.

Corner, George W.: The Rise of Medicine at Salerno in the Twelfth Century. Ann. Med. Hist. **3**, 1—16 (1931).

Constantinus Africanus, Opera. Vol. I/II. Basileae 1536/39.

Constantinus Africanus, in: Opera omnia Ysaac. Lugduni 1515.

Cranz, Edward F. (Ed.): A Bibliography of Aristotle Editions, 1501—1600. Bibliotheca Bibliographica Aureliana, Vol. 38. Baden-Baden 1971.

Craemer, Ulrich: Das Hospital als Bautyp des Mittelalters. Köln 1963.

Creswell, K. A. C.: A Bibliography of Painting in Islam. Le Caire 1953.
Creutz, Rudolf: Das Hochsalerno und seine „Civitas Hippokratica". Med. Welt 115—119 (1942).
Crevier, J. B. L.: Histoire de l'université de Paris depuis son origine jusqu'en l'année 1600. Vol. I—VII. Paris 1761.
Crombie, A. C.: Robert Grosseteste and the Origins of Experimental Science 1100—1700. Oxford 1953.
Crombie, A. C.: Quantification in Medieval Physics. Isis **52**, 143—160 (1961).
Crombie, A. C.: Augustine to Galileo. I, II. Cambridge 1959. Dtsch. Ausg.: Von Augustinus bis Galilei. Köln-Berlin 1964.
Cruz Hernández, Miguel: La filosofía árabe. Madrid 1963.
Curtius, Ernst Robert: Europäische Literatur und lateinisches Mittelalter. Bern 1948. 4. Aufl. München 1963.
Daems, W. F.: Die termini technici „apoteca" und „apotecarius" im Mittelalter. Veröffl. Int. Ges. Pharm., N. F. Bd. 8, 39—50 (1956).
Daems, W. F.: Boec van Medicinen in Dietsche. Een middelnederlandse compilatie van medisch-farmaceutische literatuur. Leiden 1967.
Daniel, N.: Islam and the West: the Making of an Image. Edinburgh 1960.
Daniel von Morley: Liber de naturis inferiorum et superiorum. Ed. Karl Sudhoff. Arch. Gesch. Naturw. Technik 8 (1917).
Darmstaedter, Ernst: Die Alchemie des Geber. Berlin 1922.
Darmstaedter, Ernst: Liber misericordiae Geber. Arch. Gesch. Med. **17**, 181—197 (1925).
Da Rocha Pereira, Maria Helena: Obras médicas de Pedro Hispano. Coimbra 1973.
Delhaye, Philippe: L'organisation scolaire au XIIe siècle. Traditio **5**, 211—268 (1947).
Delmas, Bruno: Le chancelier Jacques Angeli et la médecine à Montpellier au milieu du XVe siecle. Bibl. École Chartres, 124. Chartres 1966/67.
Delmas, P.: La faculté de médecine de Montpellier. Montpellier 1938.
Denifle, Heinrich: Die Entstehung der Universitäten des Mittelalters bis 1400. Berlin 1885.
Denifle, H., Chatelain, E. (Edd.): Chartularium Universitatis Parisiensis. Vol. I—IV. Paris 1889—1897.
Dieterici, Friedrich: Die Philosophie der Araber im X. Jahrhundert n. Chr. Bde. I—XIV. Leipzig 1876—1886.
Dietrich, Albert: Zum Drogenhandel im islamischen Ägypten. Veröffl. Heidelberger Papyrus-Slg., N. F. Heidelberg 1954.
Dietrich, Albert: Medicinalia Arabica. Studien über arabische medizinische Handschriften in türkischen und syrischen Bibliotheken (Abh. Akad. Wiss. Göttingen, Phil.-hist. Klasse, 3 F. Nr. 66). Göttingen 1966.
Dietrich, Albert: Quelques observations sur la matière médicale de Dioscoride parmi les Arabes. In: Academia Nazionale dei Lincei **13**, 375—390 (1971).
Diez, Ernst: Die Kunst der islamischen Völker. Berlin-Neubabelsberg 1915.
Dijksterhuis, E. J.: Die Mechanisierung des Weltbildes. Berlin-Göttingen-Heidelberg 1956.
Dimand, M. S.: Handbook of Muhammadan Art. New York 1944.
Dīnānah, Taha: Die Schrift von Abī Ǧaʿfar Aḥmed ibn ʿAlī ibn Moḥammed ibn ʿAlī ibn Ḫatimah aus Almeriah über die Pest. Med. Diss. Leipzig 1927.
Doctor, Max: Die Philosophie des Josef (ibn) Zaddik. Beitr. Gesch. Philos. MA 2. Münster 1895.
Dolch, Josef: Lehrplan des Abendlandes. Zweieinhalb Jahrtausende seiner Geschichte. Ratingen 1959.
Drace, Stillman: Medieval Ratio Theory us Compound Medicines in the Origins of Bradwardine's Rule. Isis **64**, 67—77 (1973).

Dubler, César E.: La „Materia Médica" de Dioscórides. Transmisión medieval y renacentista. I—VI. Barcelona 1953—1959.

Dubler, César E.: Die „Materia Medica" unter den Muslimen des Mittelalters. Sudhoffs Arch. **43**, 329—350 (1959).

Dubreuil-Chambardel, L.: Les médecins dans l'ouest de la France au XIe et XIIe siècles. Publications de la Soc. franç. d'hist. de la Méd. 2. Paris 1914.

Duhem, Pierre: Le système du monde. Vol. 1—10. Paris 1913—1959.

Dulieu, Louis: L'arabisme médical à Montpellier du XIIe au XIVe siècle. Les Cahiers de Tunisie **3**, 86—95 (1935).

Dulieu, Louis: Essai historique sur l'Hôpital Saint-Éloi de Montpellier, 1183—1950. Montpellier 1953.

Dulieu, Louis: Les chanceliers de l'université de Montpellier au moyen âge. Montpellier Médical **63**, 14—28 (1963).

Dulieu, Louis: Montpelliérains médecins des Grands au moyen âge. Montpellier Médical **63**, 50—66 (1963).

Dulieu, Louis: La pharmacie à Montpellier de ses origines à nos jours. Avignon 1973.

Dulieu, Louis: La chirurgie à Montpellier des ses origines au début du XIXe siècle. Avignon 1974.

Dulieu, Louis: La médecine à Montpellier. Tome I: Le moyen âge. Avignon 1975.

Dunlop, D. M.: Arabic Medicine in England. J. Hist. Med. **11**, 166—182 (1956).

Dunlop, D.M.: Arabic Science in the West. Pakistan Hist. Soc. Publ. 35. Karachi 1965.

Easton, St. C.: Roger Bacon and his Search for a Universal Science. New York 1952.

Ebied, R. Y.: A Manuscript of Hunayn's „Masā'il fī'ilm al-ṭibb" in the Leeds University Collection. Arabica **21**, 264—269 (1974).

Ebied, R. Y.: Did the Arabs Invent the University? Times Higher Educ. Suppl. **2** (1975).

Ebied, R. Y.: An Anonymous Arabic Treatise on Alchemy. Der Islam **53**, 100—109 (1976).

Eis, Gerhard: Vor und nach Paracelsus. In: Medizin in Geschichte und Kultur, Bd. 8. Stuttgart 1965.

Elazar, Samuel, Djuričić, Aca: Eine arabische Verordnung über das Gesundheitswesen aus dem Jahre 1236. Geschichtsbeil. Dtsch. Apoth.-Z. **11**, 3 (1959).

Elgood, Cyril: Jundi-Shapur. A Sassanian University. Proc. Royal. Soc. Med. **32**, 1033 (1939).

Elgood, Cyril: A Medical History of Persia and the Eastern Caliphate from the Earliest Times until the Year AD. 1932. Cambridge 1951.

Elgood, Cyril: Tibb-ul-Nabbi or Medicine of the Prophet. Being a Translation of Works of the Same Name. Osiris **14**, 33—192 (1962).

Emden, A .B.: Biographical Register of the University of Oxford to A. D. 1500. Vol. I—III. London 1957—1959.

Erdmann, Kurt: Arabische Schriftzeichen als Ornamente in der abendländischen Kunst des Mittelalters. Wiesbaden 1954.

Ettinghausen, Richard: Arabische Malerei. Genf 1962.

Eulenburg, F.: Die Frequenz der deutschen Universitäten von ihrer Gründung bis zur Gegenwart. Leipzig 1904.

Farès, B.: Une miniature religieuse de l'École arabe de Baghdad. Le Caire 1948.

Farrukh, Omar A.: The Arab Genius in Science and Philosophy. Washington 1954.

Figala, Karin: Mainfränkische Zeitgenossen „Ortolfs von Baierland". Ein Beitrag zum frühesten Gesundheitswesen in den Bistümern Würzburg und Bamberg. Pharm. Diss. München 1969.

Fludd, Robert: Utriusque Cosmi Maioris scilicet et Minoris Metaphysica, Physica atque Technica Historia. Oppenheim 1617.

Follan, James: Das Arzneibuch Ortolfs von Baierland nach der ältesten Handschrift (14. Jhdt). Stuttgart 1963.

Fonahn, A.: Arabic and Latin Anatomical Terminology Chiefly from the Middle Ages. Kristiania 1922.
Forest, A., F. van Steenberghen u. M. de Gandillac: Le mouvement doctrinal du IXe au XIVe siècle. Paris 1951.
Frankl, Th.: Die Anatomie der Araber. Bd. 1: Die Nomenklatur des Verdauungstraktes. Prag 1930.
Frick, Karl: Einführung in die alchemiegeschichtliche Literatur. Sudhoffs Arch. Gesch. Med. Naturw. **45**, 147—163 (1961).
Frick, Karl: Die Erleuchteten. Gnostisch-theosophische und alchemistisch-rosenkreuzerische Geheimgesellschaften bis zum Ende des 18. Jahrhunderts. Graz 1973.
Fridericus: De arte venandi cum avibus. Ed. Carl Willemsen. Vol. I/II. Leipzig 1942.
Friedenwald, H.: The Jews and Medicine. Baltimore 1944.
Fück, Johann: Die arabischen Studien in Europa bis in den Anfang des 20. Jahrhunderts. Leipzig 1955.
Gabriel, A. L.: Motivation of the Founders of Mediaeval Colleges. In: Miscellanea Mediaevalia (Hrsg. P. Wilpert) **III**, 61—72 (Berlin 1964).
Gabrieli, Francesco: Arabi di Sicilia e Arabi di Spagna. Al-Andalus **15**, 27—45 (1950).
Gabrieli, Francesco: Storia della letteratura araba. Milano 1951.
Ganzenmüller, Wilhelm: Die Alchemie im Mittelalter. Paderborn 1938.
García Ballester, Luis: La medicina Valenciana del siglo XIV. Actas I⁰ Congr. Hist. Med., Madrid 1963.
García Ballester, Luis: Aproximación a la historia social de le medicina bajomedieval en Valencia. Cuadernos de Historia de la Medicina Espanola 8 (1969).
García Ballester, Luis: Arabismo y escolastica en la medicina Valenciana bajomedieval. p. 15—30. Actas III° Congr. Nac. Hist. Med. II. Valencia 1971.
García Ballester, Luis: El proceso de „proletarización" de la medicina árabe en la Valencia bajomedieval. Ib. 37—41 (1971).
García Ballester, Luis: El Codice C — 67 de la Biblioteca Universitaria de Granada y la problematica sociocientifica del „De naturis rerum" de Tomas de Cantimpré (c. 1210—c. 1276). Cuadernos Hist. Med. Españ. **12**, 81—124 (1973).
García Ballester, Luis y Fernando Giron: Una posibilidad frustrada en la España del siglo XVI: El Arabismo como via de acceso a las fuentes medicas griegas. Cuadernos Hist. Med. Españ. **13**, 219—232 (1974).
García Ballester, Luis: Medicina, Ciencia y minorías marginadas: Los moriscos. Barcelona 1975.
Gardet, Louis: La cité musulmane, vie sociale et politique. Paris 1954.
Gauthier, Léon: Ibn Rochd (Averroes). Paris 1948.
Germain, Alexandre-Charles: Histoire de la commune de Montpellier. I—III. Montpellier 1851.
Germain, Alexandre-Charles: La médecine arabe et la médecine grèque à Montpellier. Montpellier 1879.
Germain, Alexandre-Charles: L'école de médecine de Montpellier. Montpellier 1880.
Germain, Alexandre-Charles: Histoire de l'université de Montpellier. Montpellier 1890.
Germain, Alexandre-Charles: Cartulaire de l'université de Montpellier. I, II. Montpellier 1890/1912.
Geyer, Bernhard: Die alten lateinischen Übersetzungen der aristotelischen Analytik, Topik und Elenchik. Philos. Jb. Görres-Ges. **30**, 25—43 (1917).
Geyer, Bernhard: Die Albert dem Großen zugeschriebene Summa naturalium (Philosophia pauperum). Münster 1936.
Ghellinck, Joseph de: L'essor de la littérature latine au XIIe siècle. Brüssel, Paris 1946.
Ghellinck, Joseph de: Le mouvement théologique du XIIe siècle. Paris 1948.
Gibb, Hamilton: The Influence of Islamic Culture on Medieval Europe. Bull. John Rylands Library **38**, 82—98 (1955/56).

Gibb, Hamilton: Studies on the Civilisation of Islam. Boston/Mass. 1962.
Gibb, Hamilton, Landau, J. M.: Arabische Literaturgeschichte. Zürich, Stuttgart 1968.
Gilbertus Anglicus: Compendium medicinae. Lugduni 1510.
Gilson, Etienne: La cosmogonie de Bernardus Silvestris. Arch. d'hist. doctr. litt. moyen âge **3**, 5—24 (1928).
Gilson, Etienne: Les idées et les lettres. Paris 1932.
Gilson, Etienne: Der Geist der mittelalterlichen Philosophie. Wien 1950.
Gilson, Etienne: La philosophie au moyen âge des origines patristiques à la fin du XIVe siècle. 2. édition. Paris 1952.
Glorieux, P.: La faculté des arts et ses maitres au XIIIe siècle. Paris 1971.
Goeje, M. J. de: Gaubarî's „entdeckte Geheimnisse". ZDMG **20**, 485—510 (1866).
Gössmann, Elisabeth: Antiqui und Moderni im Mittelalter. Eine geschichtliche Standortbestimmung. In: Veröffentlichungen des Grabmann-Institutes (Hrsg. M. Schmaus u. a.), N. F. Bd. 23. München, Paderborn, Wien 1974.
Le Goff, Jacques: Les intellectuels au moyen âge. Paris 1957.
Le Goff, Jacques: Les universités de les pouvoirs publics au moyen âge et à la renaissance, In: Com. Int. Scienc. Hist., p. 189—206. Vienne 1965.
Le Goff, Jacques: La civilisation de l'occident médiéval. Paris 1946. (Dtsch. Übers.: Kultur des europäischen Mittelalters. München, Zürich 1970).
Goichon, A. M.: Lexique de la langue philosophique d'Ibn Sina. Paris 1938.
Goichon, A. M.: La philosophie d'Avicenne et son influence en Europe médiévale. Paris 1951.
Goitein, S. D.: Jews and Arabs: Their Contacts through the Ages. New York 1955.
Goitein, S. D.: Between Hellenism and Renaissance — Isalm, the Intermediate Civilisation. Islamic Studies **2**, 217—233 (1963).
Goldziher, Ignaz: Die islamische und die jüdische Philosophie des Mittelalters. Berlin und Leipzig 1913.
Goldziher, Ignaz: Zum islamischen Bilderverbot. ZDMG **74**, 288 (1920).
Goldziher, Ignaz: Muhammedanische Studien. T. 1. Hildesheim 1961.
González Palencia, Ángel: Los Mozárabes de Toledo en los siglos XII y XIII. Madrid 1926—1930.
González Palencia, Ángel: Alfarabi, Catálogo de las Ciencias. Edición y traducción castellana. Madrid 1932. 2. edición 1953.
González Palencia, Ángel: El catálogo de las ciencias por Al-Farabi. Las Ciencias **1**, Madrid (1934).
González Palencia, Ángel: Noticias sobre D. Raimundo, Arzobispo de Toledo (1125—1152). Span. Forsch. **6**, 90—141 (1936).
González Palencia, Ángel: El arzobispo Don Raimundo y la escuela de traductores de Toledo. Barcelona 1942.
González Palencia, Ángel: Moros y Christianos en España medieval. Estudios historico-literarios. Madrid 1945.
Gordon, Benjamin Lee: Medicine in the Koran. J. Med. Soc. New Jersey **52**, 513—518 (1956).
Gordon, Benjamin Lee: Arabian Medicine in the Post-Koranic Period. J. Mich. Med. Soc. **55**, 1109—1116 (1956).
Gordon, Benjamin Lee: Medieval Medicine in England. J. Med. Soc. New Jersey **54**, 440—453 (1958).
Gordon, Benjamin Lee: Medieval and Renaissance Medicine. London 1960.
Gottschalk, Hans L.: Die Rezeption der antiken Wissenschaften durch den Islam. Anzeiger phil. hist. Klasse, Österreich. Akad. Wissensch. 111—134 (1965).
Gottschalk, Hans L.: Die Kultur der Araber. In: Die Kultur des Islams. Frankfurt 1971.
Gousson, Heinrich: Die christlich-arabische Literatur der Mozaraber. Beitr. christl.-arab. Lit.-Gesch. 4. Leipzig 1909.

Grabmann, Martin: Die Geschichte der scholastischen Methode. I, II. Freiburg 1909—1911.

Grabmann, Martin: Forschungen über die lateinischen Aristoteles-Übersetzungen des XIII. Jahrhunderts. Beitr. Gesch. Philos. MA 17. Münster 1916.

Grabmann, Martin: Die Philosophia pauperum und ihr Verfasser Albert von Orlamunde. Ib. 20. Münster 1918.

Grabmann, Martin: Neuaufgefundene „Quaestiones" Sigers von Brabant zu den Werken des Aristoteles. Studi e testi **36**, 103—147 (Roma 1924).

Grabmann, Martin: Mittelalterliches Geistesleben. Abhandlungen zur Geschichte der Scholatik und Mystik I. — III. München 1926; 1936; 1956.

Grabmann, Martin: Forschungsziele und Forschungswege auf dem Gebiete der mittelalterlichen Scholastik und Mystik. MAG **I**, 1—49 (1926).

Grabmann, Martin: Ein ungedrucktes Lehrbuch der Psychologie des Petrus Hispanus im Cod. 3314 der Biblioteca nacional zu Madrid. Ges. Aufs. Kulturgesch. Spaniens **1**, 166—173 (1928).

Grabmann, Martin: Mittelalterliche lateinische Aristoteles-Übersetzungen und Aristoteles-Kommentare in Handschriften spanischer Bibliotheken. SB Bayer. Akad. Wiss., Philos.-phil. u. hist. Kl. 5. Abh. München 1928.

Grabmann, Martin: Der lateinische Averroismus des 13. Jahrhunderts und seine Stellung zur christlichen Weltanschauung. Ib. München 1931.

Grabmann, Martin: Handschriftliche Forschungen und Mitteilungen zum Schrifttum des Wilhelm von Conches und zu Bearbeitungen seiner naturwissenschaftlichen Werke. Ib. München 1935.

Grabmann, Martin: Handschriftliche Forschungen und Funde zu den philosophischen Schriften des Petrus Hispanus. Ib. München 1936.

Grabmann, Martin: Aristoteles im Werturteil des Mittelalters. MAG **II**, 63—102 (1936).

Grabmann, Martin: Kaiser Friedrich II. und sein Verhältnis zur aristotelischen und arabischen Philosophie. Ib. **II**, 103—137 (1936).

Grabmann, Martin: Die Aristoteleskommentatoren Adam von Bocfeld und Adam von Bouchermefort. Die Anfänge der Erklärung des „neuen Aristoteles" in England. Ib. **II**, 138—182 (1936).

Grabmann, Martin: Methoden und Hilfsmittel des Aristotelesstudiums im Mittelalter. SB Bayer. Akad. Wiss., Philos.-hist. Abt. H. 5. München 1939.

Grabmann, Martin: Über „Aristoteles Latinus". Göttingsche Gel. Anz. **202**, 501—515 (1940).

Grabmann, Martin: Das Aristoteles-Studium in Italien zur Zeit Dantes. Dante-Jb. **23**, 60—78 (1941).

Grabmann, Martin: Gentile da Cingoli, ein italienischer Aristoteleserklärer aus der Zeit Dantes. SB Bayer. Akad. Wiss., Philos.-hist. Abt. H. 9. München 1941.

Grabmann, Martin: Thomas von Erfurt und die Sprachlogik des mittelalterlichen Aristotelismus. Ib. München 1943.

Grabmann, Martin: Die Aristoteleskommentare des Heinrich von Brüssel und der Einfluß Alberts des Großen auf die mittelalterliche Aristoteleserklärung. Ib. München 1944.

Grabmann, Martin: Aristoteles im 12. Jahrhundert. Mediaeval Studies **12**, 123—162 (1950).

Grabmann, Martin: Die Aphorismata philosophica des Wilhelm von Doncaster. Liber Floridus 303—318 (St. Ottilien 1950).

Grabmann, Martin: Bedeutung und Aufgaben des mittelalterlichen Aristotelismus. MAG **III**, 50—63 (1956).

Grant, Edward (Ed.): A Source Book in Medieval Science. Cambridge, Mass. 1974.

Grauert, Hermann: Meister Johann von Toledo. SB Bayer. Akad. Wiss., Philos.-phil. u. hist. Kl. München 1901.

Grünheit, L., Adler, Markus N.: Die Reisebeschreibungen des R. Benjamin von Tudela. Jerusalem 1903/04.

Grundmann, Herbert: Sacerdotium — Regnum — Studium. Zur Wertung der Wissenschaft im 13. Jahrhundert. Arch. Kulturgesch. **34**, 5—21 (1951).

Grundmann, Herbert: Vom Ursprung der Universitäten im Mittelalter. Ber. Verhdl. Sächs. Akad. Wiss. Leipzig, Phil.-hist. Kl. 103. Berlin 1957.

Grundmann, Herbert: Naturwissenschaft und Medizin in mittelalterlichen Schulen und Universitäten. Deutsches Museum, Abh. u. Ber. **28** (München 1960).

Grunebaum, Gustav E. von: Der Islam im Mittelalter. Zürich, Stuttgart 1963.

Grunebaum, Gustav E. von: Der Islam in seiner klassischen Epoche (622—1258). Zürich, Stuttgart 1966.

Grunebaum, Gustav E. von: Studien zum Kulturbild und Selbstverständnis des Islam. Zürich, Stuttgart 1969.

Gruner, O. C.: A Treatise on the Canon of Medicine of Avicenna Incorporating a Translation of the First Book. London 1930.

Gruner, O. C.: The Interpretation of Avicenna. Ann. Med. Hist. **3**, 354—360 (1921).

Güdemann, M.: Das jüdische Unterrichtswesen während der spanisch-arabischen Periode. Wien 1873.

Güdemann, M.: Geschichte des Erziehungswesens und der Cultur der abendländischen Juden während des Mittelalters und der neueren Zeit. 3 Bde. Wien 1880—1888.

Gundel, Wilhelm, Gundel, Hans Georg: Astrologumena. Die astrologische Literatur in der Antike und ihre Geschichte. Sudhoffs Arch., Beih. 6. Wiesbaden 1966.

Haage, Bernhard: Das „Kunstbüchlein" des Alchemisten Caspar Hartung vom Hoff. In: Litterae. Hrsg. U. Müller u. a., Bd. 39. Göppingen 1975.

Hagenmeyer, Christa: Die „Ordnung der Gesundheit" für Rudolf von Hohenberg. Untersuchungen zur diätetischen Fachprosa des Spätmittelalters mit kritischer Textausgabe. Phil. Diss. Heidelberg 1972.

Halphen, L.: A travers l'histoire du moyen âge. Paris 1950.

Hamarneh, Sami: Sabur's Abriged Formulary, the First of its Kind in Islam. Sudhoffs Arch. **45**, 247—260 (1961).

Hamarneh, Sami: Development of Hospitals in Islam. J. Hist. Med. **17**, 366—384 (1962).

Hamarneh, Sami: Die Entstehung des Apothekerberufes im Islam. Gesch. Beil. d. Dt. Apotheker Ztg. Nr. 2 (1962).

Hamarneh, Sami: The Rise of Professional Pharmacy. Med. Hist. **5**, 59—63 (1962).

Hamarneh, Sami: Bibliography on Medicine and Pharmacy in Medieval Islam. Stuttgart 1964.

Hamarneh, Sami: Surgical Developments in Medieval Arabic Medicine. Islamic Rev. 18—23 (June 1966).

Hamarneh, Sami: Arabic Historiography as Related to the Health Professions in Medieval Islam. Sudhoffs Arch. **50**, 2—24 (1966).

Hamarneh, Sami: Modern Historiography and Medieval Arabic Pharmaceutical Literatur. Madison 1967.

Hamarneh, Sami: The Climax of Medieval Arabic Professional Pharmacy. Bull. Hist. Med. **42**, 450—461 (1968).

Hamarneh, Sami: Contributions of ʿAlī al-Ṭabarī to Ninth-Century Arabic Culture. Folia Orientalia **12**, 91—101 (1970).

Hamarneh, Sami: A History of Arabic Pharmacy. Physis **14**, 5—54 (1972).

Hamarneh, Sami: The Physician, Therapist and Surgeon Ibn al-Quff. An Introductory Survey of his Time, Life and Works. Cairo 1974.

Hammond, E. A.: Physicians in Medieval English Religious Houses. Bull. Hist. Med. **32**, 105—120 (1958).

Handerson, H. F.: Gilbertus Anglicus, Medicin of the 13th Century. Cleveland 1918.

Haneberg, Daniel: Abhandlung über das Schul- und Lehrwesen der Muhammedaner im Mittelalter. SB Bayer. Akad. Wiss. München 1850.

Harant, H., Vidal, Y.: Les influences de la médecine arabe sur l'école de Montpellier. Les Cahiers de Tunesie **3**, 60—85 (1935).
Haring, N. M.: The Cistercian Everard of Ypres and his Appraisal of the Conflict between St. Bernard and Gilbert of Poitiers. Med. Stud. **17**, 143—172 (1955).
Haring, N. M.: Thierry of Chartres and Dominicus Gundissalinus. Med. Stud. **26**, 271—286 (1964).
Haring, N. M.: Life and Works of Clarenbald of Arras, a Twelfth Century Master of the School of Chartres. Toronto 1965.
Hariz, Joseph: La part de la médecine arabe dans l'évolution de la médecine française. Paris 1922.
Haschmi, M. Y.: Die Quellen des Steinbuches des Beruni. Phil. Diss. Bonn 1935.
Haskins, Charles Homer: The Rise of Universities. New York 1923.
Haskins, Charles Homer: Studies in the History of Mediaeval Science. Cambridge 1924.
Haskins, Charles Homer: Arabic Science in Western Europe. Isis **7**, 478—485 (1925).
Haskins, Charles Homer: The Spread of Ideas in the Middle Ages. Speculum **1**, 19—30 (1926).
Haskins, Charles Homer: The Renaissance of the Twelfth Century. Cambridge 1927.
Haskins, Charles Homer: Studies in Mediaeval Culture. Oxford 1929.
Hauréau, Barthélemi: Histoire de la philosophie scholastique. Paris 1880.
Hauréau, Barthélemi: Notices et extraits de quelques manuscrits latins de la bibliothèque nationale. Vol. I—VI. Paris 1890—1893.
Heer, Friedrich: Europa, Mutter der Revolutionen. Stuttgart 1964.
Heer, Friedrich: Europäische Geistesgeschichte. 2. Aufl. Stuttgart 1965.
Hein, Wolfgang-Hagen, Sappert, Kurt: Zur Datierung der Medizinalordnung Friedrichs II. Geschichtsbeil. Dtsch. Apotheker-Z. **2** (1955).
Hein, Wolfgang-Hagen, Sappert, Kurt: Die Medizinalordnung Friedrichs II. Eutin 1957.
Heischkel, Edith: Zur Geschichte der Historiographie der Medizin. Festschr. H. Finke. München 1925.
Heischkel, Edith: Die Medizinhistoriographie im XVIII. Jahrhundert. Janus **35**, 67—105, 125—151 (1931).
Heischkel, Edith: Die Medizingeschichtsschreibung von ihren Anfängen bis zum Beginn des 16. Jahrhunderts. Abh. Gesch. Med. Naturw. **28**, 30—42 (1938).
Herzfeld, Ernst: Damaskus. Studies in Architecture I. Ars Islamica **9**, 1—53 (1942). — II. Ib. **10**, 13—70 (1943). — III. Ib. **11/12**, 1—71 (1946). — IV. Ib. **13/14**, 128—138 (1948).
Hewson, M. Anthony: Giles of Rom and the Medieval Theory of Conception. A Study of the „De formatione corporis humani in utero". London 1975.
Hirschberg, Julius: Geschichte der Augenheilkunde bei den Arabern. Leipzig 1905.
Hirschberg, Julius, Lippert, J., Mittwoch, E.: Die arabischen Augenärzte, nach den Quellen bearbeitet. Bd. 1—2. Leipzig 1904—1905.
Hirth, Wolfgang: Studien zu den Gesundheitslehren des sogenannten „Secretum Secretorum". Phil. Diss. Heidelberg 1969.
Holmyard, E. J., Mandeville, C. C.: Avicennae de congelatione et conglutinatione lapidum. Paris 1927.
Holmyard, E. J.: Medieval Arabic Pharmacology. Proc. Royal Sco. Med. **29**, 1—10 (1935/36).
Holmyard, E. J.: Alchemisten des Islams im Mittelalter. Endeavour **14**, 117—125 (1955).
Hoops, E. H.: Über die Sexualbiologie und -pathologie des Mannes. Eine medizinhistorische Studie über den arabischen Arzt Avicenna. Der Hautarzt **3**, 420—423 (1952).
Hoops, E. H.: Über den normalen und pathologischen Schlaf im Canon medicinae des Avicenna. Med. Diss. Heidelberg 1963.
Horten, Max: Die Philosophie des Islam in ihren Beziehungen zu den philosophischen Weltanschauungen des westlichen Orients. München 1924.

Horten, Max: Indische Strömungen in der islamischen Mystik. II. Lexikon wichtigster Termini der islamischen Mystik. Heidelberg 1928.

Horten, Max: Das Buch der Genesung der Seele. Eine philosophische Enzyklopädie Avicennas. Frankfurt/M. 1960.

Huici Miranda, Ambrosio: Traducción española de un manuscrito anónimo del siglo XIII sobre la cocina hispano-maǧribī. Madrid 1966.

Huici Miranda, Ambrosio: Historia musulmana de Valencia y su region. Vol. I—III. Valencia 1969/70.

Ḥunain ibn Isḥāq al-ʿĪbādī: The Book of the Ten Treatises on the Eye. The Earliest Existing Systematic Text-Book of Ophthalmology. Ed. M. Meyerhof. Cairo 1928.

Hyrtl, Joseph: Das Arabische und Hebräische in der Anatomie. Wiesbaden 1966.

Ibn Abī Uçaibiʿa: ʿUyūn–al-Anbâ'fî T'abaqât al-Aṭ'ibbâ'. Alger 1958.

Ibn al-Bayṭar: Traité des Simples par Ibn el-Beithar. Trad. Lucien Leclerc, I— III. Notices et Extraits des Manuscrits de la Bibliothèque Nationale Paris **23**, (1877), **25** (1881), **26** (1883).

Ibn al-Qiftī: Ta'rīḫ al-ḥukamā'. Hrsg. J. Lippert. Leipzig 1903.

Ibn an-Nadīm: Kitāb al-Fihrist. Bd. 1—2. Hrsg. G. Flügel. Leipzig 1871/72.

Ibn Chaldun: Ausgewählte Abschnitte aus der Muqaddima. Übers. A. Schimmel. Tübingen 1951.

Ibn Chaldun: The Muqaddimah. An Introduction to History. Ed. F. Rosenthal. Vol. I—III. New York 1958.

Ibn Isā, ʿAlī: Erinnerungsbuch für Augenärzte. Aus arabischen Handschriften übers. u. erl. von J. Hirschberg u. J. Lippert. Leipzig 1904.

d'Irsay, Stephen: Teachers and Textbooks of Medicine in the Medieval University of Paris. Ann. Med. Hist. 8, 234—239 (1926).

d'Irsay, Stephen: The Teaching and Practice of Medicine in the Medieval University of Paris. Bull. Soc. Med. Hist. Chicago **4**, 41—53 (1928).

d'Irsay, Stephen: On the Original Connection between Medicine and the University. The Johns Hopkins Hospital Bull. **46**, 117—122 (1930).

d'Irsay, Stephen: Histoire des universités françaises et étrangères. I, II. Paris 1933/35.

Isagoge sive introductio Johannitii in artem parvam Galeni de medicina speculativa. Argentorati 1534.

Isidor von Sevilla: Etymologiarum sive originum libri XX. Ed. W. M. Lindsay. Oxford 1911.

Iskandar, Zakī A.: Rhazes' Clinical Experience: New Material. Masriq **56**, 217—282 (1962).

Iskandar, Zakī A.: A Catalogue of Arabic Manuscripts on Medicine and Science in the Wellcome Historical Medical Library. London 1967.

ʿĪssā Bey, Ahmed: Histoire des Bimāristāns (Hopitaux) a l'époque islamique. Le Caire 1928.

Jadon, Samira: A Comparison of the Wealth, Prestige, and Medical Works of the Physicians of Ṣalāḥ Al-Dīn in Egypt and Syria. Bull. Hist. Med. **44**, 64—75 (1970).

Jetter, Dieter: Zur Architektur islamischer Krankenhäuser. Sudhoffs Arch. **45**, 261—273 (1961).

Jetter, Dieter: Zur Topologie des Pesthauses. Sudhoffs Arch. Gesch. Med. Naturw. **47**, 291—300 (1963).

Jetter, Dieter: Geschichte des Hospitals. Bd. 1: Westdeutschland von den Anfängen bis 1850. Sudhoffs Arch., Beih. 5. Wiesbaden 1966.

Jetter, Dieter: Los hospitales en la edad media. In: Historia Universal de la Medicina (Ed. P. Laín Entralgo), Vol. III., p. 263—295. Barcelona, Madrid 1972.

Jetter, Dieter: Grundzüge der Hospitalgeschichte. Darmstadt 1973.

Jiménez, Alberto: Historia de la universidad española. Madrid 1971.

Jourdain, A.: Recherches critiques sur l'âge et l'origine des traductions latines d'Aristote. Paris 1819.

Juynboll, Th. W.: Handbuch des islāmischen Gesetzes. Nach der Lehre der schāfiʿitischen Schule. Leiden, Leipzig 1910.

Kantorowicz, Ernst: Kaiser Friedrich der Zweite. Berlin 1927. Erg. Bd. Berlin 1931.

Kaufmann, David: Un portrait de Faradj, le traducteur. Revue des études juives **19**, 152—154 (1889).

Kaufmann, Georg: Geschichte der deutschen Universitäten. Bde. I/II. Stuttgart 1896.

Keicher, Otto: Raymundus Lullus und die Grundzüge seines philosophischen Systems, aufgezeigt als ein Reaktionsversuch gegen die arabische Philosophie. Phil. Diss. Münster 1908.

Keil, Gundolf: Die verworfenen Tage. Sudhoffs Arch. Gesch. Med. Naturw. **41**, 27—58 (1957).

Keil, Gundolf: Das Arzneibuch Ortolfs von Baierland. Sudhoffs Arch. Gesch. Med. Naturw. **43**, 20—60 (1959).

Keil, Gundolf: Die „Chirurgia" Peters von Ulm. Phil. Diss. Heidelberg 1960.

Keil, Gundolf: Die deutsche medizinische Literatur im Mittelalter. Verh. XX. Int. Kongr. Gesch. Med. Berlin 1966, p. 637—654. Hildesheim 1968.

Keil, Gundolf: Der „kurze Harntraktat" des Breslauer „Codex Salernitanus" und seine Sippe. Med. Diss. Bonn 1969.

Keil, Gundolf: Die urognostische Praxis in vor- und frühsalernitanischer Zeit. Habil.-Schrift (masch.-schr.). Freiburg i. Br. 1970.

Keil, Gundolf, Koch, Manfred Peter: Die spätmittelalterliche Gesundheits-Lehre des „Herrn Arnoldus von Mumpelier". Sudhoffs Arch. **50**, 361—374 (1966).

Kerer, Johannes: Statuta Collegii Sapientiae. Satzungen des Collegium Sapientiae zu Freiburg im Breisgau 1497. Hrsg. Josef Hermann Beckmann. Lindau, Konstanz 1957.

Kibre, Pearl: The Nations in the Mediaeval Universities. Cambridge, Mass. 1948.

Kibre, Pearl: The Faculty of Medicine at Paris, Charlatanism and Unlicensed Medical Practices in the Later Middle Ages. Bull. Hist. Med. **27**, 1—20 (1953).

Kibre, Pearl: Scholary Privileges in the Middle Ages. Cambridge, Mass. 1962.

Kindermann, Hans: Über die guten Sitten beim Essen und Trinken. Leiden 1964.

Al-Kindī: Kitāb kīmiyāt al-ʿiṭr wat-tasʿīdāt, Buch über die Chemie des Parfüms und die Destillationen. Übers. K. Garbers. (Abh. für d. Kunde d. Morgenlandes, 30). Leipzig 1948.

Kircher, Heidi Gisela: Die „Einfachen Heilmittel" aus dem „Handbuch der Chirurgie" des Ibn al-Quff. Phil. Diss. Bonn 1967.

Kirsch, Eberhard: Die Sexualbiologie bei Avicenna. Med. Diss. München 1964.

Kirsch, Eberhard: Avicennas Lehren von den Sexualleiden. Melemata, S. 49—56. Festschr. für Werner Leibbrand zum 70. Geburtstag. Mannheim 1967.

Klibansky, Raymond: The Continuity of the Platonic Tradition during the Middle Ages I. Outlines of a Corpus Platonicum Medii Aevi. London 1950.

Klibansky, Raymond: The School of Chartres. In: Twelfth-Century Europe, p. 3—14 (Ed. Clagett 1961).

Knowles, David: The Evolution of Medieval Thought. London 1962.

Koch, Josef (Hrsg.): Artes liberales. Von der antiken Bildung zur Wissenschaft des Mittelalters. Leiden, Köln 1959.

Koch, Manfred Peter: Das „Erfurter Kartäuserregimen". Studien zur diätetischen Literatur des Mittelalters. Med. Diss. Bonn 1969.

Koller, Heinrich: Die Universitätsgründungen des 14. Jahrhunderts. Salzburger Universitätsreden, H. 10. Salzburg, München 1966.

Koning, P. de: Trois traité d'anatomie arabe. Leiden 1903.

Krämer, Jörg: Das Problem der islamischen Kulturgeschichte. Tübingen 1959.

Krämer, Jörg: Islamische und abendländische Kultur: Unterschiede und Wechselwirkungen. Welt des Islam, 64—83 (1964).

Kraus, Paul: Eine arabische Biographie Avicennas. Klin. Wschr. **11**, 1880—1894 (1932).

Kraus, Paul: Raziana I—IV. Orientalia IV. Rom 1935.

Kraus, Paul: Jābir ibn Ḥayyān. Contribution à l'histoire des idées scientifiques dans l'Islam. Vol. I/II. Le Caire 1942/43.

Kraus, Paul, Walzer, Richard (Edd.): Plato Arabus, Vol. I: Galeni compendium Timaei Platonis. London 1951.

Kremer, Alfred von: Culturgeschichte des Orients unter den Chalifen. Wien 1875.

Kriesten, Georg: Über eine deutsche Übersetzung des pseudo-aristotelischen Secretum secretorum aus dem 13. Jahrhundert. Berlin 1905.

Kristeller, Paul Oskar: The School of Salerno. Bull. Hist. Med. **17**, 138—194 (1945).

Kristeller, Paul Oskar: Latin Manuscript Books before 1600. A Bibliography of the Printed Catalogues of Extant Collections. Traditio **6**, 227—317 (1948); **9**, 393—418 (1953).

Kristeller, Paul Oskar: Studies in Renaissance Thought and Letters. Storia e Letteratura 54. Roma 1956.

Kristeller, Paul Oskar: Beiträge der Schule von Salerno zur Entwicklung der scholastischen Wissenschaft im 12. Jahrhundert. In: Artes Liberales (Hrsg. J. Koch), Stud. Texte Geistesgesch. MA **5**, 84—90 (1959).

Kristeller, Paul Oskar: Catalogus translationum et commentarium: Mediaeval and Renaissance Latin Translations and Commentaries I. Washington 1960.

Kristeller, Paul Oskar: Die italienischen Universitäten der Renaissance. Schriften und Vorträge des Petrarca-Instituts Köln I. Krefeld o. J.

Kristeller, Paul Oskar: Medieval Aspects of Renaissance Learning. Ed. E. P. Mahoney. Durham 1974.

Kroner, H.: Die Seelenhygiene des Maimonides. Auszug aus dem 3. Kapitel des diätetischen Sendschreibens des Maimonides an den Sultan Almalik al-Afdhal (ca. 1198). Frankfurt/M. 1914.

Kroner, H.: Fī tadbīr aṣ-ṣiḥḥāt, Gesundheitsanleitung des Maimonides für den Sultan al-Malik al-Afdāl. Zum ersten Male im Urtexte hrsg., ins Deutsche übertr. u. kritisch erl. Janus **26**, 101—116 (1923).

Kühnel, Ernst: Miniaturmalerei im islamischen Orient. 2. Aufl. Berlin 1923.

Kühnel, Drnst: Die Moschee. Bedeutung, Einrichtung und kunsthistorische Entwicklung der islamischen Kultstätte. Berlin 1949.

Kühnel, Ernst: Die Kunst des Islam. Stuttgart 1962.

Kühnel, Ernst: Islamische Schriftkunst. 2. Aufl. Graz 1972.

Lacombe, George: Alfredus Anglicus in Metheora. Beitr. Gesch. Philos. Theol. MA. Suppl. **3**, 463—471 (1935).

Lacombe, George: Aristoteles Latinus, Corpus philosophorum medii aevi academiarum consociatarum auspiciis et consilio editum. Pars prior. Roma 1939. Pars posterior. Cantabrigiae 1955.

La Fuente, V. de: Historia de las universidades, colegios y demas establecimientos de enseñanza en España. Vol. I—IV. Madrid 1884—1889.

Laistner, M. L. W.: Thought and Letters in Western Europe A. D. 500 to 900. London 1957.

Lampe, K. H.: Neuere Universitätsmatrikeln und -monographien. Blätter f. dtsch. Landesgesch. **92**, 425—432 (1956); **95**, 424—448 (1959).

Landauer, S.: Die Psychologie des Ibn Sina. ZDMG **29**, 335—418 (1876).

Landgraf, Artur Michael: Zur Geschichte der Einführung des Aristoteles in den mittelalterlichen Lehrbetrieb. Theol. Revue **42**, 49—55 (1943).

Latham, J. D.: Arabic into Medieval Latin. J. Semit. Studies **17**, 30—67 (1972).

Lattin, Harriet Pratt: Lupitus Barchinonensis. Speculum **7**, 58—64 (1932).

Laubenthal, Rhabanus: Das Verhältnis des heiligen Thomas von Aquin zu den Arabern in seinem Physikkommentar. Phil. Diss. Würzburg 1933.

Lauer, Hans Hugo: Taumellolch (šailam) in einem arabischen Zauberrezept. Sudhoffs Arch. **49**, 37—49 (1965).

Lauer, Hans Hugo: Grundzüge einer medizinischen Theorie in der Kulturmorphologie Ibn Chalduns. Centaurus **11**, 111—127 (1965).
Lauer, Hans Hugo: Zahl und Medizin. Janus **53**, 161—193 (1966).
Lauer, Hans Hugo: Zur Tradition exotischer Drogen: faufal (Areca Catechu L.) — die Betelnuß. Sudhoffs Arch. **50**, 179—204 (1966).
Lauer, Hans Hugo: Der Arztphilosoph al-Fārābī und seine Lehre vom Staat. Ärzteblatt Baden-Württemberg **22**, 374—379 (1967).
Lauer, Hans Hugo: Zur Beurteilung des Arabismus in der Medizin des mittelalterlichen England. Sudhoffs Arch. **51**, 326—348 (1967).
Lauer, Hans Hugo: Zur Überlieferungsgeschichte der Salep-Wurzel. In: Fachliteratur des Mittelalters, S. 395—420. Festschr. Gerhard Eis. Stuttgart 1968.
Lauer, Hans Hugo: Einflüsse arabischer Wissenschaft auf die englische Medizin bis zur Mitte des 13. Jahrhunderts. Habil.-Schrift (masch.-schr.). Heidelberg 1968.
Lauer, Hans Hugo: Das Herz in der Medizin des arabischen Mittelalters. Heidelberger Jb. **13**, 103—115 (1969).
Lauer, Hans Hugo: La medicina en la edad media latina desde el año 1200 al 1300. In: Historia Universal de la Medicina (Ed. P. Laín Entralgo), Vol. III., p. 242—261. Barcelona, Madrid 1972.
Lawn, Brian: The Salernitan Questions. An Introduction to the History of Medieval and Renaissance Problem Literature. Oxford 1963.
Leach, A. F.: The Schools of Medieval England. London 1915.
Leclerc, Lucien: La chirurgie d'Abulcasis. Paris 1861.
Leclerc, Lucien: Histoire de la médecine arabe. Vol. I/II. Paris 1876.
Lehmann, Hermann: Die Arbeitsweise des Constantinus Africanus und des Johannes Afflacius im Verhältnis zueinander. Archeion **12**, 272—281 (1930).
Lehmann, Hermann: Zu Constantinus Africanus. Arch. Gesch. Med. **24**, 263—268 (1931).
Lehmann, Paul: Erforschung des Mittelalters. Ausgewählte Abhandlungen und Aufsätze. I—V. Stuttgart 1959—1962.
Levey, Martin: The Medical Formulary of Aqrābādīn of al-Kindī. Madison 1966.
Levey, Martin: Medieval Arabic Toxicology. Philadelphia 1966.
Levey, Martin: Medical Ethics of Medieval Islam with Special Reference to Al-Ruhāwī's „Practical Ethics of the Physician". Philadelphia 1967.
Lévi-Provençal, É.: Le traité d'Ibn Abdun, Séville musulmane au début du XIIe siècle. Paris 1947.
Lévi-Provençal, É.: La civilisación árabe en España. Buenos Aires 1953.
Levy, Reuben: The Social Structure of Islam. Cambridge 1962.
Liebeschütz, Hans: Kosmologische Motive in der Bildungswelt der Frühscholastik. Vorträge der Bibl. Warburg. Leipzig 1926.
Liebeschütz, Hans: Fulgentius Metaforalis. Ein Beitrag zur Geschichte der antiken Mythologie des Mittelalters. Studien der Bibl. Warburg. Leipzig 1926.
Liebeschütz, Hans: Mediaeval Humanism in the Life and Writings of John of Salisbury. Studies of the Warburg Institut 17. London 1950.
Liebeschütz, Hans: Englische und europäische Elemente in der Erfahrungswelt des Johannes von Salisbury. Die Welt als Geschichte **11**, 38—45 (1951).
Lippmann, Edmund Oskar von: Entstehung und Ausbreitung der Alchemie. Bde. 1—3. Berlin, Weinheim 1919—1954.
Lohr, Charles H.: Medieval Latin Aristotle Commentaries. Traditio **23**—**30** (1967—1974).
MacKinney, Loren C.: Bishof Fulbert of Chartres: Teacher, Administrator, Humanist. Isis **14**, 285—300 (1930).
MacKinney, Loren C.: Tenth Century Medicine as seen in the Historia of Richer of Reims. Bull. Hist. Med. **2**, 347—375 (1934).

MacKinney, Loren C.: Dynamidia in Medieval Medical Literature. Isis **24**, 400—414 (1936).

MacKinney, Loren C.: Early Medieval Medicine with special Reference to France and Chartres. Baltimore 1937.

MacKinney, Loren C.: Medical Education in the Middle Ages. Cah. Hist. Mond. **2**, 835—861 (1955).

MacKinney, Loren C.: Medical Illustrations in Medieval Manuscripts. London 1965.

Maier, Anneliese: Die Vorläufer Galileis im 14. Jahrhundert. Rom 1949.

Maier, Anneliese: Die Anfänge des physikalischen Denkens im 14. Jahrhundert. Meisenheim/Glan 1950.

Maier, Anneliese: Zwei Grundprobleme der scholastischen Naturphilosophie. Rom 1951.

Maier, Anneliese: An der Grenze von Scholastik und Naturwissenschaft. Rom 1952.

Maier, Anneliese: Metaphysische Hintergründe der spätscholastischen Naturphilosophie. Rom 1955.

Maier, Anneliese: Verschollene Aristoteleskommentare des 14. Jahrhunderts. In: Mansion, Autour d'Aristote. Louvain 1955.

Maier, Anneliese: Zwischen Philosophie und Mechanik. Rom 1958.

Maimonides: Über die Lebensdauer. Hrsg. G. Weil. Basel, New York 1953.

Malvezzi, A.: L'islamismo e la cultura europea. Firenze 1956.

Manzano Mortes, Rafael: El baño termal de Alhama de Granada. Al-Andalus **23**, 408—417 (1958).

Marrou, Henri-Irénée: Geschichte der Erziehung im klassischen Altertum. Freiburg, München 1957.

Martianus Capella: De nuptiis Philologiae et Mercurii. Ed. Adolf Dyck. Lipsiae 1925.

Martini, Umberto de: La Medicina Araba e la sua influenza sulle Scuole Italiane. Med. nei Secoli **3**, 3—16 (1966).

Martini-Böltau, Edith: Die Urologie in der „Chirurgie" des Abú ul-Qásim. Med. Diss. Düsseldorf 1967.

Mazahari, Aly: So lebten die Muselmanen im Mittelalter. Stuttgart 1957.

McVaugh, Michael: The Mediaeval Theory of Compound Medicines. Princeton 1965.

McVaugh, Michael: „Apud antiquos" and Mediaeval Pharmacology. Med. hist. J. **1**, 16—23 (1966).

McVaugh, Michael: Arnald of Villanova and Bradwardine's Law. Isis **58**, 56—64 (1967).

McVaugh, Michael: Quantified Medical Theory and Practice at Fourteenth-Century Montpellier. Bull. Hist. Med. **43**, 397—413 (1969).

McVaugh, Michael: The Experimenta of Arnald of Villanova. J. Med. Renaiss. Studies **1**, 107—118 (1971).

McVaugh, Michael: An Early Discussion of Medicinal Degrees at Montpellier by Henry of Winchester. Bull. Hist. Med. **49**, 57—71 (1975).

Meister, Richard: Beiträge zur Gründungsgeschichte der mittelalterlichen Universität. Anzeiger Phil.-hist. Kl. , Österreich. Akad. Wissensch. **4**, 27—50 (Wien 1957).

Mesuë: De re medica libri tres. Ed. Jacobus Sylvius Medicus. Lugduni 1548.

Meyerhof, Max: The Book of the Ten Treatises on the Eye ascribed to Hunain Ibn Ishaq. Cairo 1928.

Meyerhof, Max: Über echte und unechte Schriften Galens nach arabischen Quellen. SB Preuss. Akad. Wiss. 28. Berlin 1928.

Meyerhof, Max: Die Anfänge der arabischen Ophthalmologie. Communication faite au VIe Congr. Internat. d'Hist. de la Médecine. Anvers 1929.

Meyerhof, Max: Autobiographische Bruchstücke Galens aus arabischen Quellen. Arch. Gesch. Med. **22**, 72—86 (1929).

Meyerhof, Max: L'œuvre médicale de Maimonide. Archeion **11**, 136—155 (1929).

Meyerhof, Max: Von Alexandrien nach Bagdad. Ein Beitrag zur Geschichte des philosophischen und medizinischen Unterrichts bei den Arabern. SB Preuss. Akad. Wiss., Philos.-hist. Kl. Berlin 1930.
Meyerhof, Max: 'Alī ibn Rabban aṭ-Ṭabarī, ein persischer Arzt des 9. Jahrhunderts n. Chr. ZDMG **85**, 38—68 (1931).
Meyerhof, Max: Über die Pharmakologie und Botanik des Aḥmad al-Ghāfiqī. Arch. Gesch. Math. NW. Technik. N. F. **4**, 65—74 (1931).
Meyerhof, Max: Science and Medicine. In: Arnold and Guillaume (Edd.). The Legacy of Islam, 311—355 (Oxford 1931).
Meyerhof, Max: Das Vorwort zur Drogenkunde des Bērūnī. Quellen Stud. Gesch. Naturw. Med. Bd. 3, H. 3. Berlin 1932.
Meyerhof, Max: Le guide d'occulistique des Al-Ghāfiqī. Barcelona 1933.
Meyerhof, Max: Ibn an-Nafīs und seine Theorie des Lungenkreislaufs. Quellen Stud. Gesch. Naturw. Med. Bd. 4, H. 1, 37—88 (Berlin 1933).
Meyerhof, Max: Die Materia Medica des Dioskurides bei den Arabern. Quellen Stud. Gesch. Naturw. Med. Bd. 3. H. 4, 72—84 (Berlin 1933).
Meyerhof, Max: Études de pharmacologie arabe. Bull. l'Inst. d. Égypte, 133—152, 157—162 (1940); 12—29, 89—101 (1941).
Meyerhof, Max: Die literarischen Grundlagen der arabischen Heilmittellehre. Ciba-Zschr. 8 (1942).
Meyerhof, M., Schacht, J.: Galen über die medizinischen Namen. Abh. Preuß. Akad. Wiss. Phil.-hist. Kl. **34**, Berlin 1931.
Mez, A.: Die Renaissance des Islâms. Heidelberg 1922.
Mieli, Aldo: La science arabe et son role dans l'evolution scientifique mondiale. Leiden 1938.
Millás Vallicrosa, José Maria: Las traducciones orientales en los manuscritos de la Biblioteca Catedral de Toledo. Madrid 1942.
Millás Vallicrosa, José Maria: Nuevos estudios sobre historia de la ciencia española. Barcelona 1960.
Millás Vallicrosa, José Maria: Las primeras traducciones cientificas de origen oriental hasta mediados del siglo XII. Nuevos estudios 79—115, (1969).
Millás Vallicrosa, José Maria: Arab and Hebrew Constributions to Spanish Culture. Cahiers d'Hist. mond., 732—751 (1961).
Millás Vallicrosa, José Maria: Literatura hebraico-española. Barcelona 1968.
Minio-Paluello, Lorenzo: Opuscula: The Latin Aristotle. Amsterdam 1972.
Mittwoch, Eugen: Ein Corpus Medicorum Arabicorum. Archeion **14**, 453—457 (1932).
Monneret de Villard, Ugo: Lo studio dell' Islam in Europa nel XII e nel XIII secolo. Studi e testi 110. Roma 1944.
Monneret de Villard, Ugo: Introduzione alle studio dell' archeologia islamica. Firenze 1966—1968.
Moulin, Daniel de: De heelkunde in de vroege middeleeuwen. Leiden 1964.
Multhauf, Robert P.: The Origins of Chemistry. London 1966.
Munk, S.: Mélanges de philosophie juive et arabe. Paris 1859.
Muntner, Süssmann: Maimonides (1135—1204) als wissenschaftlicher Erneuerer der Medizin. Med. Klinik **57**, 2072—2078 (1962).
Muntner, Süssmann: Maimonides: Regimen sanitatis oder Diätetik für die Seele. Frankfurt/M. 1966.
Nabavi, Mir-Hossein: Hygiene und Medizin im Koran. Stuttgart 1967.
Nasr, S. H.: Science and Civilization in Islam. Cambridge 1968.
Newald, Richard: Nachleben des antiken Geistes im Abendland bis zum Beginn des Humanismus. Tübingen 1960.

Nicaise, Edouard: Les écoles de médecine et la foundation des universités au moyen-âge. Paris 1891.

Nicaise, Edouard: L'enseignement de la médecine au moyen -âge. Paris 1819.

Nicaise, Edouard: L'anatomie et la physiologie au XIVe siècle. Paris 1892.

Nicaise, Edouard: La pharmacie et la matière médicale au XIVe siècle. Paris 1892.

Nicaise, Edouard: Henri de Mondeville: Chirurgie. Paris 1893.

Nicaise, Edouard: Premiers statuts des chirurgiens de Paris. Paris 1893.

Nicaise, Edouard: Chirurgiens et barbiers aux XIIIe et XIVe siècle. Bull. Soc. franç. hist. méd. **1**, 442—462 (1902).

Nicaise, Victor: Notes pour servir à l'histoire de l'anatomie au XIVe siècle et de la période prévesalienne. Bull. Soc. franç. hist. med. **1**, 133—147 (1902).

Nitschke, August: Naturerkenntnis und politisches Handeln im Mittelalter. Stuttgart 1967.

Norpoth, Leo: Zur Bio-, Bibliographie und Wissenschaftslehre des Pietro d'Abano. Kyklos **3**, 292—353 (1930).

O'Leary, De Lacy: How Greek Science Passed to the Arabs. London 1949.

Opelt, Ilona: Zur Übersetzungstechnik des Gerhard von Cremona. Glotta **38**, 135—170 (1959).

Opelt, Ilona: Griechische Philosophie bei den Arabern. München 1970.

Opitz, Karl: Die Medizin im Koran. Stuttgart 1906.

Østrup, J.: Orientalische Höflichkeit. Formen und Formeln im Islam. Leipzig 1929.

Paetow, L. J.: A Guide to the Study of Medieval History. New York 1959.

Pagel, Julius Leopold: Die Anatomie des Heinrich von Mondeville. Berlin 1889.

Pagel, Julius Leopold: Die Chirurgie des Henri de Mondeville nach Berliner, Erfurter und Pariser Codices. Berlin 1892.

Pagel, Julius Leopold: Die Areolae des Johannes de Sancto Amando (13. Jahrhundert). Berlin 1893.

Pagel, Julius Leopold: Die Concordanciae des Johannes de Sancto Amando. Berlin 1894.

Pagel, Julius Leopold: Neue litterarische Beiträge zur mittelalterlichen Medizin. I. Nachträge zu den Concordanciae des Johannes de Sancto Amando. Aus den Concordanciae des Petrus de Sancto Floro (14. Jahrhundert). Berlin 1896.

Paniagua Arellano, Juan Antonio: La patologia general en la obra de Arnaldo de Villanova. Arch. Iberoamer. Hist. Med. **1**, 49—119 (1949).

Paniagua Arellano, Juan Antonio: Estudios y notas sobre Arnau de Villanova. Arch. Iberoameric. Hist. Med. **11**, 349—432 (1959).

Paniagua Arellano, Juan Antonio: L'arabisme a Montpellier dans l'œuvre d'Arnau de Villanova. Le Scalpel **117**, 631—637 (1964).

Pansier, Pierre: Jean de Tournemire (Johannes de Tornamira) 1329—1396. Extrait des Mémoires de l'Académie de Vaucluse. Avignon 1904.

Pansier, Pierre: Les maitres de la faculté de médecine de Montpellier au moyen-âge. Janus **9**, 443—451, 499—511, 537—545, 593—602 (1904). **10**, 1—11, 58—68, 113—121 (1905).

Pansier, Pierre: Documents pour servir à l'histoire de la faculté de médecine de Montpellier au moyen-âge. Montpellier 1905.

Pansier, Pierre: Catalogue des manuscrits médicaux des bibliothèques de France. Arch. Gesch. Med. **2**, 1—46, 385—403 (1909).

Pansier, Pierre: Les médecins des Papes d'Avignon (1308—1403). Janus **14**, 405—434 (1909).

Pansier, Pierre: Guillelmus de Fonte, maître en médecine , bienfaiteur des étudiants pauvres de l'école de Montpellier en 1361. Bull. Soc. franç. hist. méd. **11**, 25—32 (1912).

Paré, G., Brunet, A., Tremblay, P.: La renaissance du XIIe siècle. Les écoles et l'enseignement. Paris, Ottawa 1933.

Paret, Rudi: Der Islam und das griechische Bildungsgut. Tübingen 1950.

Paulsen, Friedrich: Geschichte des gelehrten Unterrichts auf deutschen Schulen und Universitäten bis zur Gegenwart. Leipzig 1919—1921.

Pellat, Ch.: Arabische Geisteswelt. Ausgew. u. übers. Texte von Al-Ǧāḥiẓ (777—869). Zürich, Stuttgart 1967.

Pelster, F.: Beiträge zur Aristotelesbenutzung Alberts des Großen. Philos. Jb. **46**, 450—463 (1933).

Pelster, F.: Die Übersetzungen der aristotelischen Metaphysik in den Werken des hl. Thomas von Aquin. Gregorianum **16**, 325—348, 531—561 (1935); **17**, 377—406 (1936).

Pelster, F.: Adam von Bocfeld (Bockingfold), ein Oxforder Erklärer des Aristoteles um die Mitte des 13. Jahrhunderts. Scholastik **11**, 196—224 (1936).

Pelster, F.: Neuere Forschungen über die Aristotelesübersetzungen des 12. und 13. Jahrhunderts. Eine kritische Übersicht. Gregorianum **30**, 46—77 (1949).

Peset y Vidal, Juan Bautista: Memoria sobre el juicio critico de la medicina arábiga española en el siglo XV. Valencia 1878.

Petersen, P.: Geschichte der aristotelischen Philosophie im protestantischen Deutschland. Leipzig 1921.

Petrus Alfonsi: Disciplina clericalis. Ed. A. Helka u. W. Söderhjelm. Heidelberg 1911.

Petrus Alfonsi: Die Kunst, vernünftig zu leben (Disciplina clericalis). Hrsg. Eberhard Hermes. Zürich, Stuttgart 1970.

Petrus Hispanus: Obras filosóficas. Ed. M. Alonso. Vol. I—III. Madrid 1941—1952.

Petrus Hispanus: Bibliografia Geral Portuguesa. Vol. II. Lisboa 1944.

Peuckert, Will-Erich: Pansophie. Ein Versuch zur Geschichte der weißen und schwarzen Magie. Berlin 1956.

Peuckert, Will-Erich: Astrologie. In: Geschichte der Geheimwissenschaften, Bd. 1. Stuttgart 1960.

Peuckert, Will-Erich: Gabalia. Ein Versuch zur Geschichte der Magia naturalis im 16. bis 18. Jahrhundert. Berlin 1967.

Philipsborn, A.: Les premier hôpitaux au Moyen-Âge (Orient et Occident). La Nouv. Clio **6**, 137—163 (1954).

Picatrix: Das Ziel des Weisen von Pseudo-Mağrītī. Ed. H. Ritter u. M. Plessner. London 1962.

Piquer, Andrés: La medicina de los Arabes. Madrid 1935.

Plessner, Martin: Die Geschichte der Wissenschaften im Islam als Aufgabe der modernen Islamwissenschaft. Tübingen 1931.

Plessner, Martin: Die Bedeutung der Wissenschaftsgeschichte für das Verständnis der geistigen Welt des Islam. In: Philosophie und Geschichte, Bd. 82. Tübingen 1966.

Ploss, Emil Ernst, Roosen-Runge, Heinz, Schipperges, Heinrich u. Buntz, Herwig: Alchimia. Ideologie und Technologie. München 1970.

Pollak, J.: Entwicklung der arabischen und jüdischen Philosophie im Mittelalter. Arch. Gesch. Philos. **17**, 196—236; 433—459 (1904).

Poole, Reginald Lane: Illustrations of the Histology of Mediaeval Thought in the Departments of Theology and Ecclesiastical Politics. London 1884.

Poole, Reginald Lane: The Masters of the Schools at Paris and Chartres in John of Salisbury's Time. The Engl. Hist. Rev. **139**, 321—342 (1920).

Post, G.: Parisian Masters as a Corporation (1200—1246). Speculum **9**, 421—445 (1934).

Prantl, Carl: Geschichte der Logik im Abendlande. I—IV. Nachdruck der Originalausgabe. Leipzig 1927.

Probst, Christian: Das Hospitalwesen im hohen und späten Mittelalter und die geistliche und gesellschaftliche Stellung des Kranken. Sudhoffs Arch. **50**, 246—258 (1966).

Probst, Christian: Der deutsche Orden und sein Medizinalwesen in Preußen. Hospital, Firmarie und Arzt bis 1525. Bad Godesberg 1969.

Prüfer, C., Meyerhof, M.: Die Augenheilkunde des Juhanna b. Masawaih (777—857 n. Chr.). Islam **6**, 217—256 (1916).

Puschmann, Theodor: Geschichte des Medicinischen Unterrichts von den ältesten Zeiten bis zur Gegenwart. Leipzig 1889.

Quadri, G.: La philosophie arabe dans l'Europe médiévale des origines à Averroès. Paris 1960.

Rahman, S. A.: Arabian Medicine and its Impact on Europe. Ind. J. Hist. Med. **2**, 10—19 (1959).

Rand, Eward Kennard: Founders of the Middle Ages. Cambridge 1928.

Rand, Eward Kennard: The Classics in the Thirteenth Century. Speculum **4**, 249—269 (1929).

Rashdall, H.: The Universities of Europe in the Middle Ages. Ed. F. M. Powicke and A. B. Emden. Vol. I—III. Oxford 1936.

Rasslan, W.: Mohammed und die Medizin nach den Überlieferungen (Abh. Gesch. Med. Naturw., H. 1). Berlin 1934.

Rath, Gernot: Die arabischen Nomina Anatomica in der lateinischen Canonübersetzung. In: Avicenna Commemoration Volume 229—244 (1956).

Reicke, E.: Magister und Scholaren. Illustrierte Geschichte des Unterrichtswesens. Leipzig 1901.

Reicke, Siegfried: Das deutsche Spital und sein Recht im Mittelalter. 2 Bde. Stuttgart 1932.

Reiske, Johann Jakob: Opuscula Medica ex monumentis Arabum. Rec. Ch. G. Gruner. Halle 1776.

Renan, Ernest: Journal des Savants. Paris 1851.

Renan, Ernest: Averroès et l'Averroisme. Essai historique. Paris 1852.

de Renzi, Salvatore: Collectio Salernitana. Vol. I—V. Napoli 1852—1859.

de Renzi, Salvatore: Storia della medicina in Italia. Vol. II. Napoli 1854.

Renaud, H. P. J.: Les origines de la médecine arabe en Espagne. Bull. Soc. Fr. hist. méd. **29**, 321—332 (1935).

Reuter, Hermann: Geschichte der religiösen Aufklärung im Mittelalter vom Ende des 8. Jahrhunderts bis zum Anfang des 14. Berlin 1875/77.

Rhazes, Opera parva Abubetri filii Zachariae. Lugduni 1511.

Rhazes: De variolis et morbillis, arabice et latine; cum aliis nonnullis argumentis. Ed. J. Channing. London 1766.

Rhazes: A Treatise on the Small-Pox and Measles. Transl. W. A. Greenhill. London 1848.

Rhazes: Über die Pocken und die Masern. Übers. K. Opitz. Leipzig 1911.

Rhazes: Kitābu'l hāwī fi'ṭ-ṭibb (Rhazes' Liber Continens. An Encyclopaedia of Medicine). Vol. 1—23. Hyderabad 1955—1970.

Rhode, Gisela: Bibliographie der deutschen Aristoteles-Übersetzungen. Frankfurt/M. 1967.

Rico, Francisco: El pequeño mundo del hombre. Madrid 1970.

Riquelme Salar, José: Medicos árabes en la reino moro de Murcia. Alicante 1955.

Ritter, Gerhard: Studien zur Spätscholastik I: Marsilius von Inghen und die okkamistische Schule in Deutschland. SB Heidelberg. Akad. Wiss., Phil-hist. Kl. Heidelberg 1921.

Ritter, Gerhard: Studien zur Spätscholastik II: Via antiqua und via moderna auf den deutschen Universitäten des XV. Jahrhunderts. Heidelberg 1922.

Ritter, Gerhard: Die geschichtliche Bedeutung des deutschen Humanismus. Hist. Zschr. **127**, 393—453 (1923).

Ritter, Gerhard: Die Heidelberger Universität. I. Das Mittelalter (1386—1508). Heidelberg 1936.

Roger Bacon: Compendium studii philosophiae. Ed. J. S. Brewer. London 1859.

Roger Bacon: Opus majus. Vol. I/II. Ed. J. H. Bridges. London 1897. Vol. III. London 1900.

Roger Bacon: Communia naturalia libri II. Ed. R. Steele. Oxford 1909—1913.

Romero, José Luis: La revolución burguesa en el mundo feudal. Buenos Aires 1967.

Romswinkel, Hans-Joachim: „De sanguine humano destillato". Medizinisch-alchemistische Texte des 14. Jahrhunderts über destilliertes Menschenblut. Med. Diss. Bonn 1974.

Rose, Valentin: Aristoteles pseudepigraphicus. Leipzig 1863.
Rose, Valentin: Ptolemaeus und die Schule von Toledo. Hermes 8, 327—349 (1874).
Rosenthal, E. I. J.: Political Thought in Medieval Islam. Cambridge 1958.
Rosenthal, Franz: The Technique and Approach of Muslim Scholarship. Analecta Orientalia, 24. Roma 1947.
Rosenthal, Franz: Das Fortleben der Antike im Islam. Zürich, Stuttgart 1965.
Rosenthal, Franz: The Defense of Medicine in the Medieval Muslim World. Bull. Hist. Med. **43**, 519—532 (1969).
Rudloff, E. von: Über das Konservieren von Leichen im Mittelalter. Med. Diss. Freiburg i. Br. 1921.
Ruland, Martin: Lexicon Alchemiae. Frankfurt 1612.
Ruska, Julius: Arabische Alchemisten. Bde. 1—2. Heidelberg 1924.
Ruska, Julius: Über den gegenwärtigen Stand der Rāzī-Forschung. Arch. Storia Science **5**, 335—347 (1924).
Ruska, Julius: Tabula smaragdina. Heidelberg 1926.
Ruska, Julius: Über das Fortleben der antiken Wissenschaften im Orient. Arch. Gesch. Math., Naturw. Techn. **10**, 112—135 (1927).
Ruska, Julius: Turba Philosophorum. In: Quell. Stud. Gesch. Naturw. Med., Bd. 1. Berlin 1931.
Ruska, Julius: Die Alchemie des Avicenna. Isis **21**, 14—51 (1934).
Ruska, Julius: De aluminibus et salibus. Ed. J. Ruska: Das Buch der Alaune und Salze. Berlin 1935.
Ruska, Julius: Al Rāzī's Buch Geheimnis der Geheimnisse. Berlin 1937.
Russell, Josiah C.: Hereford and Arabic Science in England about 1175—1250. Isis **18**, 14—25 (1932).
Saffron, Morris Harold: Maurus of Salerno. Twelfth-Century „Optimus Physicus". Philadelphia 1972.
Sánchez-Albornoz, Claudio: España y el Islam. Revista de Occidente **7**, 1—30 (1929).
Sánchez-Albornoz, Claudio: La españa musulmana. Segun los autores islamitas y cristianos medievales. Vol. I/II. Buenos Aires 1946.
Sanchez Perez, José Augusto: La ciencia árabe en la edad media. Madrid 1954.
Sarnelli, T.: La medicina araba. Rom 1943.
Sarton, George: Oriente y Occidente en la Historia de la Ciencia. Al-Andalus **2**, 261—297 (1934).
Sarton, George: Introduction to the History of Science. Vol. 1—3. Baltimore 1927—1948.
Sarton, George: The Appreciation of Ancient and Medieval Science during the Renaissance 1450—1600). Philadelphia 1955.
Sbath, P.: Le formulaire des hôpitaux d'ibn abī al-Bayān. Bull. Inst. d'Égypte **15**, 13—78 (1933).
Schacht, Josef: Über den Hellenismus in Bagdad und Cairo im 11. Jahrhundert. ZDMG **90**, 526—545 (1936).
Schacht, Josef: The Medico-philosophical Controversy between Ibn Buṭlān of Baghdad and Ibn Riḍwān of Cairo. A Contribution to the History of Greek Learning among the Arabs. Cairo 1957.
Schacht, Josef, Bosworth, G. E. (Edd.): The Legacy of Islam. 2 ed. Oxford 1974.
Schaeder, H. H.: Die islamische Lehre vom Vollkommenen Menschen. ZDMG **79**, 231—254 (1925).
Schaeder, H. H.: Der Mensch in Orient und Okzident. München 1960.
Schahien, A. S.: Die geburtshilflich-gynäkologischen Kapitel aus der Chirurgie des Abulkasim. Med. Diss. Berlin 1937.
Schall, Anton: Der Islam als Weltreligion. Die neue Ordnung **6**, 432—441 (1967).

Schimank, Hans: Aristotelische, scholastische und galileische Physik. Mosbach 1954.

Schimmel, Annemarie: Ibn Chaldun. Ausgewählte Abschnitte aus der Muqaddima. Tübingen 1951.

Schimmel, Annemarie: Islamic Calligraphy. Leiden 1970.

Schipperges, Heinrich: Die frühen Übersetzer der arabischen Medizin in chronologischer Sicht. Sudhoffs Arch. Gesch. Med. Naturw. **39**, 53—93 (1955).

Schipperges, Heinrich: Zur Rezeption und Assimilation arabischer Medizin im frühen Toledo. Ib. **39**, 261—283 (1955).

Schipperges, Heinrich: Die Schulen von Chartres unter dem Einfluß des Arabismus. Ib. **40**, 193—210 (1956).

Schipperges, Heinrich: Assimilations-Zentren arabischer Wissenschaft im 12. Jahrhundert. Centaurus **4**, 325—350 (1956).

Schipperges, Heinrich: Mittelalterliche Pilgerfahrten zur griechisch-arabischen Medizin. Dtsch. Med. Wschr. **81**, 1684—1686 (1956).

Schipperges, Heinrich: Arabische Einflüsse in der mittelalterlichen Badehygiene. Zschr. angew. Bäder- u. Klimaheilkunde **4**, 200—210 (1957).

Schipperges, Heinrich: Aus dem Alltag arabischer Ärzte. Dtsch. Med. Wschr. **82**, 1929—1932 (1957).

Schipperges, Heinrich: Das griechisch-arabische Erbe Toledos und sein Auftrag für die abendländische Heilkunde. Sudhoffs Arch. Gesch. Med. Naturw. **41**, 113—142 (1957).

Schipperges, Heinrich: Das Lehrgedicht des Avicenna. Zschr. ärztl. Fortb. **47**, 674f. (1958).

Schipperges, Heinrich: Der ärztliche Stand im arabischen Kulturkreis. Schweiz. Hochschulztg. **31**, 80—86 (1958).

Schipperges, Heinrich: Honorius und die Naturkunde des 12. Jahrhunderts. Sudhoffs Arch. Gesch. Med. Naturw. **42**, 71—82 (1958).

Schipperges, Heinrich: Die arabische Medizin als Praxis und als Theorie. Ib. **43**, 317—328 (1959).

Schipperges, Heinrich: Zur Arabistik in der Geschichte der Medizin. Ib. **43**, 361—367 (1959).

Schipperges, Heinrich: „Die kleine ärztliche Kunst". Eine Reimser Articella-Handschrift des 14. Jahrhunderts. Die Waage **1**, 8—11 (1959).

Schipperges, Heinrich: Die Medizinschule von Montpellier. Die Waage **1**, 34—40 (1959).

Schipperges, Heinrich: Der ärztliche Stand im arabischen und lateinischen Mittelalter. Materia Medica Nordmark **12**, 109—118 (1960).

Schipperges, Heinrich: Der Scharlatan im arabischen und lateinischen Mittelalter. Dtsch. Apotheker-Ztg. **12**, 9—13 (1960).

Schipperges, Heinrich: Der Stufenbau der Natur im Weltbild des Petrus Hispanus. Gesnerus **17**, 14—29 (1960).

Schipperges, Heinrich: Die Schulen von Toledo in ihrer Bedeutung für die abendländische Wissenschaft. Marburger Sitzungsberichte **82**, 3—18 (1960).

Schipperges, Heinrich: Makrobiotik bei Petrus Hispanus. Sudhoffs Arch. Gesch. Med. Naturw. **44**, 129—155 (1960).

Schipperges, Heinrich: Medizinischer Unterricht im Mittelalter. Dtsch. Med. Wschr. **85**, 856—861 (1960).

Schipperges, Heinrich: Arzt im Purpur. Leben und Werk des Petrus Hispanus. Materia Medica Nordmark **13** (1961).

Schipperges, Heinrich: Der Narr und sein Humanum im islamischen Mittelalter. Gesnerus **18**, 1—12 (1961).

Schipperges, Heinrich: Ideologie und Historiographie des Arabismus. Sudhoffs Arch., Beiheft 1. Wiesbaden 1961.

Schipperges, Heinrich: Das maurische Granada. Therap. Monats **12**, 320—333 (1962).

Schipperges, Heinrich: Eine griechisch-arabische Einführung in die Medizin. Dtsch. Med. Wschr. **87**, 1675—1680 (1962).

Schipperges, Heinrich: Einfluß arabischer Medizin auf die Mikrokosmosliteratur des 12. Jahrhunderts. Miscellanae Mediaevalia **1**, 129—153 (1962).

Schipperges, Heinrich: Tradition und Strukturwandel der Materia Medica. Pharmaz.-Ztg. **107**, 343—347 (1962).

Schipperges, Heinrich: Arabische Medizin und Pharmazie an europäischen Universitäten. Pharmazeut.-Ztg. **108**, 1197—1202 (1963).

Schipperges, Heinrich: Bemerkungen zu Rhazes und seinem Liber Nonus. Sudhoffs Arch. Gesch. Med. Naturw. **47**, 373—378 (1963).

Schipperges, Heinrich: Einflüsse arabischer Wissenschaft auf die Entstehung der Universität. Nova Acta Leopoldina **27**, 201—212 (1963).

Schipperges, Heinrich: Die Assimilation der arabischen Medizin durch das lateinische Mittelalter. Sudhoffs Arch. Gesch. Med., Beih. 3. Wiesbaden 1964.

Schipperges, Heinrich: Die Benediktiner in der Medizin des frühen Mittelalters. Erfurter Theol. Schriften. Leipzig 1964.

Schipperges, Heinrich: La ética médica en el Islam medieval. Asclepio **17**, 107—116 (1965).

Schipperges, Heinrich: Die Anatomie im arabischen Kulturkreis. Med. Mschr. **20**, 67—73 (1966).

Schipperges, Heinrich: Wissenschaftsgeschichte und Kultursoziologie bei Ibn Chaldun. Gesnerus **23**, 170—175 (1966).

Schipperges, Heinrich: Ärztliche Ethik: Der Arzt im islamischen Mittelalter. Documenta Geigy, 2—3 (1967).

Schipperges, Heinrich: Grundzüge einer scholastischen Anthropologie bei Petrus Hispanus. Portug. Forsch. Görresges. **7**, 1—51 (1967).

Schipperges, Heinrich: Melancolia als ein mittelalterlicher Sammelbegriff für Wahnvorstellungen. Stud. Gen. **20**, 723—736 (1967).

Schipperges, Heinrich: Das Ideal der feinen Lebensart im arabischen Mittelalter. Med. Mschr. **22**, 258—263 (1968).

Schipperges, Heinrich: Forschungsbericht über Handschriftenstudien in spanischen Bibliotheken. Clio Medica **4**, 379—381 (1968).

Schipperges, Heinrich: Handschriftenstudien in spanischen Bibliotheken zum Arabismus des lateinischen Mittelalters. Sudhoffs Arch. **52**, 3—29 (1968).

Schipperges, Heinrich: Handschriftliche Untersuchungen zur Rezeption des Petrus Hispanus in die „Opera Ysaac“ (Lyon 1515). In: Fachliteratur des Mittelalters, S. 311—318. Festschr. G. Eis. Hrsg. G. Keil u. a. Stuttgart 1968.

Schipperges, Heinrich: Zum Wissenschaftsbegriff im arabischen Mittelalter. In: Studien zur Wissenschaftsgeschichte, Bd. 4: Der Wissenschaftsbegriff, S. 21—29. Hrsg. A. Diemer. Meisenheim a. Glan 1970.

Schipperges, Heinrich: Strukturen und Prozesse alchimistischer Überlieferungen. In: Alchimia, S. 67—118. Hrsg. E. Ploss u. a. München 1970.

Schipperges, Heinrich: Zum Gleichgewicht von medizinischer Theorie und ärztlicher Praxis. Festvortrag 45. Fortbild. in Regensburg. Regensburg 1970.

Schipperges, Heinrich: Zum Bildungsweg eines arabischen Arztes. Communic. Hist. Artis Med. **60—61**, 13—31 (1971).

Schipperges, Heinrich: La medicina en la edad media arabe. In: Historia Universal de la Medicina, Vol. **III**, p. 59—117. (Ed. P. Laín Entralgo). Barcelona, Madrid 1972.

Schipperges, Heinrich: La medicina en la edad media latina. Ib. **III**, p. 181—261 (1972).

Schipperges, Heinrich: Zum Phänomen der „Besessenheit“ im arabischen und lateinischen Mittelalter. In: Anthropologie der Ergriffenheit und Besessenheit, S. 81—94. Hrsg. J. Zutt. Bern, München 1972.

Schipperges, Heinrich: Zur Unterscheidung des „physicus“ vom „medicus“ bei Petrus Hispanus. In: III° Congreso Nacional de Historia de la Medicina, Valencia 1969. **III**, 321—327 (1972).

Schipperges, Heinrich: Zur Wirkungsgeschichte des Arabismus in Spanien. Sudhoffs Arch. **56**, 225—254 (1972).

Schipperges, Heinrich: Constantinus Africanus. In: Die Großen der Weltgeschichte, Bd. **III**, 247—255 (1973).

Schipperges, Heinrich: Petrus Hispanus. In: Die Großen der Weltgeschichte, Bd. **III**, 679—691 (1973).

Schipperges, Heinrich: Zur Sonderstellung der jüdischen Ärzte im spätmittelalterlichen Spanien. Sudhoffs Arch. **57**, 208—211 (1973).

Schipperges, Heinrich: Zur Typologie eines „Avicenna Hispanus“. Ib. **57**, 99—101 (1973).

Schipperges, Heinrich: Paracelsus. Der Mensch im Licht der Natur. Stuttgart 1974.

Schmidinger, Heinrich: Zur Entstehung der Universität im Mittelalter. In: Forschung und Bildung, S. 128—141. Hrsg. N. A. Luyten. Freiburg (Schweiz) 1965.

Schmitt, Wolfram: Eine handschriftliche Sammlung alchemistischer Traktate aus Böhmen. Stifter-Jb. **7**, 177—195 (1962).

Schmitt, Wolfram: Hans Hartliebs mantische Schriften und seine Beeinflussung durch Nikolaus von Kues. Phil. Diss. 1962.

Schmitt, Wolfram: Bartholomäus Scherrenmüllers Gesundheitsregimen (1493) für Graf Eberhard im Bart. Med. Diss. Heidelberg 1970.

Schmitt, Wolfram: Ein deutsches Gesundheitsregimen des ausgehenden 15. Jahrhunderts. Heidelberger Jb. **16**, 106—141 (1972).

Schmitt, Wolfram: Theorie der Gesundheit und „Regimen Sanitatis“ im Mittelalter. Habil.-Schrift (masch.-schr.). Heidelberg 1973.

Schmitz, Rudolf: Über deutsche Apotheken des 13. Jahrhunderts. Ein Beitrag zur Etymologie des apotecarius-Begriffs. Sudhoffs Arch. Gesch. Med. Naturwiss. **45**, 289—302 (1961).

Schmucker, Werner: Die pflanzliche und mineralische Materia Medica im Firdaus al-Ḥikma des Ṭabarī. In: Bonner Orientalistische Studien (Hrsg. O. Spies), Bd. 18. Bonn 1969.

Schneider, Artur: Die abendländische Spekulation des zwölften Jahrhunderts in ihrem Verhältnis zur aristotelischen und jüdisch-arabischen Philosophie. Eine Untersuchung über die historischen Voraussetzungen des Eindringens des Aristotelismus in die christliche Philosophie des Mittelalters. Beitr. Gesch. Philos. MA 17. Münster 1915.

Schneider, Wolfgang: Lexikon alchemistisch-pharmazeutischer Symbole. Weinheim 1962.

Schramm, Matthias: Zur Entwicklung der physiologischen Optik in der arabischen Literatur. Sudhoffs Arch. **43**, 289—316 (1959).

Schramm, Matthias: Aristotelianism: Basis and Obstacle to Scientific Progress in the Middle Ages. Hist. Sci. **2**, 91—113 (1963).

Schramm, Matthias: Ibn al-Haythams Weg zur Physik. Wiesbaden 1963.

Seidler, Eduard: Die Spätscholastik im Urteil der Medizingeschichte. Sudhoffs Arch. Gesch. Med. Naturw. **48**, 299—322 (1964).

Seidler, Eduard: Der literarische Hintergrund der Pariser Medizin im 14. Jahrhundert. Gesnerus **12**, 30—58 (1965).

Seidler, Eduard: Strukturlinien der Pariser Medizin im 14. Jahrhundert. Ruperto Carola **39**, 217—223 (1966).

Seidler, Eduard: La médecine à Paris au XIVe siècle. Paris 1967.

Seidler, Eduard: Die Medizin in der „Biblionomia“ des Richard de Fournival. Sudhoffs Arch. Gesch. Med. Naturw. **51**, 44—54 (1967).

Seidler, Eduard: Die Heilkunde des ausgehenden Mittelalters in Paris. Studien zur Struktur der spätscholastischen Medizin. Sudhoffs Arch., Beih. 8. Wiesbaden 1967.

Seidler, Eduard: Pariser Medizin im 15. Jahrhundert. In: Fachliteratur des Mittelalters, S. 319—332. (Festschr. G. Eis). Stuttgart 1968.
Sezgin, Fuad: Das Problem des Ǧābir ibn Ḥayyān im Lichte neu gefundener Handschriften. ZDMG **114**, 255—268 (1964).
Sezgin, Fuad: Geschichte des arabischen Schrifttums. Bd. III: Medizin, Pharmazie, Zoologie, Tierheilkunde. Leiden 1970.
Shah, M. H.: The General Principles of Avicenna's Canon of Medicine. Karachi 1966.
Siddiqi, M. Z.: Studies in Arabic and Persian Medical Literature. Calcutta 1959.
Sigerist, Henry E.: Studien und Texte zur frühmittelalterlichen Rezeptliteratur. Leipzig 1923.
Sigerist, Henry E.: Probleme der medizinischen Historiographie. Sudhoffs Arch. Gesch. Med. **24**, 1—18 (1931).
Sigerist Henry E.: The Medical Literature of the Early Middle Ages. Bull. Hist. Med. **2**, 32 (1934).
Siggel, Alfred: Gynäkologie, Embryologie und Frauenhygiene aus dem „Paradies der Weisheit" über die Medizin des aṭ-Ṭabarī. Quellen Stud. Gesch. Naturw. Med. **8**, 216—272 (1942).
Siggel, Alfred: Arabisch-deutsches Wörterbuch der Stoffe aus den drei Naturreichen, die in arabischen alchemistischen Handschriften vorkommen, nebst Anhang: Verzeichnis chemischer Geräte. Berlin 1950.
Siggel, Alfred: Die indischen Bücher aus dem „Paradies der Weisheit" des ʿAlī ibn Sahl Rabban aṭ-Ṭabarī. Wiesbaden 1950.
Siggel, Alfred: Die propädeutischen Kapitel aus dem „Paradies der Weisheit" des ʿAlī ibn Sahl Rabban aṭ-Ṭabarī. Wiesbaden 1953.
Siggel, Alfred: Das Buch der Gifte des Ǧabir ibn Ḥayyān. Wiesbaden 1958.
Simon, Heinrich: Ibn Khaldūns Wissenschaft von der menschlichen Kultur. Leipzig 1959.
Simon, Januensis: Synonima medicinae, seu Clavis sanationis. Venetiis 1486.
Simon, Paul: Die Idee der mittelalterlichen Universität und ihre Geschichte. In: Philosophie und Geschichte, Bd. 38. Tübingen 1932.
Smith, C. E.: The University of Toulouse in the Middle Ages. Milwaukee, Wisc. 1958.
Sobhy, G.: The Book of Al-Dakhîra. Cairo 1928.
Sorbelli, Albano: Storia delle università di Bologna. Vol. I: Il Medioevo (sec. XI—XV). Bologna 1944.
Sorokin, P. A., Merton, R. K.: The Course of Arabian Intellectual Development, 700—1300 A. D. A Study in Method. Isis **22**, 516—524 (1934).
Southern, R. W.: The Making of Middle Ages. London 1956.
Southern, R. W.: Western Views of Islam in the Middle Ages. Cambridge 1962.
Specht, Franz Anton: Geschichte des Unterichtswesens in Deutschland von den ältesten Zeiten bis zur Mitte des 13. Jahrhunderts. Stuttgart 1885.
Spies, Otto: Die Bibliotheken des Hidschas. ZDMG **90**, 83—120 (1936).
Spies, Otto: Orientalische Kultureinflüsse im Abendland. Braunschweig 1949.
Spies, Otto: Der deutsche Beitrag zur Erforschung Avicennas. Avicenna Comm. Vol. 93—103 (1955).
Spies, Otto: Beiträge zur Geschichte der arabischen Zahnheilkunde. Sudhoffs Arch. **46**, 153—177 (1962).
Spies, Otto: Zur Geschichte der Pocken in der arabischen Literatur. Medizingeschichte im Spektrum. Sudhoffs Arch., Beih. 7, S. 187—200 (Wiesbaden 1966).
Spies, Otto: Beiträge zur medizinisch-pharmazeutischen Bibliographie des Islam. Islam **44**, 138—173 (1968).
Spies, Otto: Das Buch at-Tašwīq aṭ-ṭibbī des Ṣāʿid ibn al-Ḥasan. Ein arabisches Adab-Werk über die Bildung des Arztes. Bonn 1968.

Spies, Otto: Das türkische Drogen- und Medizinbuch des Isḥāq ibn Murād. Wiss. Z. Univ. Halle **17**, 185—192 (1968).

Spies, Otto, Müller-Bütow, Horst: Drei urologische Kapitel aus der arabischen Medizin. Sudhoffs Arch. **48**, 248—259 (1964).

Spies, Otto, Müller-Bütow, Horst: Anatomie und Chirurgie des Schädels, insbesondere der Hals-, Nasen- und Ohrenkrankheiten nach Ibn al-Quff. Berlin, New York 1971.

Spuler, Berthold: Hellenistisches Denken im Islam. Saeculum **5**, 179—193 (1954).

Stainpeis, Martinus: De modo studendi et legendi in medicina (1517). Viennae 1520.

Stannard, Jerry: Medieval Italian Medical Botany. In: XXI Congresso Int. Storia della Medicina, p. 1554—1565. Siena 1968.

Stannard, Jerry: Medieval Reception of Classical Plant Names. Rev. synthèse **89**, 153—162 (1968).

Stannard, Jerry: Marcellus of Bordeaux and the Beginnings of Medieval Materia Medica. Pharm. in Hist. **15**, 47—53 (1973).

Steenberghen, Fernand van: Aristote en occident. Les origines de l'Aristotélisme parisien. Louvain 1946.

Steinschneider, Moritz: Ğauberi's „entdeckte Geheimnisse", eine Quelle für orientalische Sittenschilderung. ZDMG **19**, 562—577 (1865).

Steinschneider, Moritz: Wissenschaft und Charlatanerie unter den Arabern im neunten Jahrhundert. Virchows Arch. **36**, 570—586 (1866); **37**, 560—565 (1866).

Steinschneider, Moritz: Constantinus Africanus und seine arabischen Quellen. Virchows Arch. **37**, 351—410 (1866).

Steinschneider, Moritz: Übersetzer aus dem Arabischen, ein Beitrag zur Bücherkunde des Mittelalters. Serapeum **19**, 289—298 (1870).

Steinschneider, Moritz: Die toxikologischen Schriften der Araber bis Ende XII. Jahrhunderts. Ein bibliographischer Versuch, großenteils aus handschriftlichen Quellen. Virchows Arch. **52**, 340—375, 467—503 (1871).

Steinschneider, Moritz: Spanische Bearbeitungen arabischer Werke. Jb. rom. engl. Literatur **12**, 353—376 (1871).

Steinschneider, Moritz: Gifte und ihre Heilung, eine Abhandl. des Moses Maimonides, auf Befehl des ägyptischen Wezirs (1198) verfaßt, nach einer unedierten hebräischen Übersetzung bearbeitet (nebst einem Anhang über die Familie Ibn Zohr). Virchows Arch. **57**, 62—120 (1873).

Steinschneider, Moritz: Occidentalische Übersetzungen aus dem Arabischen im Mittelalter. ZDMG **28**, 453—459 (1874).

Steinschneider, Moritz: Gafiki's Verzeichnis einfacher Heilmittel. Virchows Arch. **77**, 507—548 (1879); **85**, 132—171, 355—370 (1881); **86**, 98—149 (1881).

Steinschneider, Moritz: Abu's Salt (gest. 1134) und seine Simplicia. Virchows Arch. **94**, 28—65 (1883).

Steinschneider, Moritz: Die griechischen Ärzte in arabischen Übersetzungen. Kritische Bibliographie. Virchow's Arch. **124**, 115—136; 268—296; 455—487 (1891).

Steinschneider, Moritz: Die hebräischen Übersetzungen des Mittelalters und die Juden als Dolmetscher. Berlin 1893.

Steinschneider, Moritz: Die arabische Literatur der Juden. Ein Beitrag zur Literaturgeschichte der Araber. Frankfurt 1902.

Steinschneider, Moritz: Eine arabische Pharmakopie des XIII. Jahrhunderts von abu l-Muna und die Quellen derselben. ZDMG **56**, 74—85 (1902).

Steinschneider, Moritz: Die europäischen Übersetzungen aus dem Arabischen bis Mitte des 17. Jahrhunderts. SB Kaiserl. Akad. Wiss., Philos.-hist. Kl. 149. Wien 1905. — Ib. 151. Wien 1906.

Steinschneider, Moritz: Zur Oculistik des ʿIsā ben Alī (9. Jahrh.) und des sogenannten Canamusali. Janus **11**, 399—408 (1906).

Stelling Michaud, S.: L'histoire des universités au moyen-âge et à la renaissance au cours des vingt-cing dernières années. Stockholm 1960.

Stern, S. M.: Some Fragments of Galen's „On Dispositions" in Arabic. Classical Quart. **49**, 91—101 (1956).

Steudel, Johannes: Zwerg auf der Schulter des Riesen. Sudhoffs Arch. Gesch. Med. Naturw. **37**, 394—399 (1953).

Steudel, Johannes: Eine arabische Interpolation in Galens „Über die medizinischen Namen". Wiss. Zschr. Karl-Marx-Univ. Leipzig, Math.-naturw. Reihe **5**, 117—119 (1955/56).

Strauss, B.: Das Giftbuch des Šanaq. Quellen Stud. Gesch. Naturw. Med. **4**, 2 (1937).

Strauß, Peter: Arnald von Villanova deutsch unter besonderer Berücksichtigung der „Regel der Gesundheit". Phil. Diss. Heidelberg 1963.

Strohmaier, Gotthard: Die arabische Sokrateslegende und ihre Ursprünge. Studia Coptica, 121—136 (1974).

Strohmaier, Gotthard: Reiske, Johann Jacob — der Märtyrer der arabischen Literatur. Das Altertum **20**, 165—179 (1974).

Strunz, Franz: Geschichte der Naturwissenschaften im Mittelalter. Stuttgart 1910.

Strunz, Franz: Astrologie, Alchemie, Mystik. Ein Beitrag zur Geschichte der Naturwissenschaften. München 1928.

Stübler, Eberhard: Leonhart Fuchs, Leben und Werk. München 1928.

Sudhoff, Karl: Die kurze „Vita" und das Vermächtnis der Arbeiten Gerhards von Cremona, von seinen Schülern und Studiengenossen kurz nach dem Tode des Meisters zu Toledo verfaßt. Arch. Gesch. Med. 8, 73—82 (1914).

Sudhoff, Karl: Der griechische Text der Medizinalverordnungen Kaiser Friedrichs II. Mitt. Gesch. Med. Naturw. **13**, 180—182 (1914).

Sudhoff, Karl: Ein deutscher Brief an Kaiser Friedrich II., von seinem Hofphilosophen Magister Theodorus. Arch. Gesch. Med. **9**, 1—9 (1915).

Sudhoff, Karl: Die pseudo-hippokratische Krankheitsprognostik nach dem Auftreten von Hautausschlägen, „Secreta Hippocratis" oder „Capsula eburnea" benannt. Ib. **9**, 79—116 (1916).

Sudhoff, Karl: Die medizinischen Schriften, welche Bischof Bruno von Hildesheim 1161 in seiner Bibliothek besaß, und die Bedeutung des Konstantin von Afrika im 12. Jahrhundert. Ib. **9**, 348—356 (1916).

Sudhoff, Karl: Daniel von Morlay, liber de naturis inferiorum et superiorum. Arch. Gesch. Naturw. Technik **7**, 1—40 (1917).

Sudhoff, Karl: Beiträge zur Geschichte der Chirurgie des Mittelalters. Stud. Gesch. Med. Bd. 10, Leipzig 1914. Ib. 11 u. 12. Leipzig 1918.

Sudhoff, Karl: Genetische Zusammenhänge und regionale Bedingtheiten in der Medizin des 12. u. 13. Jahrhunderts. Leyden, Amsterdam 1927.

Sudhoff, Karl: Abendländische Medizin Spaniens im Mittelalter. Janus **32**, 405—409 (1928).

Sudhoff, Karl: Salerno, Montpellier und Paris um 1200. Ein Handschriftenfund. Arch. Gesch. Med. **20**, 51—62 (1928).

Sudhoff, Karl: Medizinischer Unterricht und seine Lehrbehelfe im frühen Mittelalter. Ib. **21**, 28—37 (1929).

Sudhoff, Karl: Salerno, eine mittelalterliche Heil- und Lehrstelle am Tyrrhenischen Meere. Ib. **21**, 43—62 (1929).

Sudhoff, Karl: Toledo! Ib. **23**, 1—6 (1930).

Sudhoff, Karl: Von spanischer Medizin im Mittelalter, Ges. Aufs. Kulturgesch. Spaniens **2**, 178—184 (1930).

Suter, Heinrich: Die Araber als Vermittler der Wissenschaften in deren Übergang vom Orient in den Occident, S. 48—76. 25. Jahresh. des Vereins schweizerischer Gymnasiallehrer. Aarau 1895.

Tabanelli, M.: Abulcasi. Firenze 1961.

Talas, Asad: L'enseignement chez les Arabes. La madresa Nizamiyya et son histoire. Paris 1939.

Talbot, Charles H., Hammond, E. A.: The Medical Practitioners in Medieval England. A Biographical Register. London 1965.

Talbot, Charles H.: Medicine in Medieval England. London 1967.

Tallmadge, G. K.: The Character of El Hakim of „The talisman". Annals med. hist. N. S. **10**, 318—323 (1938).

Taschkandi, Schah Ekram: Übersetzung und Bearbeitung des Kitāb at-tašwīq aṭ-ṭibbī des Ṣā'id ibn al-Ḥasan. Ein medizinisches Adabwerk aus dem 11. Jahrhundert. In: Bonner Orientalistische Studien. Hrsg. O. Spies, Bd. 17. Bonn 1968.

Aṭ-Ṭatawī, Muḥyī ad-Dīn: Der Lungenkreislauf nach el-Koraschi. Med. Diss. Freiburg 1924.

Tayefeh-Mahmoudi, B.: Der persische Arzt und Philosoph Avicenna (Ibn Sina). Med. Diss. Düsseldorf 1964.

Taylor, Henry Osborn: The Medieaeval Mind. A History of the Development of Thought and Emotion in the Middle Ages. I/II. London 1911.

Telle, Joachim: Funde zur empirisch-mantischen Prognostik in der medizinischen Fachprosa des späten Mittelalters. Sudhoffs Arch. Gesch. Med. Naturw. **52**, 130—141 (1968).

Telle, Joachim: Mitteilungen aus dem „Zwölfbändigen Buch der Medizin" zu Heidelberg. **52**, Ib. 310—340 (1968).

Telle, Joachim: Beiträge zur mantischen Fachliteratur des Mittelalters. Studia Neophil. **42**, 180—206 (1970).

Telle, Joachim: Petrus Hispanus in der altdeutschen Medizinliteratur. Untersuchungen und Texte unter besonderer Berücksichtigung des „Thesaurus pauperum". Phil. Diss. Heidelberg 1972.

Telle, Joachim: Kilian, Ottheinrich und Paracelsus. Heidelberger Jb. **18**, 37—49 (1974).

Temkin, Owsei: Medicine and Graeco-Arabic Alchemy. Bull. Hist. Med. **29**, 134—153 (1955).

Terzioğlu, Arslan: Mittelalterliche islamische Krankenhäuser unter Berücksichtigung der Frage nach den ältesten psychiatrischen Anstalten. Ingenieurwiss. Diss. Berlin 1968.

Terzioğlu, Arslan: Die ilkhanischen Krankenhäuser und die Einflüsse der islamischen Medizin auf Byzanz zu dieser Zeit. In: Proceedings of the XXIII, Int. Congress of History of Medicine, Vol. I, p. 290. London 1974.

Terzioğlu, Arslan: Al-Bīrūnī (973—1051), ein türkischer Universalgelehrter der islamischen Renaissance. Geschichtsbeil. Dtsch. Apotheker-Ztg. **27**, 1 (1975).

Terzioğlu, Arslan: Die alt-türkische Zahnheilkunde unter besonderer Berücksichtigung der türkischen Handschrift des Moses Hamon über die Zahnheilkunde. Zahnärztl. Mitt. **4**, (1975).

Thaddeus Alderotti: De regimine sanitatis. Bologna 1477.

Théodoridès, Jean: La zoologie au moyen-âge. Les Conférences du Palais de la Découverte, Nr. 55. Paris 1958.

Théry, G.: Entretien sur la philosophie musulmane et la culture française. Oran 1945.

Thies, Dorothee: Die Lehren der arabischen Mediziner Ṭabarī und Ibn Hubal über Herz, Lunge, Gallenblase und Milz. Phil. Diss. Bonn 1967.

Thies, Hans-Jürgen: Erkrankungen des Gehirns, insbesondere Kopfschmerzen, in der arabischen Medizin. Phil. Diss. Bonn 1967.

Thies, Hans-Jürgen: Der Diabetestraktat 'Abd al-Laṭīf al-Baġdādī's. Untersuchungen zur Geschichte des Krankheitsbildes in der arabischen Medizin. In: Bonner Orientalistische Studien. Hrsg. O. Spies. Bd. 21. Bonn 1971.

Thomson, H., Harrison, S.: The Writings of Robert Grosseteste. Bishop of Lincoln, 1235—1253. Cambridge 1940.

Thomson, H., Harrison, S.: A Further Note on Master Adam of Bocfeld. Medievalia et Humanistica **12**, 23—32 (1958).

Thorbecke, A.: Geschichte der Universität Heidelberg. Abt. 1: Die älteste Zeit der Universität Heidelberg, 1386—1449. Heidelberg 1886.

Thorndike, Lynn: A History of Magic and Experimental Science I—VIII. New York 1923—1958.

Thorndike, Lynn: Annoticed Manuscripts of Gundissalinus, de divisione philosophiae. Engl. Hist. Rev. **38**, 243 (1923).

Thorndike, Lynn: Vatican Latin Manuscripts in the History of Science and Medicine. Isis **13**, 53—102 (1929).

Thorndike, Lynn: Prospectus for a Corpus of Mediaeval Scientific Literature in Latin. Ib. **14**, 368—384 (1930).

Thorndike, Lynn: Advice from a Physician to his Sons. Speculum **6**, 110—114 (1931).

Thorndike, Lynn: Paravicus: a Misprint, not a Translator. Isis **26**, 33—36 (1936).

Thorndike, Lynn: Date of the Translation by Ermengaud Blasius of the Work on the Quadrant by Profatius Judaeus. Ib. **26**, 306 (1937).

Thorndike, Lynn, Kibre, P.: A Catalogue of Incipits of Mediaeval Scientific Writings in Latin. Cambridge 1937.

Thorndike, Lynn: Additional Incipits of Mediaeval Scientific Writings in Latin. Speculum **14**, 93—105 (1939).

Thorndike, Lynn, Kibre, P.: Incipits of Mediaeval Scientific Writings in Latin. Ib. **17**, 342—366 (1942).

Thorndike, Lynn: Traditional Mediaeval Tracts Concerning Engraved Astrological Images. Mélanges A. Pelzer, 217—274 (Louvain 1947).

Thorndike, Lynn: Mediaeval Interest in Intellectual History. Speculum **25**, 94—99 (1950).

Thorndike, Lynn: Mediaeval Magic and Science in the Seventeenth Century. Ib. **28**, 692—704 (1953).

Thorndike, Lynn: Peter of Abano and Another Commentary on the Problems of Aristotle. Bull. Hist. Med. **29**, 517—523 (1955).

Thorndike, Lynn: More Questions on the Meteorologica. Isis **46**, 357—360 (1955).

Thorndike, Lynn: The Latin Translations of Astrological Works by Messahala. Osiris **12**, 49—72 (1956).

Thorndike, Lynn: Latin Manuscripts of Works by Rasis at the Bibliothèque Nationale, Paris. Bull. Hist. Med. **32**, 54—67 (1958).

Thorndike, Lynn: Three Texts on Degrees of Medicines (De gradibus). Bull. Hist. Med. **38**, 533—537 (1964).

Thorndike, Lynn: Michael Scot. London 1965.

Thurot, Charles: De l'organisation de l'enseignement dans l'université de Paris au moyen-âge. Paris, Besançon 1850.

Todd, T. Wingate: The Mediaeval Physician. Ann. Med. Hist. **1**, 615—628 (1929).

Torres Balbás, Leopold: El baño musulman de Murcia y su conservación. Al-Andalus **17**, 433—438 (1952).

Torres Balbás, Leopold: Cementarios hispano-musulmanes. Ib. **22**, 131—191 (1957).

Torres Balbás, Leopold: La ciudad musulmana. In: La ciudad como forma de vida. Revista de la Universidad de Madrid **7**, 97—112 (1958).

Torres Balbás, Leopold: Ciudades hispanomusulmanes. Vol. I/II. Madrid 1970.

Torres Fontes, Juan: El reino musulmán de Murcia en el siglo XIII. Anales de la Universidad de Murcia. Murcia 1951/52.

Torres Fontes, Juan: Un medico Alfonsi: Maestre Nicolas. Murgentana **6**, 9—16 (1954).

Tritton, A. S.: Materials on Muslim Education in the Middle Ages. London 1957.

Troupeau, Gérard (Ed.): Ḥunayn ibn Isḥāq. Collection d'articles publiée à l'occasion du onzième centenaire de sa mort. Arabica 21 (1971) 229—330.

Turchini, Jean: La Faculté de médecine de Montpellier. Aperçu historique. Medecine de France, 1955.

Turchini, Jean: Salerne et Montpellier. Monspeliensis Hippocrates **14**, (1961).

Turner, C. W.: Einflüsse des Islam und seiner Medizin auf das Abendland. Ciba-Zschr. **15**, 509—514 (1934).

Ünver, Süheyl A.: Sur l'histoire des hôpitaux en Turquie du moyen âge jusqu'au XVIIe siècle. Comptes rendus du IXe Cong. Int. hist. méd. S. 263—278 (Bucharest 1932).

Ünver, Süheyl A.: Sur un manuscript médical illustré du XVe siècle (Traité de chirurgie). Comptes rendus du IXe Cong. Int. hist. méd. S. 658—664 (Bucharest 1932).

Ünver, Süheyl A.: Zur Geschichte der Medizin und der Hygiene in der Türkei. Ciba-Zschr. **15**, 515—523 (1934).

Ullmann, Manfred: Die Medizin im Islam. In: Handb. d. Orientalistik. Hrsg. B. Spuler. Erg. Bd. VI. Leiden, Köln 1970.

Ullmann, Walter: The Individual and Society in the Middle Ages. London 1967.

Vajda, George: Analyse de deux manuscrits du fond arabe de la Bibliothèque Nationale. Revue des Études Islamiques **16**, 90f. (1948).

Vajda, George: Index Général des manuscrits arabes musulmans de la Bibliothèque Nationale de Paris. Paris 1953.

Vajda, George: Certificats de lecture et de transmission dans le manuscrits arabes de la B. N. de Paris. Paris 1956.

Vajda, George: Sur quelques textes médicaux arabes en transmission juive. Arabica **6**, 10—33 (1959).

Valdearellano, Luis G. de: Origines de la burguesía en la España medieval. Madrid 1969.

Vaux R. de: La première entrée d'Averroès chez les latins. Rev. scienc. philos. théol. **22**, 193—245 (1933).

Verbecke, Gérard: Guilliaume de Moerbeke et sa méthode de traduction. Medievo e Renascimente **2**, 779—800 (1955).

Vernet Gines, Juan: Literatura árabe. Barcelona 1968.

Vernet Gines, Juan: Los médicos andaluces en el „Libro de las generaciones de médicos" de Ibn Ŷulŷul. Anuario de Estudios Medievales **5**, 445—462 (1968).

Vernet Gines, Juan: Astrología y politía en la Cordoba del siglo X. Rev. Inst. Estud. Islám. Madrid **15**, 91—100 (1970).

Vernet Gines, Juan: Les traductions scientifiques dans l'Espagne du Xème siècle. Les Cahiers de Tunisie **18**, 47—59 (1970).

Vernet Gines, Juan: Tradición e innovación en la sciencia medieval. Accademia Nazionale dei Lincei, Atti dei convegni **13**, 741—757 (1971).

Villaret, M., Hariz: Contribution à l'étude de la médecine arabe avant l'Islam. Bull. Soc. franç. hist. méd. **16**, 223—229 (1922).

Vryonis, Speros Jr.: The Decline of Medieval Hellenism in Asia Minor and the Process of Islamization from the Eleventh through the Fifteenth Century. Berkeley, Los Angeles, London 1971.

Vyver, A. van de: Les premières traductions latines (X^{e}—XIe siècles) de traités arabes sur l'Astrolabe. Bruxelles 1931.

Vyver, A. van de: Les plus anciennes traductions latines médiévales (X^{e}—XIe siècles) de traités d'Astronomie et d'Astrologie. Osiris **1**, 658—691 (1936).

Waddell, Helen: Wandering Scholars. London 1954.

Wakim, K. G.: Arabic Medicine in Literature. Bull. Med. Libr. Ass. N. S. **32**, 96—104 (1944).

Walzer, Richard: Arabic Transmission of Greek Thought to Medieval Europe. Bull. John Rylands Library **29**, 160—183 (1945).
Walzer, Richard: Arabische Übersetzungen aus dem Griechischen. Miscellanea Mediaevalia **1**, 79—195 (1962).
Walzer, Richard: Greek into Arabic. Oxford 1962.
Watt, W. M.: Islam and the Integration of Society. London 1961.
Weiz, Hans-Joachim: Albich von Prag. Eine Untersuchung seiner Schriften. Phil. Diss. Heidelberg 1970.
Welborn, Mary Catherine: The Errors of the Doctors According to Friar Roger Bacon of the Minor Order. Isis **18**, 26—62 (1932).
Wellcome Historical Medical Library. Catalogue. Vol. I: Books Printed before 1641. London 1962.
Wellhausen, Julius: Das arabische Recht und sein Sturz. Berlin 1902.
Wensinck, A. J., Kramers, J. H.: Handwörterbuch des Islam. Leiden 1941.
Werner, Karl: Die Kosmologie und Naturlehre des scholastischen Mittelalters mit spezieller Beziehung auf Wilhelm von Conches. SB Kaiserl. Akad. Wiss., Phil.-hist. Kl. **75**. Wien 1873.
Werner, Karl: Alkuin und sein Jahrhundert. Paderborn 1876.
Werner, Karl: Der Averroismus in der christlich-peripatetischen Psychologie des späteren Mittelalters. SB Akad. Wiss. Wien 1881.
Werner, Karl: Gerbert von Aurillac, die Kirche und die Wissenschaften seiner Zeit. Wien 1881.
Westerbergh, U.: Chronica Salernitanum. A Critical Edition with Studies on Literary and Historical Sources and on Language. Studia Latina Stockholmiensia, III. Stockholm 1956.
Wickersheimer, Ernest: La médecine et les médecins en France à l'époque de la Renaissance. Paris 1905.
Wickersheimer, Ernest: Les premières dissections à la faculté de médecine de Paris. Bull. Soc. Hist. Paris et de l'Ile-de-France **38**, 159—169 (1910).
Wickersheimer, Ernest: Une erreur des bibliographes médicaux. Nicolaus Prepositi confondu avec Nicolaus Salernitanus. Revue des Bibliothèques **21**, 378—385 (1911).
Wickersheimer, Ernest: Nicolaus Prepositi, ein französischer Arzt ums Jahr 1500. Arch. Gesch. Med. **5**, 302—310 (1912).
Wickersheimer, Ernest: Les médecins de la nation anglaise (ou allemande) de l'université de Paris aux XIVe et XVe siècles. Bull. Soc. franç. hist. méd. **12**, 285—344, 537—538 (1913).
Wickersheimer, Ernest: L'Anatomie de Guido de Vigevano, médecin de la reine Jeanne de Bourgogne (1345). Arch. Gesch. Med. **7**, 1—25 (1914).
Wickersheimer, Ernest: Le traité de la saignée de Jehan le Lièvre, maître regent de faculté de médecine de Paris (1418). In Mélanges offerts à Émile Picot. Paris **I**, 11—19 (1913).
Wickersheimer, Ernest: Les maladies épidémiques ou contagieuses (Peste, Lepre, Syphilis) et la faculté de médecine à Paris, de 1399 à 1511. Bull. Soc. franç. hist. méd. **13**, 21—30 (1914).
Wickersheimer, Ernest: Les origines de la faculté de médecine de Paris; sa situation dans l'université naissante. Ib. **13**, 249—260 (1914).
Wickersheimer, Ernest: Commentaires de la faculté de médecine de l'université de Paris (1395—1516). Paris 1915.
Wickersheimer, Ernest: L'évolution de la profession medicale au cours du moyen-âge. Scalpel, 675—684, 691—697, 707—715 (1924).
Wickersheimer, Ernest: Les anatomies de Mondino dei Luzzi et de Guido Vigevano. Paris 1926.
Wickersheimer, Ernest: La question du Judéo-Arabisme à Montpellier. Janus **31**, 465—473 (1927).

Wickersheimer, Ernest: Médecins et chirurgiens dans les hôpitaux du moyen-âge. Janus **32**, 1—11 (1928).

Wickersheimer, Ernest: L'anatomie au moyen-âge. Progrès médical 1928, 1087—1095.

Wickersheimer, Ernest: Recueil des plus célèbres astrologues et quelques hommes doctes faict par Symon de Phares du temps de Charles VIII. Paris 1929.

Wickersheimer, Ernest: Une liste, dressé au XVe siècle, des commentateurs du Ier livre du canon d'Avicenne et du livre des aphorismes d'Hippokrate. Janus **34**, 33—37 (1930).

Wickersheimer, Ernest: Les calendrier de la faculté de médecine de Paris au XVe siècle. Janus **35**, 59—66 (1931).

Wickersheimer, Ernest: Dictionnaire biographique des médecins en France au moyen-âge. Paris 1936.

Wickersheimer, Ernest: De custodia principum, œuvre d'un médecin de Charles Téméraire. Revue du Nord **24**, 46—49 (1938).

Wickersheimer, Ernest: Die „Apologetica epistola pro defensione Arabum medicorum" von Bernhard Unger aus Tübingen (1533). Sudhoffs Arch. Gesch. Med. **38**, 322—328 (1954).

Wickersheimer, Ernest: Laurent Fries et la querelle de l'arabisme en médecine. Les Cahiers de Tunisie **9**, 96—103 (1955).

Wickersheimer, Ernest: Manuscrits latins de médecine du haut moyen-âge dans les bibliothèques de France. Paris 1966.

Widmer, Bertha: Thierry von Chartres, ein Gelehrtenschicksal des 12. Jahrhunderts. Hist. Zschr. **200**, 552—571 (1965).

Wiedemann, Eilhard: Über Verfälschungen von Drogen usw. nach Ibn Bassâm und Nabarâwi. SB phys. med. Sozietät, Erlangen **46**, 172—201 (1914).

Wiedemann, Eilhard: Die Naturwissenschaft im islamischen Mittelalter. Der Neue Orient **5**, 52ff. (1919).

Wiedemann, Eilhard: Apotheker und Drogisten zur Zeit der Abbasiden. Leopoldina **56**, 66—68.

Wiedemann, Eilhard: Zur Geschichte des Bades und des Badens bei den Orientalen. Zschr. physik. u. diät. Therapie **24**, 239—248 (1920).

Wiedemann, Eilhard: Aufsätze zur arabischen Wissenschaftsgeschichte. Hrsg. W. Fischer. Bde. 1—2. Hildesheim, New York 1970.

Wieruszowski, H.: The Medieval University: Masters, Students, Learning. New York 1966.

Wilhelm von Conches: Dialogus de substantis physicis. Argentorati 1567.

Wingate, S. D.: The Medieval Latin Versions of the Aristotelian Scientific Corpus, with Special Reference to the Biological Works. London 1931.

Withington, E.: Roger Bacon and Medicine. In: A. G. Little (Ed.): Roger Bacon, Essays, p. 337—358. Oxford 1914.

Wölfel, Hans: Das Arzneidrogenbuch „Circa Instans". Med. Diss. Berlin 1939.

Wüstenfeld, Ferdinand: Die Academien der Araber und ihre Lehrer, nach Auszügen aus Ibn Schahb's Klassen der Schafeiten. Göttingen 1837.

Wüstenfeld, Ferdinand: Geschichte der arabischen Ärzte und Naturforscher. Göttingen 1840.

Wüstenfeld, Ferdinand: Macrizi's Beschreibung der Hospitäler in el-Cahira. Aus den arabischen Handschriften zu Gotha und Wien übers. Janus **1**, 28—39 (1846).

Wüstenfeld, Ferdinand: Die Übersetzungen Arabischer Werke in das Lateinische seit dem XI. Jahrhundert. Abh. Ges. Wiss. Göttingen 1877.

Wulf, Maurice de: Histoire de la philosophie médievale. Vol. I—III. 6e ed. Louvain 1934.

Yates, Frances A.: The Art of Ramon Lull. J. Warburg and Courtauld Institutes **17**, 115—173 (1954).

Yates, Frances A.: Aufklärung im Zeichen des Rosenkreuzes. (The Rosicrucian Enlightement. London 1972). Stuttgart 1975.

Ysaac: Opera omnia. Lugduni 1515.

Zahlten, Johannes: Zur Abhängigkeit der naturwissenschaftlichen Vorstellungen Kaiser Friedrichs II. von der Medizinschule zu Salerno. Sudhoffs Arch. Gesch. Med. Naturw. **54**, 178—183 (1970).

Zaragoza Rubira, Juan Ramón: Breve historia de los hospitales valencianos. Medicina Española **47** (1962).

Zaragoza Rubira, Juan Ramón: La sociologia medica hispano-musulmana según el tratado de Ibn Abdun. Ib. **54**, 389—398 (1965).

Zaragoza Rubira, Juan Ramón: Los hospitales medievales según los relatos de viajeros extranjeros. Ib. **53**, 56—62 (1965).

Zaragoza Rubira, Juan Ramón: La medicina española medieval según los relatos de viajeros extranjeros. Salamanca 1966.

Zarncke, Friedrich: Die deutschen Universitäten im Mittelalter. Beiträge zur Geschichte und Charakteristik. Leipzig 1857.

Zarncke, Friedrich: Die Statutenbücher der Universität Leipzig aus den ersten 150 Jahren ihres Bestehens. Leipzig 1861.

Zetzner, Lazarus: Theatrum chemicum. Vol. 1—6. Argentorati 1659—1661.

Zimmermann, Albert: Ein Kommentar zur Physik des Aristoteles. Aus der Pariser Artistenfakultät um 1273. In: Quellen u. Stud. Gesch. Phil., 11. Berlin 1968.

Zimmermann, Albert (Hrsg.): Die Auseinandersetzungen an der Pariser Universität im XIII. Jahrhundert. Miscellanea Mediaevalia, Bd. 10. Berlin, New York 1976.

Zimmermann, Gerd: Ordensleben und Lebensstandard. Die Cura Corporis in den Ordensvorschriften des abendländischen Hochmittelalters. München 1973.

Zinner, Ernst: Astronomiegeschichtliche Forschungen. Archeion **12**, 25—32 (1930).

Zinner, Ernst: Die Geschichte der Sternkunde von den ersten Anfängen bis zur Gegenwart. Berlin 1931.

Zinner, Ernst: Die Tafeln von Toledo (Tabulae Toletanae). Osiris **1**, 747—774 (1936).

Zurita, Gerónimo: Anales de la corona de Aragón. Vol. I—III. Valencia 1967/68.

Zeittafel

	Arabisches Mittelalter	Lateinisches Mittelalter
um 600		Isidor (556—636): De medicina
622	Hidschra (Emigration nach Medina); Beginn der muslimischen Zeitrechnung	
630	Eroberung von Mekka	
632	Tod Muḥammads	
634—644	Kalif ʿUmar. Eroberung von Persien	
661—680	Expansionsperiode unter dem Kalifen Muʿāwija I.	
710	Eroberung von Buḫārā und Samarqand	
711	Eroberung von Spanien	
732	Niederlage der Muslime bei Tours und Poitiers	
756	ʿAbdarraḥmān gründet die Umaiyaden-Dynastie in al-Andalus (756—1258)	
771	gest. Ǧurǧus b. Ǧibrīl b. Buḫtyišū'.	
777—857	Yuḥannā b. Māsawaih (Mesuë)	
786—809	Harūn ar-Rašīd	
796—822	Al-Ḥakam I. in Spanien	
830	Gründung des Bait al-ḥikma in Bagdad	
um 900		Aufkommen der Schule von Salerno
ca. 970	„Sendschreiben der Lauteren Brüder"	
um 990		Gerbert von Aurillac überbringt Kenntnisse arabischer Mathematik; als Papst Silvester II. 998—1003
gest. 994	ʿAlī b. al-ʿAbbās al Maǧūsī (Haly Abbas)	
960—1028		Fulbert, in Reims Schüler des Gerbert, begründet die wissenschaftliche Schule von Chartres
973—1048	al-Bērūnī	
ca. 1000	Ibn al-Ǧazzār	
gest. 1013	Abū'l-Qāsim (Abulcasis)	
1037	Tod des Ibn Sina (Avicenna)	
1070—1087		Constantinus Africanus übersetzt auf Monte Cassino arabische Medizin ins Lateinische

Zeittafel (Fortsetzung)

	Arabisches Mittelalter	Lateinisches Mittelalter
1085		Alfons VI. von Kastilien erobert Toledo
1085		stirbt Alphanus, Erzbischof und Arzt zu Salerno
1096—1099		der erste Kreuzzug; Gründung des Königreichs Jerusalem
1098		der Benediktinerabt Robert von Molêmes gründet das Kloster Citeaux; Ausgang der Zisterzienser-Reform
1100	Ibn Ǧazla	
gest. 1111	al-Ġazzālī (Algazel)	
1114—1126		Bernhard lehrt als Kanzler der Schule von Chartres
1130—1150		erste Rezeptionsphase der arabischen Wissenschaften unter Gundissalinus in Toledo
um 1100		Petrus Abaelardus (1079—1142)
1115		Abt Bernhard gründet das Zisterzienserkloster Clairvaux; er stirbt 1153
um 1140		Honorius Augustodunensis symbolisiert die Naturkunde zur „Imago mundi"
1147—1149		zweiter Kreuzzug
um 1150		Gratianus kanonisiert die kirchlichen Rechtssammlungen zum „Decretum Gratiani"
um 1150		Hildegard von Bingen (1098—1179) gibt neben einer kosmologisch unterbauten Glaubenskunde eine Natur- und Heilkunde
um 1150		Wilhelm von Conches lehrt an der Schule von Chartres und verwertet die arabische Elementenlehre
1150—1180		neue Blüte der Schule von Salerno
1152—1190		Kaiser Friedrich I. Barbarossa
um 1160		Johannes von Salisbury (1110—1180) gibt die erste große Staatstheorie und Zeitkritik des Mittelalters
1162	Ibn Zuhr (Avenzoar) gest.	
1160—1185		Gerhard von Cremona (um 1115—1187) tradiert als Haupt der Toledaner Übersetzerschule arabische Naturwissenschaften und den „neuen Aristoteles"
1164	Al-Ġāfikī gest.	
ca. 1170	Ṣalāḥ ad-Dīn (1187 erobert er Jerusalem) gest. 1193	

Zeittafel (Fortsetzung)

	Arabisches Mittelalter	Lateinisches Mittelalter
um 1175	Ibn Rušd (Averroes) (1126—1198)	
um 1180		Ausbreitung des neuen Aristoteles von Toledo an die europäischen Schulen; Wanderbewegung der „iuventus mundi" nach Toledo
um 1185	Al Maʿmūn (Mainomides) (1135—1204)	
1189—1192		dritter Kreuzzug; Eroberung von Akkon
1190		Deutsche Spitalbrüderschaft; ab 1198 unter dem Namen Deutschritterorden
1199		stirbt Richard I. Löwenherz, englischer Kreuzfahrer und seit 1189 König von England
um 1200		Entstehung der Universitäten Paris und Oxford
1202—1204		vierter Kreuzzug; Gründung des lateinischen Kaisertums (1204—1261)
1213		In Bologna entwickelt sich neben der älteren Rechtsschule eine medizinische Fakultät
1222		Gründung der Universität Padua
1224		Kaiser Friedrich von Hohenstaufen gründet eine staatliche Universität in Neapel
1230		Michael Scotus übersetzt im Auftrage Kaiser Friedrichs unter anderem wichtige Aristoteleskommentare von Averroes
1231		Friedrich II. begründet in seinen „Constitutiones" eine ärztliche Approbationsordnung
um 1255	Ibn an-Nafīs (1210—1288)	
1257		Thomas von Aquin wird als Lehrer nach Paris berufen
1258	Einbruch der Mongolen	
1260		Wilhelm von Moerbecke (ca. 1215 bis ca. 1286) übersetzt „De animalibus" und die „Parva naturalia" nach der griechischen Vorlage
1276		Petrus Hispanus besteigt als Johannes XXI. den päpstlichen Thron (gest. 1277)
1278		Roger Bacon, „Doctor venerabilis" (ca. 1214—1294), muß sich in Paris wegen seiner Schriften verantworten

Zeittafel (Fortsetzung)

	Arabisches Mittelalter	Lateinisches Mittelalter
um 1280		Wilhelm von Saliceto, Chirurg an der Schule von Bologna, stirbt in Verona
um 1290		Arnald von Villanova (gest. 1311) verfaßt als Lehrer und Praktiker in Montpellier einige seiner wichtigsten ärztlichen Schriften
1295		der Mailänder Lanfranchi (gest. ca. 1306) wird in die Pariser Chirurgenvereinigung, die Confrérie de Saint Côme, aufgenommen
um 1300		Simon Januesis, Arzt des Papstes Nikolaus IV. (Papst von 1288—1292), schreibt die „Clavis sanationis"
1315		Pietro d'Abano, einer der großen Vertreter der Konzliatoren zu Padua, gestorben
1320		stirbt Henri de Mondeville
1326		stirbt Mondino dei Luzzi, dessen Lehrbuch der Anatomie sich auf Sektionsbefunde stützt
1339—1453		Hundertjähriger Krieg zwischen England und Frankreich
1348		Die Pest breitet sich von Südfrankreich über Europa aus; ihr fallen in drei Jahren etwa 25 Millionen Menschen zum Opfer
1348		Pestgutachten der Pariser Fakultät
1377		erste Quarantäne in der Stadt Reggio nell'Emilia
1378—1417		Das Schisma spaltet Europa in zwei Lager; die Anhänger des römischen Papstes verlassen die weltlichen Universitäten. Gründung der Abwanderungsuniversitäten (Prag, Wien, Heidelberg)
nach 1350		Aufschwung der europäischen Chirurgie durch Guy de Chauliac (gest. 1368), Jan Yperman (gest. um 1330), Heinrich von Pfalzpeint (gest. um 1460)
1448		Erfindung des Buchdrucks durch Johannes Gutenberg
1453	Eroberung von Konstantinopel	Fall von Konstantinopel; Emigration von griechischen Gelehrten nach Europa
1492	Verlust von Granada	
1493		Entdeckung Amerikas durch Christoph Columbus

Sitzungsberichte der Heidelberger Akademie der Wissenschaften
Mathematisch-naturwissenschaftliche Klasse

Erschienene Jahrgänge

Inhalt des Jahrgangs 1962/64 (Fortsetzung):

5. J. Kuprianoff. Probleme der Strahlenkonservierung von Lebensmitteln. (vergriffen).
6. P. Čolak-Antič. Dreidimensionale Instabilitätserscheinungen des laminarturbulenten Umschlages bei freier Konvektion längs einer vertikalen geheizten Platte. DM 18.70.

Inhalt des Jahrgangs 1965:

1. S. E. Kuss. Revision der europäischen Amphicyoninae (Canidae, Carnivora, Mam.) ausschließlich der voroberstampischen Formen. DM 50.40.
2. E. Kauker. Globale Verbreitung des Milzbrandes um 1960. DM 12.00.
3. W. Rauh und H. F. Schölch. Weitere Untersuchungen an Didieraceen. 2. Teil. DM 91.00.
4. W. Felscher. Adjungierte Funktoren und primitive Klassen. (vergriffen).

Inhalt des Jahrgangs 1966:

1. W. Rauh und I. Jäger-Zürn. Zur Kenntnis der Hydrostachyaceae. 1. Teil. DM 39.
2. M. R. Lemberg. Chemische Struktur und Reaktionsmechanismus der Cytochromoxydase (Atmungsferment). DM 12.00.
3. R. Berger. Differentiale höherer Ordnung und Körpererweiterungen bei Primzahlcharack teristik. (vergriffen).
4. E. Kauker. Die Tollwut in Mitteleuropa von 1953 bis 1966. (vergriffen).
5. Y. Reenpää. Axiomatische Darstellung des phänomenal-zentralnervösen Systems der sinnes physiologischen Versuche Keidels und Mitarbeiter. DM 12.00.

Inhalt des Jahrgangs 1967/68:

1. E. Freitag. Modulformen zweiten Grades zum rationalen und Gaußschen Zahlkörper. (vergriffen).
2. H. Hirt. Der Differentialmodul eines lokalen Prinzipalrings über einem beliebigen Ring. (vergriffen).
3. H. E. Suess, H. D. Zeh und J. H. D. Jensen. Der Abbau schwerer Kerne bei hohen Temperaturen. DM 12.00.
4. H. Puchelt. Zur Geochemie des Bariums im exogenen Zyklus. (vergriffen).
5. W. Hückel. Die Entwicklung der Hypothese vom nichtklassischen Ion. DM 12.00.

Inhalt des Jahrgangs 1968:

1. A. Dinghas. Verzerrungssätze bei holomorphen Abbildungen von Hauptbereichen automorpher Gruppen mehrerer komplexer Veränderlicher in eine Kähler-Mannigfaltigken DM 12.00.
2. R. Kiehl. Analytische Familien affinoider Algebren. DM 12.00.
3. R. Düren, G.-P. Raabe und Ch. Schlier. Genaue Potentialbestimmung aus Streumessungen Alkali-Edelgas-Systeme. DM 12.00.
4. E. Rodenwaldt. Leon Battista Alberti — ein Hygieniker der Renaissance. DM 12.00.

Inhalt des Jahrgangs 1969/70:

1. N. Creutzburg und J. Papastamatiou. Die Ethia-Serie des südlichen Mittelkreta und ihre Ophiolithvorkommen. DM 25.60.
2. E. Jammers, M. Bielitz, I. Bender und W. Ebenhöh. Das Heidelberger Programm für die elektronische Datenverarbeitung in der musikwissenschaftlichen Byzantinistik. DM 12.00.
3. M. Knebusch. Grothendieck- und Wittringe von nichtausgearteten symmetrischen Bilinearformen. DM 23.–.
4. W. Rauh und K. Dittmar. Weitere Untersuchungen an Didiereaceen. 3. Teil. DM 44.20.
5. P. J. Beger. Über „Gurkörperchen" der menschlichen Lunge. DM 23.40.

MIX
Papier aus verantwortungsvollen Quellen
Paper from responsible sources
FSC® C105338

If you have any concerns about our products,
you can contact us on
ProductSafety@springernature.com

In case Publisher is established outside the EU,
the EU authorized representative is:
Springer Nature Customer Service Center GmbH
Europaplatz 3, 69115 Heidelberg, Germany

Printed by Libri Plureos GmbH
in Hamburg, Germany